Babette Rothschild
Der Körper erinnert sich

AF288838

Babette Rothschild

DER KÖRPER ERINNERT SICH

Die Psychophysiologie des Traumas und der Traumabehandlung

Aus dem Amerikanischen von Theo Kierdorf
in Zusammenarbeit mit Hildegard Höhr

SYNTHESIS

Titel der amerikanischen Originalausgabe:
The Body Remembers – The Psychophysiology of Trauma and Trauma Treatment
Originalverlag: W. W. Norton & Co., New York

Copyright © 2017 Synthesis Verlag
Copyright © 2002 der deutschen Ausgabe:
       Synthesis Verlag
       Postfach 14 32 06, D-45262 Essen
       info@Synthesis-Verlag.com
Alle Rechte der deutschen Ausgabe vorbehalten

Die Autorin freut sich über Korrespondenz von Lesern:
Babette Rothschild
PO Box 241778, Los Angeles, California 90024, USA
www.trauma.cc
babette@nwc.net, babette@trauma.cc

Rhyme and Reason, *Timing Toast* und *A Toast* mit freundlicher Genehmigung von Piet Hein
Grooks a/s, DK-5500 Middelfart, Denmark.

Covergestaltung: Dragon Design, GB; Foto: Pat O'Hara, Stone
Typographie und Satz: Dragon Design; gesetzt aus der Goudy

ISBN 978-3-922026-27-3

Für Margie

INHALT

DANKSAGUNG

Ein so anspruchsvolles Projekt wie das Schreiben eines Fachbuchs kann man nicht in Angriff nehmen ohne die Hilfe, den Einfluss, die Inspiration und den Rat anderer Menschen. Diejenigen, die während der letzten drei Jahrzehnte zu meiner Tätigkeit im Bereich der Psychotherapie beigetragen haben, sind zu zahlreich, um sie hier einzeln aufzuführen. Ich möchte daher kollektiv den Lehrern, Therapeuten, Supervisoren und Wissenschaftlern danken, die mir geholfen haben, meine Ansichten in eine nützliche Form zu bringen. Jene, die meine Traumabehandlung am stärksten beeinflusst haben, erwähne ich später namentlich. Unabhängig davon möchte ich an dieser Stelle insbesondere Lisbeth Marcher und ihren Kollegen vom Bodynamic Institute in Dänemark, Peter Levine und Bessel van der Kolk, danken. Sie haben an der Entstehung der Ideen, die ich in diesem Buch beschreibe, einen wichtigen Anteil. Außerdem danke ich den vielen Ausbildungsteilnehmern, Supervisanden, Studenten und Klienten, die den Inhalt dieses Buches mehr oder minder stark beeinflusst haben. Wie so viele lerne auch ich das meiste von denjenigen, die ich lehre und behandle.

Ganz besonders möchte ich Karen Berman, Danny Brom, Alison Freeman, Michael Gavin, David Grill, John May, Yvonne Parkins, Gina Ross und Sima Juliar Stanley für ihre äußerst kritischen Kommentare zu diesem Manuskript danken. Weiterhin danke ich Karin Rhine, Spezialistin für Life Sciences, die mich mit ihrer großen Erfahrung als »Coach« durch dieses Projekt geleitet hat. Ihr Wissen über das Handwerk des Schreibens und ihre geradezu unheimliche

Fähigkeit, zu erkennen, wann sie mich loben und tadeln musste, waren für mich von unschätzbarem Wert.

Als Autorin empfinde ich es als einen überaus glücklichen Umstand, dass mein Buch im Verlag Norton Professional Books erschienen ist. Da ich viele Dankesbekundungen an meine Lektorin Susan Munroe gelesen habe, ist mir nun klar geworden, wovon diese Glücklichen sprachen. Frau Munroe ist nicht nur eine begabte, geduldige und humorvolle Lektorin, sie verfügt auch über ein immenses Wissen zu meinem Thema und erstaunliche Kenntnisse der Fachliteratur. Dies war für mich von großem Wert. Im übrigen möchte ich feststellen, dass meine Kontakte zu Mitarbeitern von W. W. Norton auf beiden Seiten des Atlantiks höchst erfreulich waren. Alle diese Menschen haben dazu beigetragen, dass die Arbeit an diesem Buch für mich zu einer Freude geworden ist.

Ich möchte mich auch bei Siegmar Gerken, Mary Smith, Peter Miller und Katharina Treler für ihre Hilfe bei der Erstellung der deutschen Ausgabe bedanken.

EINLEITUNG

Der Körper erinnert sich ist eine Ergänzung zu bereits existierenden Büchern über die Theorie und Behandlung von Traumata und posttraumatischen Belastungsstörungen sowie den bereits existierenden Traumatherapien. Ich hoffe, dass es dem fundierten Wissen über die Behandlung des traumatisierten Geistes und den entsprechenden Interventionen wichtige Impulse zum Verständnis und zur Behandlung des traumatisierten *Körpers* hinzufügen wird. Psychotherapeuten, die mit traumatisierten Klienten arbeiten, werden feststellen, dass die vorgestellten Theorien, Prinzipien und Techniken mit den Modellen, die sie erlernt haben, in Einklang stehen. Es treten weder Konflikte auf, noch muss das eine wegen des anderen aufgegeben werden.

BRÜCKEN BAUEN

Der Körper erinnert sich will vermitteln. Ich hoffe, dass es mir gelingen wird, in diesem Buch zumindest zwei der tiefen Klüfte zu überbrücken, die im Bereich der Traumatologie bestehen. Die erste besteht zwischen den im Bereich der Neurobiologie von Wissenschaftlern entwickelten Theorien und der klinischen Praxis von Therapeuten, die mit traumatisierten Einzelklienten und Gruppen arbeiten. Die zweite Kluft existiert zwischen traditionellen, verbal orientierten und körperorientierten Psychotherapien. Zwischen beiden Gegensätzen möchte ich Brücken schlagen.

Die Distanz zwischen Geist und Körper, traditioneller Psychotherapie und Körperpsychotherapie sowie Theorie und Praxis beschäftigen mich seit langem. Die durch die posttraumatische Belastungsstörung (PTBS) aufgeworfenen Probleme machen eine Überbrückung dieser Klüfte geradezu zwingend notwendig. Selbst die konservativsten Therapeuten und Wissenschaftler erkennen es als Tatsache an, dass PTBS nicht nur ein psychischer Zustand, sondern auch eine Störung mit wichtigen somatischen Komponenten ist. Und alle Kliniker, die PTBS-Kranke behandeln, stellen fest, dass sie sowohl ihre praktischen Ansätze als auch die Theorien, auf denen erstere basieren, erweitern müssen. Psychotherapeuten wie Körperpsychotherapeuten sehen sich gezwungen, der neurobiologischen Theorie mehr Aufmerksamkeit zu schenken sowie auf somatische Symptome zu achten und sie in die Behandlung einzubeziehen. Körperpsychotherapeuten müssen Möglichkeiten finden, ohne Berührung zu arbeiten und die verbale Integration zu verbessern. Wissenschaftler sehen sich vor die Herausforderung gestellt, mehr sachdienliche Verbindungen zwischen Theorie und Praxis herzustellen. Ich hoffe, dass es mir in meinem Buch gelingt, die genannten Klüfte zu überbrücken und dadurch sinnvolle Verbindungen zwischen den genannten Antagonismen herzustellen.

Die Kluft zwischen Wissenschaft und Praxis überwinden

»A Widening Gulf Splits Lab and Couch« (»Die Kluft zwischen Forschung und Couch wird immer größer«) lautete am 21. Juni 1998 die Schlagzeile der *Women's Health*-Rubrik in der *New York Times* (Tavris 1998). Den meisten Psychotherapeuten war dies klar, doch viele meiner Kollegen waren erstaunt, eine solche Kritik in gedruckter Form zu sehen. Viele fühlten sich gekränkt. Die Autorin des Artikels, Carol Tavris, behauptete: »Psychologische Wissenschaft ist ein Widerspruch in sich.« Sie kritisierte, dass Psychotherapeuten sich zu wenig um neue wissenschaftliche Erkenntnisse kümmern und sich oft mehr für Behandlungstechniken als für die ihnen zugrunde liegenden Theorien interessierten. Die meisten Kollegen, mit denen ich über diesen Artikel gesprochen habe, schließen sich Carol Tavris' Ansicht an, dass die wissenschaftliche Theorie und die therapeutische Praxis so weit auseinanderklaffen, dass die Theorie bei der konkreten Arbeit mit Klienten keine Rolle spielen kann. Ich hingegen halte diese Distanz zwischen der Wissenschaft und der therapeutischen Praxis eher für eine semantische als für eine prinzipielle. Wissenschaftliche Literatur ist oft schwer zu lesen und zu verstehen, obgleich vieles von dem, was sie beschreibt, für die Praxis von größter Bedeutung ist, auch wenn die Umsetzung der wissenschaftlichen Erkenntnisse in die Sprache der psychotherapeutischen Praxis nicht leicht ist.

Ich habe mich im vorliegenden Buch bemüht, theoretische Zusammenhänge, die für die praktische Arbeit relevant sind, leichtverständlich zu beschreiben. Ich hoffe, dadurch den Abstand zwischen den Neurowissenschaftlern und Verhaltensforschern, die das Phänomen Trauma studieren, und den Psychotherapeuten, die mit traumatisierten Klienten arbeiten, zu verringern.

Die Theorie ist das wertvollste Werkzeug des Traumatherapeuten, weil ein von der psychologischen, neurobiologischen und psychobiologischen Theorie geprägtes Verständnis der Traumamechanismen der Behandlung Traumatisierter zugute kommt. Je breiter die theoretische Basis von Therapeuten ist, um so weniger sind sie von den Techniken abhängig, die sie sich im Laufe der Zeit angeeignet haben. Ein umfassendes Verständnis der neurologischen und physiologischen Voraussetzungen der Traumareaktion und der Entstehung von PTBS ermöglichen, spontan Interventionen zu entwickeln oder bereits existierende so abzuwandeln, dass sie für Patienten* von optimalem Nutzen sind. Außerdem hilft eine solide theoretische Grundlage Therapeuten, viele verschiedene Techniken anzuwenden und jeweils zu erkennen, welche davon in einer bestimmten Situation am ehesten Erfolg versprechen. Ein Therapeut, der über gute Theoriekenntnisse verfügt, kann seine Therapie auf den Klienten abstimmen, statt von der Annahme auszugehen, dass der Klient sich der Therapie anpassen wird.

* Ich habe versucht, im gesamten Text beide Geschlechter gleichermaßen zu Wort kommen zu lassen.

Die Kluft zwischen Psychotherapie und Körperpsychotherapie überwinden

Außerdem hoffe ich, durch dieses Buch die Kluft zwischen den Verfechtern der traditionellen verbalen Psychotherapien und jenen der körperorientierten Psychotherapien zu überbrücken. Ich bin fest davon überzeugt, dass sich diese beiden Gruppen bezüglich der Behandlung von Traumata und PTBS ergänzen können. Die erste Ermutigung, die ich zu meinem Vorhaben erhielt, war Bessel van der Kolks bahnbrechender Artikel »The Body Keeps its Score« (deutscher Titel: »Der Körper vergisst nicht«) in der *Harvard Review of Psychiatry* (van der Kolk 1994/2000). Er ist die erste mir bekannte Abhandlung, in der ein Vertreter der Mainstream-Psychiatrie die Existenz einer Verbindung zwischen Körper und Seele anerkennt. Eine weitere wichtige Quelle der Inspiration war für mich Antonio Damasios bahnbrechendes Buch *Descartes Irrtum*. In ihm liefert der Autor eine neurologische Begründung für die Körper-Seele-Verbindung. Die beiden genannten Schriften bilden die Grundlage meines Verständnisses der psychophysischen, neurobiologischen Beziehung zwischen Seele und Körper. Auch die neueren Schriften von Perry, Pollard, Blakley, Baker und Vigilante (1995), Schore (1994, 1996), Siegel (1996, 1999), van der Kolk (1998) und anderen über Bindungsverhalten, Gehirnentwicklung und Gedächtnissysteme beeinflussen unser Verständnis von den nachteiligen Wirkungen der Traumata auf das Nervensystem. Dieser Einfluss kann offenbar so stark sein, dass die Betroffenen an PTBS erkranken.

Durch die Überbrückung der Kluft zwischen den verbal orientierten Psychotherapien und den Körperpsychotherapien wird es möglich, sich der besten Ressourcen beider Seiten zu bedienen, statt sich nur entweder für die eine oder für die andere Perspektive zu entscheiden. Eine integrative Traumatherapie muss Werkzeuge zur Identifikation, zum Verständnis und zur Behandlung der Auswirkungen von Traumata auf Körper und Psyche nutzen. Die Sprache ist für beide Bereiche notwendig. Durch Traumata verursachte somatische Störungen können nur mit ihrer Hilfe gedeutet, verstanden, unwirksam gemacht und aufgelöst werden. Bei der Heilung von Traumata sollte man Körper und Psyche gleichermaßen Aufmerksamkeit schenken. Das eine ohne das andere zu heilen, ist nicht möglich.

Arbeit am Körper erfordert keine Berührung

Den Körper zu berühren und am Körper zu arbeiten sind in der Psychotherapie bzw. Körperpsychotherapie nicht zwangsläufig identisch. Es gibt Möglichkeiten, am Körper zu arbeiten und wichtige Aspekte des muskulären und sensorischen Inputs sowie des Verhaltens zu integrieren, ohne durch Zudringlichkeit die physische Privatsphäre zu verletzen.

Es gibt viele Gründe, in einer psychotherapeutischen oder körperpsychotherapeutischen Behandlung von physischer Berührung generell abzusehen. Dabei geht es nicht nur um so naheliegende Probleme wie eine potentielle Übertragungswirkung, sondern auch darum, die Grenzen des Klienten zu respektieren, besonders dann, wenn Klienten körperlich misshandelt oder sexuell missbraucht worden sind. Ebenso wichtig ist es, den persönlichen Präferenzen des Klienten und des Therapeuten Rechnung zu tragen. Auch ist zu bedenken, dass viele Behandlungsfehlerversicherungen Behandlungsmethoden, die körperliche Berührung erfordern, nicht abdecken und dass die Lizenzierungsbehörden der meisten Staaten in den USA es verbieten, Klienten physisch zu berühren. Halten Sie mich bitte nicht für eine Extremistin. Ich bin überzeugt, dass Berührungen, wenn sie in angemessener Weise erfolgen, in manchen Fällen nützlich sein können, sofern Klient und Therapeut sich diesbezüglich einig sind. Ich werde mich in diesem Buch jedoch bewusst auf Körpertechniken konzentrieren, die keine Berührung erfordern, weil diese meiner Meinung nach für die Arbeit mit traumatisierten Klienten die besten sind.

Die Kontroverse um die falschen Erinnerungen

In diesem Buch geht es *nicht* um falsche Erinnerungen, und ich behaupte weder, die augenblickliche Kontroverse um dieses Thema auflösen zu können, noch dies zu beabsichtigen. Doch da ich mich mit den Themen Gedächtnis und Trauma auseinandersetze, halte ich es für notwendig, meine Meinung zu diesem hochexplosiven und schwierigen Thema zu äußern.

Ich glaube, dass frühe Erinnerungen an Traumata manchmal mit relativer Genauigkeit wiederentdeckt werden können. Ebenso überzeugt bin ich jedoch, dass in manchen Fällen unabsichtlich falsche Erinnerungen kreiert werden oder deren Produktion gefördert wird – sowohl durch Therapeuten als auch durch Klienten. Beides habe ich bei Klienten und Ausbildungsteilnehmern, Freunden und Familienangehörigen und sogar bei mir selbst erlebt.

Die somatische Erinnerung, eines der zentralen Themen dieses Buches, ist meiner Meinung nach weder zuverlässiger noch unzuverlässiger als jede andere Form der Erinnerung – ich werde später im Buch auf diesen Punkt zurückkommen. Die somatische Erinnerung kann kontinuierlich bestehen, sie kann aber auch genau wie jede kognitive Erinnerung »vergessen« werden. Ebenso kann sie verzerrt werden, denn die Botschaften des Körpers werden durch den Geist interpretiert und sicherlich auch manchmal fehlinterpretiert. Der Geist ist natürlich einer ungeheuren Vielfalt von Einflüssen ausgesetzt, die die Zuverlässigkeit einer Erinnerung im Laufe der Zeit beeinträchtigen können.

Ich kann zwar bezüglich der Kontroverse um die falschen Erinnerungen keine Lösung anbieten, hoffe aber, dass mein Buch bei der Suche danach in zweierlei Hinsicht von Nutzen sein wird: Es versucht, Therapeuten zu helfen, gegenüber dem Risiko falscher Erinnerungen wachsamer und vorsichtiger zu sein, und es beschreibt Werkzeuge, die helfen, die Körpererinnerungen zu identifizieren, zu verstehen und zu integrieren.

Die *International Society for Traumatic Stress Studies* setzt sich mit der Kontroverse um die falschen Erinnerungen seit mehreren Jahren auseinander. Im Jahre 1998 veröffentlichte sie eine Monographie mit dem Titel *Childhood Trauma Remembered* (»Erinnerte Kindheitstraumata«). Ich kann diese Publikation, die jene Debatte auf eine ausgewogene Weise beschreibt, allen Interessierten zur Lektüre empfehlen.

ZUM AUFBAU DES BUCHES

In Teil I, *Theorie*, versuche ich zu erklären, wie Geist und Körper des Menschen traumatische Ereignisse registrieren, verarbeiten und erinnern und was diese Prozesse behindern und begünstigen kann. Dabei habe ich neueste, äußerst überzeugende Forschungsergebnisse ebenso einbezogen wie Theorien, die sich mittlerweile als zutreffend erwiesen haben. In Teil II, *Praxis*, werden Strategien zur Heilung des traumatisierten Körpers und Geistes vorgestellt. Mit Hilfe körpertherapeutischer Behandlungsmethoden, die keine Berührung erfordern, kann Traumaüberlebenden geholfen werden, ihre somatischen Symptome sowohl zu verstehen als auch zu lindern. Die vorgestellten Techniken lassen sich mit jeder anderen Traumabehandlung vereinbaren und kombinieren.

HAFTUNGSAUSSCHLUSS

Die wissenschaftliche Erforschung von Traumata und PTBS sowie des Gedächtnisses schreitet mittlerweile so schnell voran, dass es unmöglich ist, ständig die neuesten Entwicklungen zu verfolgen. Manchmal entstehen zwischen den Forschern heftige Meinungsverschiedenheiten. So ist es auch bei den Ursachen von PTBS, der Frage, was diese Störung zu heilen vermag, und der Funktionsweise von Gedächtnissystemen. Zumindest in den Bereichen Trauma und Erinnerung scheint Wissenschaft eine Frage der Meinung zu sein.

Das vor Ihnen liegende Buch enthält meine wohldurchdachten persönlichen Ansichten, die auf manchmal divergierenden Theorien basieren. Unanzweifelbare Wahrheiten werden Sie nirgendwo finden, denn solche Wahrheiten existieren bisher noch nicht. Ich hoffe jedoch, Sie werden vieles finden, was Sie zum Weiterdenken anregt und Ihnen auch anderweitig von Nutzen ist. Sicherlich wird sich jeder Leser seine eigene Meinung dazu bilden.

Der Neurologe Antonio Damasio formuliert in der Einleitung zu seinem Buch *Descartes Irrtum* ähnliche Empfindungen:

»Ich bin skeptisch bezüglich des Objektivitätsanspruchs [der Wissenschaft]. Mir fällt es schwer, in wissenschaftlichen Ergebnissen, vor allem auf dem Gebiet der Neurobiologie, etwas anderes als vorläufige Annäherungen zu sehen, an denen wir uns eine Zeitlang erfreuen

können, die wir aber aufgeben müssen, sobald bessere Erklärungen zur
Verfügung stehen.« (Damasio 1994/1995, S. 20)

Ich habe mein Buch bewusst kurz gehalten, weil mir wichtig war, dass jeder,
der sich für die Thematik interessiert, die Chance hat, sich mit meiner Darstellung zu beschäftigen. Auf den folgenden Seiten finden Sie leichtverständ-
liche Beschreibungen von Theorien und einfach anwendbare Techniken, die
Ihnen bei vielen, wenn auch nicht allen Klienten nützlich sein werden – das,
was ich, im Sinne Damasios gesagt, für die beste der augenblicklich möglichen
Annäherungen halte.

TEIL I

THEORIE

1

DIE POSTTRAUMATISCHE BELASTUNGSSTORUNG

DIE WIRKUNG VON TRAUMATA AUF KÖRPER UND SEELE

Wenn das zentrale Problem der Desorganisation traumatisierter und vernachlässigter Patienten darin liegt, daß diese nicht zu analysieren vermögen, was beim Wiedererleben der mit einem Trauma zusammenhängenden körperlichen Empfindungen geschieht, und intensive Emotionen erzeugt werden, die sie nicht beeinflussen können, muß unsere Therapie darin bestehen, diesen Menschen zu helfen, in ihrem Körper zu bleiben und die körperlichen Empfindungen zu verstehen. Bei dem Bemühen um dieses Ziel ist sicherlich keine der traditionellen Psychotherapien von besonderem Nutzen.

Bessel van der Kolk (1998)

Dass der menschliche Körper sich an traumatische Erlebnisse erinnert, veranschaulicht die folgende Geschichte *Charly und der Hund.** Die Beschreibung erfolgt in mehreren Teilen. Im ersten Abschnitt werden Charlys traumatisches Erlebnis und seine dadurch entstandenen somatischen und psychischen Symptome vorgestellt. In späteren Kapiteln folgen Interventionen, welche die Nachwirkungen seines Traumas aufzulösen halfen. Außerdem wird immer wieder auf Charlys Fall Bezug genommen, um die beschriebenen Theorie- und Praxiselemente durch einen roten Faden miteinander zu verbinden.

---

* Um die Privatsphäre der Klienten zu schützen, deren Fallgeschichte und Behandlung in diesem Buch geschildert werden, wurden alle Informationen geändert, mit deren Hilfe es möglich wäre, die Betreffenden zu identifizieren. Dies hat jedoch keinen Einfluss auf die Prinzipien der im Einzelfall angewandten Therapie.

Charly und der Hund, Teil I

Vor einigen Jahren fuhr Charly an einem Sonntagnachmittag friedlich mit dem Fahrrad auf einer Landstraße. Plötzlich wurde er aus seinen Träumen gerissen. Ein großer Hund tauchte auf, jagte hinter ihm her und bellte wild. Charlys Puls wurde schneller, sein Mund wurde trocken, und in seinen Beinen spürte er plötzlich mehr Kraft als je zuvor. Obwohl er immer schneller in die Pedale trat, hielt der Hund mit, holte ihn schließlich sogar ein und biss ihn in den rechten Oberschenkel. Charly fiel mit seinem Fahrrad zu Boden, und der Hund setzte seinen Angriff unter heftigem Gebell fort. Dann verlor Charly das Bewusstsein. Zum Glück waren andere Menschen in der Nähe. Einige kamen Charly zu Hilfe, indem sie den Hund davonjagten und einen Krankenwagen herbeiriefen. Die Wunde an Charlys Bein verheilte schnell, doch seine Psyche und sein Nervensystem kehrten nicht so bald zum Normalzustand zurück. Er geriet jedesmal in Panik, wenn er einen Hund sah. Sogar beim Anblick eines Hundes, der sich in einem Haus hinter einer Tür, einem Fenster oder einem Zaun befand und ihm nichts anhaben konnte, bekam Charly Angstschweiß, sein Mund wurde trocken, und er fürchtete, erneut in Ohnmacht zu fallen. Seit dem Angriff hatte er sich von Hunden generell ferngehalten, selbst von denen seiner Freunde. Wenn ihm auf der Straßenseite, auf der er ging, ein Hund entgegenkam oder er sich einem Grundstück näherte, auf dem sich ein Hund hinter einem Zaun befand, wechselte er grundsätzlich auf die andere Seite. Er sprach nie mit ihnen und streichelte sie auch nicht. Um jeglichen Kontakt mit Hunden zu vermeiden, schränkte Charly seine Lebensgewohnheiten allmählich immer weiter ein.

Als er einmal an einem Kurs in einem Seminarzentrum auf dem Lande teilnahm, wurde er dann doch unerwartet wieder mit seiner größten Angst konfrontiert. Charly saß bequem auf einem Kissen und hörte sich einen Vortrag an. Er konzentrierte sich auf den Redner zu seiner Linken und merkte deshalb nicht, dass sich das Maskottchen des Zentrums, die Hündin Ruff, zu der Gruppe in den Seminarraum gesellt hatte. Ruff näherte sich Charly unbemerkt von rechts, ließ sich neben ihm nieder und legte sanft ihren Kopf auf sein rechtes Bein, weil sie hoffte, von ihm gestreichelt zu werden. Als Charly das Gewicht auf seinem Bein spürte, schaute er hinab und entdeckte den Hund im äußersten Winkel seines rechten Auges. Augenblicklich erstarrte er vor Panik. Sein Mund wurde trocken, sein Herzschlag schneller, und seine Gliedmaßen wurden so steif, dass er sich nicht mehr von der Stelle bewegen konnte. Auch Sprechen war ihm nur mit großer Mühe möglich.

Charlys Reaktion auf Ruff war nicht nur rein geistig. Rational erinnerte er sich noch gut an den Angriff jenes anderen Hundes, und ihm war klar, dass er Angst vor Hunden hatte. Er wusste auch, dass Ruff ihn nicht angriff. Doch alle diese Erwägungen schienen sein Nervensystem nicht im geringsten zu beeindrucken. Charlys Körper reagierte wie auf einen erneuten Angriff. Er war völlig gelähmt. Was in Charlys Gehirn und Körper rief eine so extreme Reaktion hervor, obwohl keine wirkliche Bedrohung vorlag? Warum konnte Charly sich weder bewegen noch den Hund wegschicken? Warum wurde sein Mund auch in dieser Situation trocken und kam ihm beim bloßen Anblick eines Hundes der kalte Schweiß, selbst wenn das Tier weit genug entfernt oder hinter einem Zaun war und ihn nicht erreichen konnte? Wie konnte Charly geholfen werden, sich seine extreme Reaktion auf Hunde abzugewöhnen? Diese und ähnliche Fragen versucht das vorliegende Buch zu beantworten.

Eine Grundvoraussetzung

Ein Trauma ist selbst dann eine psychophysische Erfahrung, wenn das traumatische Ereignis dem Körper keinen unmittelbaren Schaden zufügt. Dass Traumata sowohl den Körper als auch die Psyche betreffen, ist gut belegt und wird von Psychologen und Psychiatern generell akzeptiert, wie das DSM-IV, das *Diagnostische und Statistische Manual psychischer Störungen* der *American Psychiatric Association* in seiner vierten Auflage bezeugt. Eine wichtige Kategorie der Symptomliste für die posttraumatische Belastungsstörung (PTBS) sind »anhaltende Symptome erhöhten Arousals« im autonomen Nervensystem (ANS) (APA 1994; dt. Ausg. 1998, S. 487, Kriterium D). Doch trotz der mittlerweile zahlreichen Untersuchungen und Schriften über die Neurobiologie und Psychobiologie von Stress, Trauma und PTBS verfügten Psychotherapeuten bisher nur über wenige Werkzeuge für die Heilung des traumatisierten Körpers und Geistes. Was die Heilung des Körpers bei Traumata anbetrifft, hat sich die Aufmerksamkeit bisher größtenteils auf die belastenden PTBS-Symptome, die durch sie entstehenden Anpassungsprobleme und auf die Möglichkeiten pharmakologischer Intervention konzentriert. Wie der Körper selbst für die Traumabehandlung genutzt werden kann, ist noch kaum untersucht. Die somatische Erinnerung ist zwar als Phänomen benannt worden (van der Kolk 1994), doch wurden bisher kaum wissenschaftlich gestützte Theorien und Strategien zu seiner Identifikation, seiner umfassenden Beschreibung und seiner Nutzung im Rahmen des Therapieprozesses entwickelt.

Je besser wir verstehen, wie Gehirn und Körper traumatische Ereignisse verarbeiten, sich an sie erinnern und sie perpetuieren, um so besser können wir den traumatisierten Körper und die traumatisierte Psyche behandeln. In manchen Fällen haben direkte somatische Interventionen, die herkömmliche Traumatherapien ergänzen, Traumaauswirkungen positiv beeinflusst. Außerdem kann jeder Therapieprozess durch bestimmte somatische Techniken besser steuerbar und stabiler werden. Um die Aufmerksamkeit auf den somatischen Aspekt eines Traumas zu richten, braucht ein Therapeut seine generelle Sichtweise nicht zu verändern. Die hier beschriebenen Techniken können im Rahmen eingeführter Modelle benutzt werden und deren Intention und Wirkung erweitern und verstärken.

DIE SYMPTOMATOLOGIE DER PTBS

PTBS beeinträchtigt die Funktionsfähigkeit der von dieser Störung Betroffenen. Sie macht es ihnen schwer, ihre alltäglichen Bedürfnisse zu erfüllen und ihren wichtigsten Pflichten nachzukommen. Bei PTBS-Kranken wird die Erinnerung an ein traumatisches Ereignis nicht ebenso der eigenen Vergangenheit zugeordnet wie die Erinnerung an andere Erlebnisse. Vielmehr beeinflusst das Trauma die visuelle, auditive und/oder somatische Realität der Opfer auch weiterhin. Sie durchleben ihre lebensbedrohlichen Erfahrungen immer wieder, und Körper und Psyche reagieren bei ihnen so, als wäre das betreffende Ereignis noch im Gange. PTBS ist eine komplexe psychobiologische Störung, die infolge lebensbedrohlicher Erlebnisse eintreten kann, wenn die psychischen und somatischen Stressreaktionen noch lange nach Ende des traumatischen Ereignisses andauern.

Nicht jeder, der ein traumatisches Ereignis miterlebt, erkrankt an PTBS. Entsprechende wissenschaftliche Untersuchungen differieren zwar, bestätigen aber meist, dass nur etwa 20 Prozent der mit solchen Vorfällen Konfrontierten an PTBS erkranken (Breslau, Davis, Andreski & Peterson 1991; Elliott 1997; Kulka *et al.* 1990). Was die nicht Erkrankenden unterscheidet, ist noch umstritten, doch wurden Hinweise auf diesbezügliche Unterschiede gesammelt. Einige nichtklinische Faktoren, deren günstige Wirkung auf traumatischen Stress bekannt ist, sind: Vorbereitung auf erwarteten Stress (falls möglich), erfolgreich verlaufene Kampf- oder Fluchtreaktionen, entwicklungsgeschichtliche Besonderheiten, Überzeugungen, vorherige Erlebnisse, innere Ressourcen und Unterstützung durch Familie, Freunde und soziale Netzwerke.

In der klinischen Psychologie ist die diagnostische Kategorie PTBS relativ neu. Der Begriff tauchte erstmals 1980 in einem international anerkannten Standardwerk der klinischen Psychologie und Psychodiagnostik, dem *Diagnostic and Statistical Manual of Mental Disorders*, 3. Auflage (DSM-III; APA 1980), auf. Allerdings war die im DSM-III enthaltene Definition der PTBS-Ursachen noch sehr eng gefasst. Man nahm damals an, die Störung entstehe durch eine Erfahrung, die jeder Mensch als traumatisch empfinden würde. Diese Definition war jedoch aus mindestens zwei Gründen problematisch: Sie ließ keinen Raum für die individuelle Wahrnehmung oder Erfahrung eines Ereignisses, und sie beinhaltete die falsche Annahme, dass als Reaktion auf ein solches Ereignis jeder Mensch PTBS entwickeln würde. Die im DSM-IV (APA 1994; dt. 1998) beschriebene, heute allgemein akzeptierte Definition ist wesentlich umfassender. Sie trägt der Tatsache Rechnung, dass PTBS als Reaktion auf drei Arten von Ereignissen entstehen kann: 1. bei realen oder wahrgenommenen Bedrohungen des Lebens oder der körperlichen Unversehrtheit; 2. bei Miterleben von Gewalttaten, denen andere Menschen zum Opfer fallen; und 3. bei Benachrichtigung über Gewalterlebnisse oder über den unerwarteten gewaltsamen Tod nahestehender Menschen. Zu den Ereignissen, die nach dem DSM-IV sowohl für Erwachsene als auch für Kinder traumatisch sein können, zählen Kriegserlebnisse, sexuelle und körperliche Gewalt, Geiselnahme oder Gefangenschaft, Terrorismus, Folter, von der Natur und von Menschenhand verursachte Katastrophen, Unfälle und die Konfrontation mit der Diagnose einer lebensbedrohlichen Krankheit. Außerdem heißt es im DSM-IV, dass PTBS bei Kindern auftreten kann, die sexuellen Missbrauch erlebt haben, selbst wenn diese Erlebnisse nicht lebensbedrohend waren. Es heißt wörtlich: »Die Störung kann besonders schwer oder langandauernd sein, wenn der Belastungsfaktor von Menschenhand verursacht wurde (z. B. Folterung oder Vergewaltigung)« (APA 1994, dt. 1998, S. 487).

Zu den mit PTBS assoziierten Symptomen zählen: 1. das Wiedererleben des Ereignisses in unterschiedlichen sensorischen Formen (Flashbacks); 2. das Vermeiden aller Dinge, die an das Trauma erinnern; 3. chronisch übermäßige Erregung (Hyperarousal) des autonomen Nervensystems (ANS). Im DSM-IV werden solche Symptome als normal bezeichnet, wenn sie unmittelbar nach einem traumatischen Ereignis auftreten. PTBS wird diagnostiziert, wenn die Symptome länger als einen Monat bestehenbleiben und mit Verlusten der Funktionsfähigkeit beispielsweise im beruflichen Bereich oder in sozialen Beziehungen verbunden sind.

Somatische Störungen stehen im Mittelpunkt der PTBS-Reaktionen. PTBS-Kranke leiden unter vielen der für Hyperarousal typischen beängstigenden Körpersymptome, die während eines traumatischen Ereignisses auftreten (*so wie bei Charly*): Beschleunigung der Herzfrequenz, Ausbruch von kaltem Schweiß, beschleunigtes Atmen, Herzrasen, Hypervigilanz und eine übertrieben starke Schreckreaktion (Fahrigkeit). Werden diese Symptome chronisch, können sie Schlafstörungen, Appetitverlust, sexuelle Dysfunktion und Konzentrationsschwierigkeiten hervorrufen, die allesamt ebenfalls typisch für PTBS sind. Nach der Definition des DSM-IV können PTBS-Symptome sowohl durch äußerlich als auch innerlich bedingte Aktivierungen der Erinnerung an das erlebte Trauma verursacht werden, was bedeutet, dass eine PTBS-Reaktion allein durch somatische Symptome ausgelöst werden kann. PTBS kann also zu einem tückischen Teufelskreis werden.

Die Unterschiede zwischen Stress, traumatischem Stress, PTS und PTBS

Hans Selye definierte Stress als »unspezifische Reaktion des Körpers auf jede Art von Forderung« (1984, S. 74). Zwar wird Stress gewöhnlich als Reaktion auf negative Erfahrungen verstanden, er kann aber auch durch gewünschte, positive Erfahrungen entstehen, beispielsweise durch eine Heirat, einen Umzug, einen Wechsel der Arbeitsstelle oder den Umzug aus dem Elternhaus ins College.

Die extremste Form von Stress ist natürlich der durch ein traumatisches Erlebnis verursachte *traumatische Stress*. Von *posttraumatischem Stress* (PTS) spricht man, wenn Stress nach einem traumatischen Vorfall weiterhin bestehenbleibt (Rothschild 1995a). Doch erst wenn posttraumatischer Stress so stark wird, dass er die im DSM-IV beschriebenen Symptome hervorruft, ist die Bezeichnung posttraumatische Belastungsstörung (PTBS, im Englischen: *posttraumatic stress disorder* = PTSD) gerechtfertigt. PTBS ist mit einer starken Störung der alltäglichen Funktionsfähigkeit verbunden. Zwar liegen diesbezüglich keine gesicherten statistischen Zahlen vor, doch kann man davon ausgehen, dass viele Traumaüberlebende zwar unter posttraumatischem Stress (PTS) leiden, also von den Nachwirkungen ihrer Traumata nicht vollständig genesen sind, aber nicht unter der stark beeinträchtigenden Wirkung einer PTBS. Auch die unter PTS Leidenden können von einer Traumatherapie profitieren. *(Charlys Belastungsniveau ist typisch für PTS. Dieser Belastung wegen musste er sich in einem Bereich seines Lebens einschränken: Er vermied den Kontakt mit Hunden. Ansonsten wurde er in seiner normalen Funktionsfähigkeit nicht behindert.)*

Überleben und das Nervensystem

Erregung *(Arousal)* und damit auch die für Traumata typische Übererregung *(Hyperarousal)* wird durch das limbische System beeinflusst, das sich im Zentrum des Gehirns, zwischen Stammhirn und Großhirnrinde, befindet. Dieser

Gehirnteil steuert Verhaltensweisen, die der Sicherung des Überlebens dienen, und den Ausdruck von Emotionen. Er beschäftigt sich hauptsächlich mit Aktivitäten zur Sicherung des Überlebens, beispielsweise Essen und Fortpflanzung, und mit der instinktgesteuerten Gefahrenabwehr in Form von Kampf- und Fluchtreaktionen. Außerdem beeinflusst das limbische System die Verarbeitung von Erinnerungen.

Zwischen autonomem Nervensystem (ANS) und limbischem System besteht eine enge Beziehung. Letzteres beurteilt eine Situation und signalisiert dem ANS dann entweder, es möge den Körper in den Ruhezustand versetzen oder ihn auf eine Anstrengung vorbereiten. Das ANS steuert die Aktivität der glatten (unwillkürlichen) Muskulatur und innerer Organe wie des Herz-Kreislauf-Systems, der Nieren, der Lunge, des Darms, der Blase und der Pupillen. Zwischen seinen beiden Teilen, dem sympathischen (SNS) und dem parasympathischen (PNS), besteht normalerweise ein ausgewogenes Verhältnis: Ist der eine Teil aktiv, wird die Aktivität des anderen unterdrückt. Das SNS wird hauptsächlich dann aktiviert, wenn ein Mensch mit Anstrengungen und Stress fertig werden muss, wobei diese Belastung sowohl einen positiven als auch einen negativen Charakter haben kann. Das PNS hingegen wird hauptsächlich aktiviert, wenn sich der Körper im Zustand der Ruhe und Entspannung befindet.

Das limbische System reagiert auf extreme traumatische Bedrohungen, indem es Hormone ausschüttet, die dem Körper signalisieren, dass er sich auf eine Abwehrreaktion vorbereiten muss (siehe Abbildung 1.1, S. 30). Ist die Bedrohung erkannt, gibt die Amygdala dem Hypothalamus (beide sind Bestandteile des limbischen Systems) ein Warnsignal, und dieser leitet daraufhin zwei Maßnahmen ein: 1. die Aktivierung des SNS; 2. die Ausschüttung des Kortikotropin-ausschüttenden Faktors (CRF). Diese beiden Aktivitäten erfüllen unterschiedliche Aufgaben, zwischen denen allerdings eine Beziehung besteht. Durch die SNS-Aktivierung werden die Nebennieren zur Epinephrin- und Norepinephrin-Ausschüttung angeregt, was den Körper für Kampf- oder Fluchtreaktionen mobilisiert. Dies wird durch Beschleunigung der Atmung und der Herzfrequenz erreicht, denn auf diese Weise wird mehr Sauerstoff verfügbar und das Blut fließt aus der Körperperipherie in die Muskulatur und ermöglicht so schnelle Bewegungen. *(Durch die Beschleunigung seiner Atmung und die verstärkte Zufuhr von Blut konnte Charly schneller und kräftiger in die Fahrradpedale treten.)* Gleichzeitig aktiviert der CRF die Hypophyse und veranlasst sie dazu, Adrenokortikotropines Hormon (ACTH) auszuschütten, das ebenfalls die Nebennieren aktiviert, aber die Ausschüttung eines Hydrokortisons, nämlich von Kortisol, bewirkt. Sobald die traumatische Situation vorüber und/oder die Kampf- oder Fluchtreaktion erfolgreich verlaufen ist, unterbricht das Kortisol die Alarmreaktion und die weitere Epinephrin-/Norepinephrin-Produktion, wodurch es zur Wiederherstellung des Gleichgewichts im Körper beiträgt.

Dieser zweite Vorgang wird HPA-Achse genannt (im Deutschen eigentlich HHN von Hypothalamus-Hypophyse-Nebennieren). Es ist deshalb wichtig für die Traumaarbeit, weil es im Fall einer PTBS darin zur Störung kommt. Rachel Yehuda (Yehuda *et al.* 1990) hat als erste darauf hingewiesen, dass bei Menschen, die unter PTBS leiden, die Nebennieren nicht genug Kortisol ausschütten, um die Alarmreaktion zu stoppen (siehe Abb. 1.2). Aus mehreren Studien geht hervor, dass bei Menschen, die unter PTBS leiden, der Kortisolspiegel niedriger ist als bei Kontrollgruppenteilnehmern. Dies gilt offenbar sogar für Menschen, die zusätzlich unter anderen psychischen Problemen, beispielsweise einer Depression, leiden (Bauer, Priebe & Graf 1994; Yehuda *et al.* 1990, 1995; Yehuda, Teicher, Levengood, Trestman & Sieber 1996). Daraus lässt sich folgern, dass die für PTBS typische anhaltende Alarmreaktion chemisch auf einem Kortisoldefizit beruht. Ob es sich dabei allerdings um einen rein biologischen Prozess handelt oder ob das Geschehen durch die im limbischen System beheimatete Wahrnehmung beeinflusst wird, ist bisher nicht geklärt. Der niedrige Kortisolspiegel bei PTBS-Kranken ist erwiesen, doch wie es dazu kommt, ist noch unklar.

Interessant im Hinblick auf die HPA-Achse und das Kortisol ist auch die Erstarrungsreaktion bei traumatischen Bedrohungen. Wenn unmittelbare Todesgefahr besteht und eine Flucht unmöglich ist oder wenn eine traumatische Bedrohung über längere Zeit existiert, kann das limbische System gleichzeitig das PNS aktivieren und dadurch einen Erstarrungszustand hervorrufen, der *tonische Immobilität* genannt wird. Dieser Zustand ähnelt dem einer Maus, die von einer Katze gefangen wird. Wenn sie nicht stirbt, verfällt sie in einen Zustand der Erstarrung. Ähnlich verhält es sich auch bei Rehen, die im Scheinwerferlicht von Autos erstarren (Gallup & Maser 1997). Der chemische Zustand, der die Erstarrung verursacht, muss mit der HPA-Achse zusammenhängen, aber auch das ist noch nicht genau erforscht.

Die beschriebenen Reaktionen des Nervensystems – Kampf, Flucht, Erstarrung (oder tonische Immobilität) – sind automatische Überlebensreaktionen. Sie ähneln Reflexen, weil sie augenblicklich erfolgen, doch die ihnen zugrunde liegenden Mechanismen sind wesentlich komplexer als die einfacher Reflexe. Wenn das limbische System registriert, dass Kraft, Zeit und Raum für eine Flucht ausreichen, setzt sich der Körper in Bewegung und rennt davon. Hält das limbische System eine Flucht zwar für unmöglich, die vorhandene Kraft aber zur Verteidigung ausreichend, beginnt der Körper zu kämpfen. Hält das limbische System hingegen weder Kampf noch Flucht für möglich und den Tod für unmittelbar bevorstehend, erstarrt der Körper. Ein Traumaopfer, das sich in diesem Zustand befindet, tritt in eine veränderte Realität ein. Die Zeit scheint dann langsamer zu werden, und jedes Angst- und Schmerzgefühl verschwindet. Ein Mensch, der in diesem Zustand verletzt wird oder stirbt, spürt kaum noch Schmerz. Menschen, die einen Sturz aus großer Höhe oder einen Angriff durch Tiere überlebt haben, haben über eine solche Reaktion berichtet. Die Erstarrungsreaktion kann allerdings auch die Überlebenschancen erhöhen. Tritt sie durch den Angriff eines Menschen oder eines Tiers ein, kann der Angreifer das Interesse an seiner Beute verlieren, weil er sie für tot hält, so wie eine Katze das Interesse an einer leblosen Maus verliert. *(Charly verlor beim Angriff des Hundes das Bewusstsein, und als er später durch einen anderen Hund erneut mit seinem Trauma konfrontiert wurde, erstarrte er. Beides sind Formen der Erstarrungsreaktion.)*

Ich möchte noch einmal darauf hinweisen, dass diese Reaktionen des limbischen Systems und des ANS augenblickliche, instinktive Reaktionen auf als bedrohlich empfundene Situationen sind. Es handelt sich also nicht um nach sorgfältiger Überlegung getroffene Entscheidungen. Viele Traumatisierte leiden unter starken Schuldgefühlen oder schämen sich, weil sie erstarrt sind und nicht mehr getan haben, um sich oder andere durch Kampf oder Flucht zu

Abbildung 1.1: Hypothalamus-Hypophyse-Nebennieren-Achse (HPA)

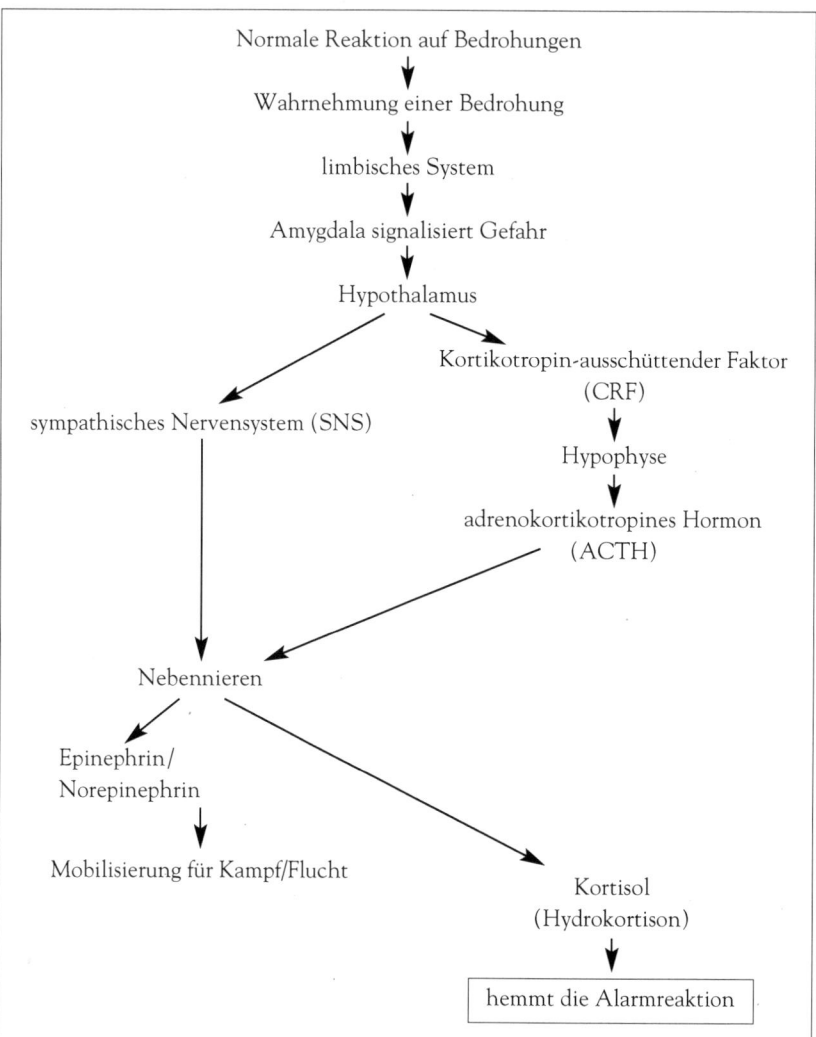

Normale Reaktion auf Bedrohungen

Wahrnehmung einer Bedrohung

limbisches System

Amygdala signalisiert Gefahr

Hypothalamus

Kortikotropin-ausschüttender Faktor (CRF)

sympathisches Nervensystem (SNS)

Hypophyse

adrenokortikotropines Hormon (ACTH)

Nebennieren

Epinephrin/ Norepinephrin

Mobilisierung für Kampf/Flucht

Kortisol (Hydrokortison)

hemmt die Alarmreaktion

schützen. In solchen Fällen fördert die Erkenntnis, dass das Erstarren automatisch eintritt, den schwierigen Prozess des Sich-selbst-Vergebens.

Abbildung 1.2: Hypothalamus-Hypophyse-Nebennieren-Achse (HPA)

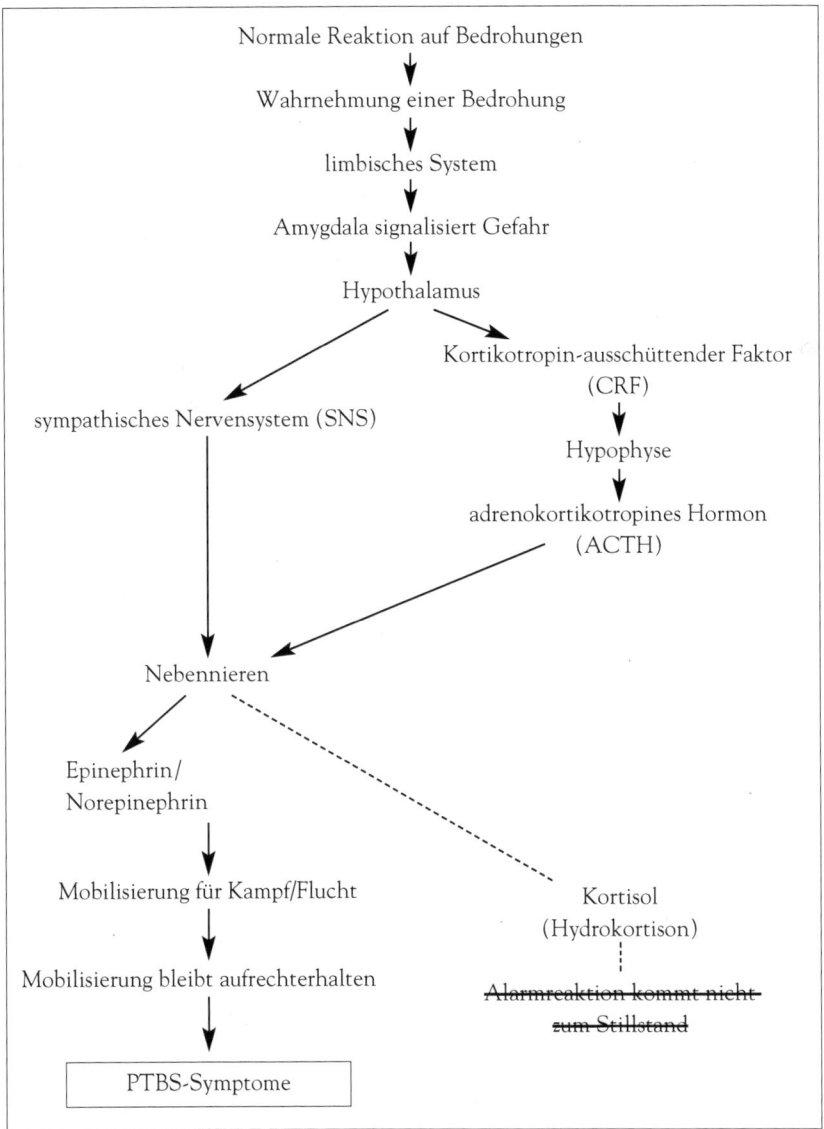

ABWEHRREAKTIONEN AUF
EINE ERINNERTE BEDROHUNG

Wenn das limbische System das ANS aktiviert, damit es auf die Bedrohung durch ein traumatisches Ereignis reagiert, ist dies eine normale, gesunde Überlebensreaktion. Bleibt das ANS hingegen chronisch im aktivierten Zustand, obwohl die Bedrohung längst vorüber ist und der Bedrohte sie überstanden hat, so liegt eine PTBS vor. Das traumatische Ereignis markiert dann keinen bestimmten Ort in der Vergangenheit, sondern besteht frei von jedem zeitlichen Bezug weiter und manifestiert sich oft ungebeten in der Wahrnehmung der Gegenwart, so als würde es im betreffenden Augenblick real stattfinden. *(Charly wurde nie mehr von einem Hund angegriffen, doch jedesmal, wenn er einem Hund begegnete, reagierten seine Psyche und sein Körper so, als handle es sich um einen erneuten Angriff.)*

Im limbischen System gibt es zwei miteinander verbundene Bereiche, die bei der Speicherung von Erinnerungen eine zentrale Rolle spielen: Hippokampus und Amygdala. Aus zahlreichen in den letzten Jahren abgeschlossenen wissenschaftlichen Untersuchungen geht hervor, dass diese beiden Teile des Gehirns bei der Aufzeichnung und Registrierung traumatischer Ereignisse und bei der späteren Erinnerung eine wichtige Rolle spielen (siehe unter anderem Nadel & Jacobs 1996; van der Kolk 1994). Von der Amygdala ist bekannt, dass sie die Verarbeitung von mit starken Affekten verbundenen Erinnerungen unterstützt, beispielsweise die an das Erleben von Schrecken und Entsetzen, und dass sie während eines traumatischen Erlebnisses und während der Erinnerung daran stark aktiviert wird. Der Hippokampus hingegen stellt Ereignisse in ihren zeitlichen und räumlichen Kontext, lässt unsere Erinnerungen also in einer adäquaten Perspektive und am richtigen Platz auf der Zeitlinie unseres Lebens erscheinen. Durch die Verarbeitung des Hippokampus werden Ereignisse in der Erinnerung mit einem Anfang, einer Mitte und einem Ende versehen. Dies ist im Hinblick auf PTBS wichtig, da das Gefühl, das erlebte Trauma sei noch nicht zu Ende, für diese Störung charakteristisch ist. Man hat herausgefunden, dass die Aktivität des Hippokampus während einer traumatischen Bedrohung oft unterdrückt wird, so dass er die Verarbeitung und

Speicherung eines Ereignisses nicht normal unterstützen kann (siehe unter anderem Nadel & Jacobs 1996; van der Kolk 1994). Tritt dies ein, kann das traumatische Ereignis nicht den ihm entsprechenden Platz in der Lebensgeschichte eines Menschen einnehmen, was zur Folge hat, dass es sich weiterhin in der Gegenwart manifestiert. Die Wahrnehmung, dass das Ereignis vorüber ist und dass das Opfer das Trauma überlebt hat, stellt sich dann nicht ein. Dieser Mechanismus ist wahrscheinlich für das bei PTBS so wichtige Symptom des Flashback verantwortlich – das plötzliche psychische oder körperliche Wiedererleben von Traumaepisoden.

DISSOZIATION, ERSTARREN UND PTBS

Erstaunlicherweise wird Dissoziation, eine Spaltung des Bewusstseins, weder im DSM-III noch im DSM-IV als PTBS-Symptom bezeichnet, obwohl Dissoziation als Symptom einer akuten Belastungsstörung anerkannt wird (APA 1994). Heute wird zunehmend darüber diskutiert, ob PTBS in Wahrheit eine dissoziative Störung ist, also nicht, wie derzeit klassifiziert, eine Angststörung (Brett 1996). Die *International Society for Traumatic Stress Studies* hat sich mit diesem Thema intensiv auseinandergesetzt (Wahlberg, van der Kolk, Brett & Marmar 1996). Trotz zahlreicher Spekulationen weiß bis heute niemand so recht, was eine Dissoziation ist und wodurch sie entsteht. Es scheint sich dabei um verschiedene miteinander verwandte Formen von Bewusstseinsspaltung zu handeln. Das große Spektrum solcher Spaltungen umfasst simple Dinge wie zu vergessen, weshalb man in die Küche gehen wollte, und so extreme Erscheinungsformen wie die Dissoziative Identitätsstörung (DID, früher Multiple Persönlichkeitsstörung genannt). Die Dissoziationen, die PTBS-Kranke in Zusammenhang mit ihren traumatischen Erlebnissen kennengelernt haben – eine Veränderung des Zeitgefühls, eine Verringerung des Schmerzempfindens, die Ausblendung von Empfindungen des Schreckens und des Entsetzens –, erinnern an die Charakteristika, über die Menschen berichten, die auf eine traumatische Bedrohung mit Erstarren reagiert haben. Es sind sicherlich noch weitere Untersuchungen erforderlich, um klarzustellen, ob die Erstarrungsreaktion eine Form von Dissoziation ist.

Es ist wichtig, diesen Mechanismus zu verstehen, weil die schwerwiegendsten PTBS-Folgen allem Anschein nach auf Dissoziation basieren. Zwar scheint Dissoziation eine instinktive Reaktion zu sein, die Menschen Leiden ersparen soll – und das gelingt ihr sehr gut –, doch verlangt sie für diesen Dienst einen hohen Preis. Untersuchungen des Phänomens der Dissoziation legen vielfach die Vermutung nahe, dass sein Auftreten während eines traumatischen Ereignisses (eine sogenannte *peritraumatische Dissoziation*) die Entstehung von PTBS zur Folge hat (Brenner *et al.* 1992); Classen, Koopman & Spiegel 1993; Marmar *et al.* 1996).

Folgen von Traumata und PTBS

Welche Folgen Traumata und PTBS haben, hängt stark ab vom Alter des Opfers, von der Art des Traumas, der Reaktion der Betroffenen und der Unterstützung, die die Opfer nach dem Trauma erhalten. Menschen, bei denen eine PTBS entsteht, leiden aufgrund der intrusiven Symptome, die ihre normale Funktionsfähigkeit einschränken, gewöhnlich unter einer Verringerung der Lebensqualität. Perioden übermäßiger Aktivität können bei ihnen mit solchen der Erschöpfung abwechseln, da ihr Körper unter den Nachwirkungen der durch das Trauma verursachten übermäßigen Erregung des ANS leidet. Erinnerungen an das erlittene Trauma können bei ihnen plötzlich auftreten und Panik auslösen. Dadurch entsteht Angst nicht nur vor dem Trauma selbst, sondern auch vor den eigenen Reaktionen. Körpersignale, die diesen Menschen zuvor wichtige Informationen geliefert haben, werden von ihnen nun als gefährlich eingestuft. Beispielsweise kann eine Beschleunigung des Herzschlags, vorher als Zeichen für Übererregung oder Freude verstanden, nun zu einem Gefahrensignal werden, weil sie an den beschleunigten Herzschlag der Traumareaktion erinnert und deshalb mit dem Trauma assoziiert wird. Wenn vieles oder manchmal sogar alles in der Umgebung als gefährlich wahrgenommen wird, beeinträchtigt dies die Fähigkeit, zwischen Sicherheit und Gefahr zu unterscheiden. Nehmen die alltäglichen Traumaerinnerungen extreme Ausmaße an, können sie die Erstarrungsreaktion oder eine Dissoziation auslösen, so als fände das Trauma in der Gegenwart statt. Auf diese Weise kann ein Teufelskreis entstehen. PTBS-Kranke werden manchmal so extrem in ihren Verhaltensmöglichkeiten eingeschränkt, dass sie sogar Angst davor bekommen, mit anderen zusammen zu sein oder aus dem Haus zu gehen. (*Wie bereits erwähnt, litt Charly nicht an PTBS, sondern an PTS. Seine Verhaltensfreiheit wurde niemals in extremem Maße eingeschränkt. Allerdings schränkt jede neue angstvolle Begegnung mit einem Hund seinen Verhaltensspielraum immer stärker ein, weshalb die Gefahr einer PTBS-Erkrankung durchaus bestand.*)

Wie kann die Psyche eines Menschen sich von Geschehnissen so überrollt fühlen, dass sie ein traumatisches Ereignis nicht mehr vollständig zu verarbeiten und im Gedächtnis der Vergangenheit zuzuordnen vermag? Die nächsten Kapitel versuchen, Antworten auf diese Frage zu finden.

2

ENTWICKLUNG, ERINNERUNG UND GEHIRN

In vielen Fällen gelingt es Menschen, die traumatische Ereignisse erlebt haben, diese Episoden zu verarbeiten, ohne dass langfristige Nachwirkungen entstehen. Sie können sich an die Ereignisse erinnern, sie verstehen, was geschehen ist, sie haben Emotionen, die ihren Erinnerungen angemessen sind, und sie sind sich sicher, dass die Vorfälle in der Vergangenheit liegen.

Bei Menschen, die weiterhin von ihren Traumata geplagt werden – denjenigen, die unter PTS und PTBS leiden –, ist die Erinnerung an die ursächlichen Ereignisse anders beschaffen. Entweder erinnern sie sich an das Erlebte detailliert und können es beschreiben, als hätten sie es in einem Videofilm gesehen. In solchen Fällen entsteht PTS oder PTBS, weil die Betreffenden die Ereignisse oder bestimmte Teile davon nicht verstehen. Möglicherweise leiden sie auch immer noch unter starken Emotionen und/oder Körperempfindungen, die in keinem für sie erkennbaren Zusammenhang mit dem erlittenen Trauma stehen. (*Ein Beispiel hierfür ist Charlys Erinnerung an den Angriff des Hundes. Charly erinnerte sich zwar an alle Details des Vorfalls bis zu dem Punkt, an dem er das Bewusstsein verlor, doch empfand er in der Nähe von Hunden immer noch Angst, so gutmütig ein Hund auch sein mochte.*) Die Betroffenen können aber auch ein Gefühl körperlicher und emotionaler Dumpfheit empfinden und darüber klagen, dass ihnen ihr Leben »tot« vorkommt. Wieder andere erinnern sich kaum oder überhaupt nicht an die tatsächlichen traumatischen Erlebnisse, werden jedoch von Körperempfindungen und emotionalen Reaktionen geplagt, die in ihrem augenblicklichen Lebenskontext keinerlei Sinn ergeben.

Ob ein Trauma erinnert wird oder nicht, Menschen, die unter PTS oder PTBS leiden, gelangen nur unter großen Schwierigkeiten zu der Erkenntnis, dass das Geschehene in der Vergangenheit liegt und dass die Gefahr vorüber ist. Ein Blick auf die Entwicklung des Gehirns könnte uns helfen, diese Arten von Erinnerungsstörungen zu verstehen.

DIE ENTWICKLUNG DES GEHIRNS

Ein neugeborenes Baby ist keineswegs eine vollendete Tatsache, nicht einmal annähernd. Zum Zeitpunkt der Geburt zählt das Gehirn zu den unausgereiftesten Körperorganen. Es ähnelt in mancher Hinsicht einem neuen Computer, der nur über ein Betriebssystem verfügt, das zwar alles enthält, was für die zukünftige Weiterentwicklung und Programmierung, Erinnerungsdatenspeicherung und Erweiterung erforderlich ist, aber über die Erfüllung der grundlegenden Systemerfordernisse hinaus noch nicht viel zu tun vermag.

Die Organisation des menschlichen Gehirns ist stark formbar – programmierbar und umprogrammierbar. Es reagiert nachhaltig auf äußere Einflüsse. Tatsächlich ist ein Gehirn um so formbarer, je entwickelter und komplexer seine Struktur ist (Perry, Pollard, Blakley, Baker & Vigilante 1995). Die Großhirnrinde ist die komplexeste, flexibelste und am leichtesten beeinflussbare Hirnstruktur, das Stammhirn der einfachste und am wenigsten formbare Teil. Beeinflussbarkeit und Veränderbarkeit des Gehirns sind für Wachstum und Entwicklung unverzichtbar. Könnte unser Gehirn sich nicht anpassen und sich verändern, könnten wir nichts lernen. Um unsere Gesundheit erhalten und unser Überleben sichern zu können, müssen wir in der Lage sein, zu wachsen, uns zu entwickeln und uns zu verändern. Zwar bleibt das Gehirn während unseres ganzen Lebens in einem gewissen Maße flexibel, doch nimmt seine Veränderungsfähigkeit allmählich ab. Und die ersten Tage, Monate und Jahre des Lebens haben natürlich entscheidenden Einfluss auf die Entwicklung der späteren Fähigkeiten und Talente sowie für die Entstehung von Defiziten.

Ausschlaggebend für die Organisation des Gehirns in der Anfangsphase des Lebens ist die Interaktion des Säuglings mit seiner Umgebung. Wie das Gehirn

sich im weiteren Verlauf des Lebens entwickelt und reorganisiert, hängt von
den späteren Erlebnissen des betreffenden Kindes ab. Da nicht einmal eineiige
Zwillinge exakt das gleiche erleben, sorgt die Formbarkeit des Gehirns dafür,
dass jeder von uns einzigartig ist. Über Flexibilität und Beeinflussbarkeit der
Gehirnorganisation müssen wir uns im klaren sein, wenn wir die Entstehung
dysfunktionaler emotionaler Muster wie PTBS verstehen und Veränderungs-
möglichkeiten entwickeln wollen.

Von Anfang an

Das Gehirn des Säuglings verfügt über die Instinkte und Reflexe, die das neugeborene menschliche Wesen braucht, um am Leben zu bleiben (Herzschlag,
Atemreflex), Nahrung aufzunehmen und zu verwerten (den Such-, Saug- und
Schluckreflex; Verdauung und Ausscheidung), von Kontakt zu profitieren
(Sinnesfähigkeiten und Greifreflexe) usw. Dieses grundlegende Gehirnsystem
allein vermag das Überleben des Kindes jedoch nicht zu sichern. Das Baby
braucht einen reiferen Menschen (den primären Versorger – gewöhnlich,
wenn auch nicht immer, die Mutter), die es umsorgt und schützt. Außerdem
sind viele der Auffassung, die Interaktion zwischen dem Säugling und der Versorgerin habe entscheidenden Einfluss auf die normale Entwicklung des
Gehirns und des Nervensystems.

Nichts von alldem ist neu. Das Überleben von Babys hängt in jeder Hinsicht von ihren Versorgerinnen ab. Diese erfüllen die emotionalen und körperlichen Bedürfnisse der Neugeborenen, bis sie Krabbelkinder, ältere Kinder,
Teenager und schließlich Erwachsene geworden sind, die über eine Fülle von
Ressourcen verfügen. Sie vermögen zunehmend selbst für die Erfüllung ihrer
Bedürfnisse zu sorgen. Gut versorgte Babys werden zu flexiblen Erwachsenen,
die den Unbilden des Lebens gut zu begegnen wissen. Ihr Gehirn kann positive
wie negative Erfahrungen verarbeiten und integrieren, und auf diese Weise erweitern sie ihr Repertoire an Verhaltensweisen und Einstellungen unablässig.

Werden Babys hingegen von Eltern oder Pflegepersonen aufgezogen, die
nicht in der Lage sind, die Bedürfnisse der ihnen Anvertrauten ausreichend zu
erfüllen, laufen sie Gefahr, zu Erwachsenen zu werden, denen es an Flexibilität mangelt und denen es schwerfällt, mit den Wechselfällen des Lebens

fertig zu werden. Möglicherweise ist die Fähigkeit ihres Gehirns, die Erfahrungen zu verarbeiten, beeinträchtigt. Es scheint ihnen schwerer zu fallen, besonders belastende Ereignisse zu verstehen. Außerdem sind sie anfälliger für psychische Belastungen und Störungen, unter anderem für Drogenmissbrauch, Depression und PTBS (Schore 1994).

Weitere Untersuchungen bestätigen, dass die Entstehung sicherer Bindung für die gesunde Entwicklung eines Menschen von den ersten Lebenstagen an entscheidend ist (Schore 1994; Siegel 1999; van der Kolk 1998). Die Bindung zwischen Kind und beelternder Person stimuliert die Gehirnentwicklung, die wiederum die Fähigkeit eines Menschen, im Leben mit seinen Emotionen zurechtzukommen, erweitert und verstärkt. Die Wissenschaft nähert sich allmählich einer Wahrheit, die Eltern und Psychotherapeuten intuitiv schon immer klar war, ohne irgend etwas über das Weshalb und Wie zu wissen. Mittlerweile geht man davon aus, dass die nährende Interaktion zwischen Versorgerin und Säugling einen starken Einfluss auf die gesunde emotionale Entwicklung eines Menschen hat, weil diese Beziehung die normale Reifung des Gehirns und des Nervensystems fördert.

Einige Grundlagen

Es folgt nun ein kurzer Überblick über die Entwicklung des Gehirns. In späteren Kapiteln werden diese Grundlagen eingehender erläutert. An dieser Stelle werde ich nur auf das eingehen, was für das Verständnis des Einflusses der Gehirnentwicklung auf die Verarbeitung traumatischer Erlebnisse unverzichtbar ist.

Das Gehirn ist das Kontrollzentrum des Nervensystems. Es reguliert die Körpertemperatur, sagt uns, wann wir etwas zu essen brauchen, und steuert alle Funktionen, die mit Essen, Verdauung und Ausscheidung zusammenhängen. Es veranlasst unser Herz, zu schlagen, und sorgt dafür, dass wir ein- und ausatmen. Ohne das Gehirn wäre die Fortpflanzung unmöglich, und das Menschengeschlecht würde aussterben. Außerdem verarbeitet das Gehirn wie ein Computer Informationen. Es nimmt sie mit Hilfe aller Sinnesfähigkeiten des Körpers auf: durch das Sehen (was die Aufnahme geschriebener Worte einschließt), durch das Hören (was die Aufnahme gesprochener Worte umfasst), durch Schmecken, Berührungswahrnehmung, Riechen, Eigenwahrnehmung (die uns über die räumliche Position und die inneren Zustände unseres Körpers informiert) und durch das Gleichgewichtsgefühl (das uns erkennen lässt, wo »oben« ist).

Die Kommunikation innerhalb des Nervensystems

Eine *Synapse* (siehe Abb. 2.1) ist eine Verbindung zwischen zwei Nervenzellen (Neuronen). Dort, wo eine Synapse ist, werden Signale oder Informationen von einer Nervenzelle zur anderen übermittelt, so als würde ein Funke überspringen. Die Kommunikation von Zelle zu Zelle kann entweder durch das Überspringen eines elektrischen Impulses oder durch einen überwechselnden chemischen Botenstoff, einen sogenannten Neurotransmitter, erfolgen. Epinephrin und Norepinephrin sind solche Neurotransmitter. Diese Hormone werden bei traumatischem Stress ausgeschüttet (siehe den Abschnitt Nervensystem und Überleben im ersten Kapitel), Epinephrin durch die sympathischen Nerven in den Nebennieren, Norepinephrin durch die sympathischen Nerven im restlichen Körper (Sapolsky 1994). Wenn im gesamten Körper genügend Norepinephrin aus den sympathischen Nervenenden von Synapse zu Synapse übergesprungen ist, ist der Körper bereit, zu kämpfen oder zu fliehen.

Synapsenstränge verbinden Neuronen zu Gebilden, die Gehirn und Körper zu komplexen Aktivitäten veranlassen können. Jeder dieser Synapsenstränge hat dabei eine bestimmte Aufgabe: einen bestimmten Muskel zusammenziehen, die Erinnerung an ein Bild aktivieren, ein Auge blinzeln lassen, ein Prickeln im Magen erzeugen, das Herz schlagen lassen, das Überraschung anzeigende Japsen nach Luft erzeugen. In Kombination vermögen verschiedene Synapsenstränge kompliziertere Resultate zu erzeugen: Gehen, Reden, ein mathematisches Problem lösen, einen geschriebenen Absatz verstehen, sich an die Einzelheiten eines Films erinnern, erkennen, dass einem kalt ist, und anschließend die Heizung höherstellen. Alle mit den Sinnen aufgenommenen Informationen, die Körper und Gehirn erreichen, werden durch bestimmte Gruppen von Synapsen sortiert und registriert, und jeder Reflex, jedes Verhalten, jedes Gefühl und jeder Gedanke entsteht durch bestimmte Synapsengruppen. Erlebnisse werden durch Synapsen kodiert, aufgezeichnet und als Erinnerung

Abbildung 2.1: *Synapse*

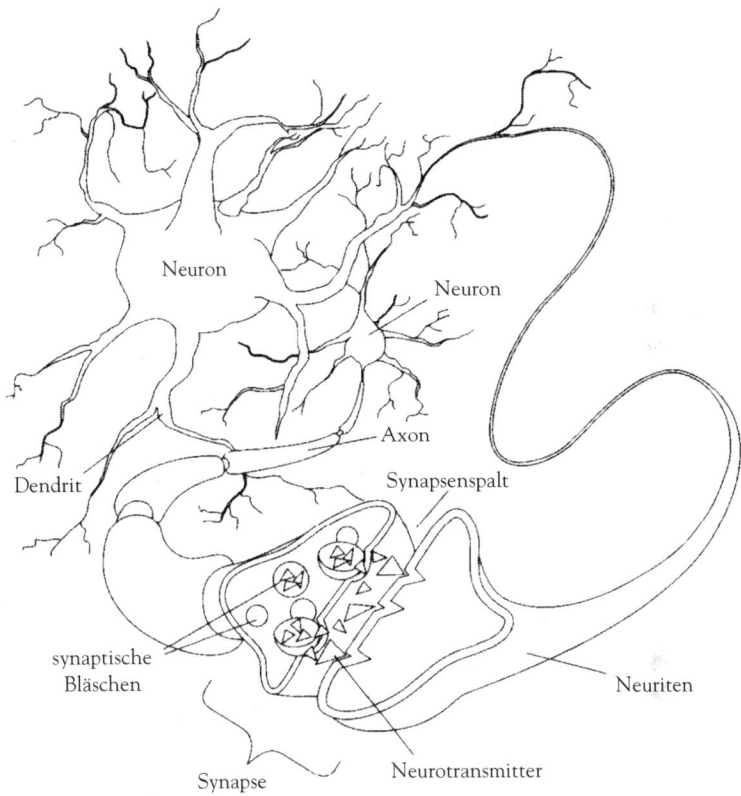

Neuron

Neuron

Axon

Dendrit

Synapsenspalt

synaptische
Bläschen

Neuriten

Synapse

Neurotransmitter

Nachdruck mit Genehmigung der Pressestelle der Charles A. Dana Foundation

reaktiviert. Das Gehirn steuert alle Körperprozesse und Verhaltensweise mit Hilfe von Synapsen, die mit den motorischen Nerven verbunden sind (Gehirn → Körper). Umgekehrt berichtet der Körper dem Gehirn über seinen inneren Zustand und über seine räumliche Position mit Hilfe von Synapsen, die mit den zentripetalen Nerven (Empfindungsnerven) verbunden sind (Körper →

Gehirn). Auch einzelne Gedanken werden durch Synapsengruppen zu Konzepten oder spezifischen Ereignissen verbunden. Die kognitive Erinnerung basiert auf Synapsenverbindungen zwischen Nervenzellen im Gehirn. Die somatische Erinnerung basiert auf der durch Synapsen entstandenen Verbindung von Sinnesnerven mit dem Gehirn sowie auf der Aufzeichnung der übermittelten Information im Gehirn.

In welcher Reihenfolge Synapsen aktiviert werden, unterliegt keiner festen Regel. Dies hängt von unterschiedlichen Einflüssen ab und kann sich verändern. Neues wird durch die Schaffung neuer Synapsenstränge oder durch die Veränderung bestehender gelernt. Vergessen (z. B. wie man etwas Bestimmtes tut) ist die Folge des falschen Gebrauchs von Synapsensträngen – so wie man im Englischen sagt: »Use it or lose it« (»Was man nicht benutzt, verlernt man wieder«). Außerdem können Erinnerungen durch die Veränderung von Synapsensträngen verzerrt werden.

Teile des Gehirns

Es ist nicht schwer, sich vorzustellen, wie es im Gehirn aussieht (siehe Abb. 2.2). Ballen Sie die rechte Hand zur Faust, und halten Sie diese empor. Ihr Handgelenk stellt das Stammhirn dar und Ihre Faust Mittelhirn und limbisches System. Umhüllen Sie nun mit der linken Hand die zur Faust geballte rechte. Dies stellt die Großhirnrinde dar, die äußere Hirnschicht.

Das *Stammhirn*, das manchmal auch Reptilienhirn genannt wird, steuert grundlegende Körperfunktionen wie Herzfrequenz und Atmung. Diese Gehirnregion muss zum Zeitpunkt der Geburt reif sein, damit das neugeborene Kind überleben kann.

Das *limbische System* ist der Sitz der Überlebensinstinkte und der Reflexe. Es umfasst den Hypothalamus, der für die Regulation der Körpertemperatur, die Versorgung mit Nährstoffen und Flüssigkeit sowie für Ruhe und die Aufrechterhaltung eines Gleichgewichtszustandes sorgt. Das limbische System beeinflusst auch das *autonome Nervensystem*, das die glatte Muskulatur und die Reaktion der Organe auf Stress und Entspannung steuert, unter anderem sexuelle Erregung und Orgasmus sowie Reaktionen auf traumatischen Stress: Kampf, Flucht und Erstarren. Zwei andere Regionen des limbischen Systems,

Abbildung 2.2: Gehirnbereiche

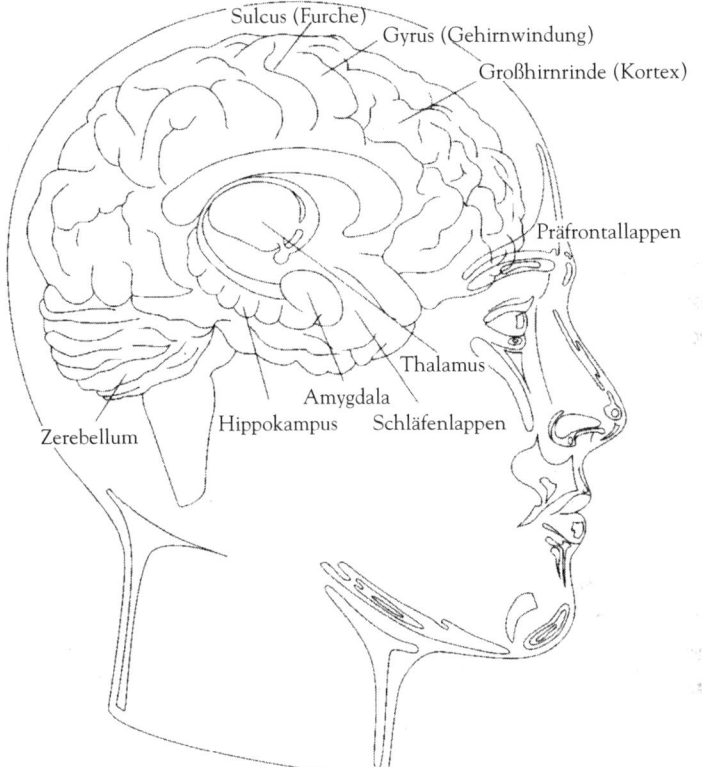

Nachdruck mit Genehmigung der Pressestelle der Charles A. Dana Foundation

Hippokampus und Amygdala, sind für das Verständnis der Traumaerinnerungen besonders wichtig. Beide bestehen aus zwei Lappen, von denen sich jeweils einer an den beiden Seiten des Gehirns befindet. Diese Strukturen sind für die Verarbeitung der vom Körper an die Großhirnrinde übermittelten Informationen unverzichtbar.

Die Amygdala verarbeitet Emotionen und Reaktionen auf stark affektive Erlebnisse und ermöglicht deren anschließende Speicherung. Der Hippokampus verarbeitet Informationen, die das Erlebte im Kontext der Zeitlinie der persönlichen Geschichte (d. h.: »Wann in meinem Leben ist das passiert?«) sowie den genauen Verlauf des Erlebnisses selbst (d. h.: »Was passierte zuerst? Was passierte danach?« usw.) verständlich machen. Nadel & Zola-Morgan (1984) haben festgestellt, dass die Amygdala zum Zeitpunkt der Geburt reif ist und dass der Hippokampus zwischen dem zweiten und dritten Lebensjahr reift. Die Kenntnis dieser unterschiedlichen Zeitpunkte sowie der Funktionen dieser beiden Gehirnstrukturen erklären zumindest teilweise das Phänomen, dass wir uns an unsere frühe Kindheit gewöhnlich nicht bewusst erinnern. Was wir in jener Zeit erlebt haben, wird vor seiner Speicherung im Kortex von der Amygdala verarbeitet, und die Amygdala ermöglicht die Speicherung des emotionalen und sensorischen Inhalts dieser Erlebnisse. Da der Hippokampus noch nicht funktionsfähig ist, beinhaltet die gespeicherte Erinnerung an frühkindliche Erlebnisse zwar die mit den Ereignissen verbundenen Gefühle und Körperempfindungen, gibt jedoch keinerlei Aufschluss über den Kontext oder die genaue Ereignisfolge. Dies könnte erklären, weshalb wir zu Erlebnissen aus unserer Säuglingszeit nicht in der Form Kontakt herstellen können, die wir gewöhnlich als »Erinnerungen« bezeichnen (Nadel & Zola-Morgan 1984).

Nur wenn Amygdala und Hippokampus voll funktionsfähig sind, können wir die Ereignisse in ausreichendem Maße verarbeiten. Dies gilt insbesondere für belastende Ereignisse, wobei traumatische Erlebnisse eine Verarbeitung nicht immer zulassen. Bei starkem Stress werden möglicherweise Hormone ausgeschüttet, die die Hippokampus-Aktivität unterdrücken, die Amygdala hingegen unbeeinflusst lassen. Eine längere Kortisolausschüttung, wie sie bei traumatischen Erlebnissen erfolgt, könnte den Hippokampus auf diese Weise in seiner Funktion beeinträchtigen (Gunnar & Barr 1998). Vielleicht erklärt dies einige der mit PTBS einhergehenden Erinnerungsverzerrungen. PTBS-Kranke erinnern sich an ihre traumatischen Erlebnisse manchmal als verwirrende emotionale und sensorische Zustände, wohingegen ihnen der durch die Funktion des Hippokampus vermittelte zeitliche und räumliche Kontext völlig fehlt. Auch die Größe des Hippokampus wurde im Rahmen neuester PTBS-

Forschungen untersucht. Mehrere Studien kommen zu dem Ergebnis, dass der Hippokampus bei PTBS-Kranken kleiner ist als beim Bevölkerungsdurchschnitt (unter anderem siehe Brenner *et al.* 1997; Rauch, Shin, Wahlen & Pitman 1998; Schuff *et al.* 1997). Doch so faszinierend diese Entdeckung sein mag, sie erklärt nicht, ob der Hippokampus von Menschen, die an PTBS erkrankt sind, aufgrund von Unterdrückung der Hippokampus-Aktivität durch Stresshormone geschrumpft ist oder ob der Hippokampus bei den Betreffenden von Anfang an kleiner war. Unabhängig davon scheint eine geringere Hippokampusgröße die Verarbeitung belastender Erlebnisse zu beeinträchtigen.

Der *Thalamus* ist ebenfalls ein Teil des Mittelhirns. Seine beiden Teile flankieren das limbische System. Diese Station passieren alle sensorischen Informationen aus dem ganzen Körper auf ihrem Weg zum Kortex.

Die primitiveren Hirnstrukturen werden vom Kortex, der Großhirnrinde, umhüllt. Der Kortex steuert alle höheren Geistesfunktionen wie Sprache und Denken sowie das semantische und das prozedurale Gedächtnis. Zur Zeit besteht großes Interesse an den verschiedenen Informationsverarbeitungsfunktionen der rechten und linken Hirnhälfte und ihrer Beziehung zum limbischen System. Der rechte Teil des Kortex scheint bei der Speicherung von sensorischem Input eine wichtigere Rolle zu spielen. Auf ihrem Weg in die rechte Kortexhälfte passiert die sensorische Information offenbar die Amygdala. Die linke Kortexhälfte hingegen ist enger mit dem Hippokampus verbunden. Außerdem scheint die Verarbeitung von Informationen hier sprachabhängig zu sein. Bessel van der Kolk (van der Kolk, McFarlane & Weisaeth 1996) hat festgestellt, dass die Aktivität des Brocaschen Zentrums, das in der linken Kortexhälfte angesiedelt und für den sprachlichen Ausdruck zuständig ist, während traumatischer Ereignisse ebenso wie die des Hippokampus unterdrückt wird. Van der Kolk spricht vom »sprachlosen Schrecken« des Traumas. Wir alle haben schon erlebt, dass uns in bestimmten Situationen die Worte fehlten oder dass wir vergessen hatten, was wir eigentlich gerade sagen wollten. Durch Stress wird dieses Problem manchmal in extremem Maße verstärkt. *(Charly konnte in seinem Panikzustand zwar noch sprechen, aber sein Sprechapparat war so angespannt, dass er nur mit äußerster Mühe Worte herauszubringen vermochte.)*

Bindung und Gehirnentwicklung

Alan Schore (1994) und Bruce Perry (Perry *et al.* 1995) haben neurologische Modelle entwickelt, um zu erklären, was die Entwicklung sicherer Bindung bei Kindern für den Umgang mit belastenden Erlebnissen im gesamten weiteren Leben bedeutet. Beiden Modellen zufolge erfüllen die Eltern oder Versorger nicht nur die Grundbedürfnisse des Säuglings, sondern helfen dem Kind auch, mit zum Teil starken Stimulationszuständen umzugehen und diese zu regulieren. Ein Kind, das sichere Bindung entwickelt hat, kann dadurch lernen, seine Reaktionen auf positive wie negative Stimuli selbst zu regulieren. Perry und seine Kollegen (1995) sehen weiterhin frühe positive Erfahrungen als entscheidend für die optimale Organisation und Entwicklung bestimmter Hirnregionen an.

Das neugeborene Kind ist ein Bündel nicht spezialisierter sensorischer Rezeptoren. Neun Monate lang ist der Fötus vom Fruchtwasser der Mutter umhüllt und dadurch isoliert. Zwar ist er schon im Uterus sensorischen Reizen ausgesetzt, doch werden diese gedämpft. Auf die plötzliche Reizflut nach der Geburt ist das neugeborene Kind schlecht vorbereitet. Es findet sich unversehens in einer Umgebung wieder, in der es einer ungeheuren Menge neuer und intensiver Empfindungen ausgesetzt wird – Berührungen, Klängen, Geräuschen, Geschmäcken, Anblicken, Gerüchen, Kälte, Hitze und Schmerz. Auf diese Stimuli reagiert es mit Schreien. Wird es dann auf den Bauch seiner Mutter gelegt und hört die ihm schon bekannte (wenn auch bisher nur gedämpft wahrgenommene) Stimme, spürt ihre liebevolle Berührung und riecht vielleicht sogar ihren vertrauten Geruch, beruhigt es sich schnell wieder. Diese erste Reizregulation vermittelt ihm seine Mutter oder Versorgerin. Meist gelingt es der Mutter, die Überschwemmung mit den neuen Reizen innerhalb eines Augenblicks zu unterbinden und das Kind zu beruhigen. So verläuft es im Idealfall während der gesamten frühen Kindheit. Regt das Baby sich auf, wird es durch die Anwesenheit der Mutter oder Versorgerin beruhigt.

Zunächst hilft die Mutter dem Kind, seine Reaktionen auf Reize zu regulieren, unter anderem die durch Hunger, Durst, Nässe, Kälte oder Schmerz hervorgerufenen unangenehmen Empfindungen. Später wird die Beeinflussung emotionaler Reaktionen wie Frustration, Wut, Einsamkeit, Angst und Freude einbezogen. Anfangs findet diese Regulation überwiegend in Form von Berührung und durch die Erzeugung beruhigender Geräusche statt. Doch wie Schore (1996) beschreibt, entwickeln Mutter und Kind schon bald nach der Geburt ein Interaktionsmuster, das für den Prozess der Affektregulierung von zentraler Bedeutung ist. Sie lernen, einander durch Blickkontakt zu stimulieren. Auf diese Weise gewöhnt sich das Kind allmählich an immer höhere Grade der Stimulation und Erregung.

Diese Interaktionen zwischen Mutter und Kind – Bindungsangebot und die Entwicklung der Bindung, Erregung und Regulation, Reiz und die Einstellung darauf – finden nach Schores Ansicht allesamt in der rechten Gehirnhälfte statt. In der frühen Kindheit entwickelt sich der rechte Teil des Kortex schneller als der linke – und, wie bereits erwähnt wurde, ist die mit dem Hippokampus verbundene linke Hirnhälfte noch unreif (Schore 1996).

Gegen Ende des ersten Lebensjahrs verändert sich die Beziehung zwischen Mutter und Baby drastisch. Das Baby wird zum Krabbelkind, eine Entwicklungsphase, in der es zunächst kriecht und krabbelt und später steht und geht. Es entwickelt eine stärkere Unabhängigkeit und mehr Möglichkeiten, mit der Umgebung zu interagieren. Gleichzeitig verändert sich auch die Rolle der Mutter, die bisher fast ausschließlich im Ernähren, Bestätigen und Beruhigen bestand. Sie beginnt nun, die Sozialisation zu steuern, indem sie Grenzen setzt, »nein« sagt und manchmal auch Missfallen bekundet und Schmerz verursacht. Wie Mutter und Kind mit dieser Veränderung fertig werden, hängt von mindestens drei Faktoren ab: von der Tragfähigkeit der bereits entstandenen Bindung, von der Fähigkeit der Mutter, das Kind auch dann zu lieben, wenn sie über sein Verhalten wütend wird, und davon, ob die Mutter in der Lage ist, auf eine angemessene und in sich stimmige Weise Grenzen zu setzen. Etwa um diese Zeit beschleunigt sich auch die Entwicklung der linken Kortexhälfte, bis sich die Sprechfähigkeit, eine Funktion der linken Hirnhälfte, entwickelt hat. Inzwischen reift im limbischen System der Hippokampus, wodurch die Fähigkeit des Kindes, seine Umgebung zu verstehen, erweitert wird. Wenn die Anfangszeit des Lebens normal verlief, eine sichere Bindung entstanden ist und die Eltern dem Kind später auf plausible Weise Grenzen gesetzt haben, beginnt das Kind, seine allmählich sich entwickelnden sprachlichen

Fähigkeiten zu nutzen, um Ereignisse zu beschreiben und seine emotionalen und sensorischen Erfahrungen zu verstehen.

Gehirnentwicklung und Trauma

Warum werden einige Menschen von traumatischen Ereignissen nicht so stark betroffen wie andere? Schore (1996), van der Kolk (1987, 1998), Siegel (1999), De Bellis *et al.* (1999), Perry *et al.* (1995) und andere sind der Auffassung, dass eine Prädisposition für starke psychische Belastungszustände bis hin zur PTBS in belastenden Erlebnissen früher Entwicklungsphasen begründet sein kann: Vernachlässigung, körperliche Misshandlung und sexueller Missbrauch, Defizite bei der Entwicklung einer Bindung (unsichere Bindung) und individuelle traumatische Erlebnisse (wie Klinikaufenthalte, Tod eines Elternteils, Autounfall) (Bindungsabbrüche). Es wird vermutet, dass Menschen, die in ihrer frühen Kindheit ein Trauma erlitten und/oder nicht die positive Wirkung einer sicheren Bindung erlebt haben, in ihren Fähigkeiten, später mit Stress fertig zu werden und traumatische Erlebnisse zu verstehen, beeinträchtigt sind. Bei einigen von ihnen könnte eine verringerte Aktivität des Hippokampus – entweder weil dieser (aufgrund von Bindungsmangel) nicht voll entwickelt oder weil seine Entwicklung (durch traumatische Ereignisse) unterdrückt wurde – die Fähigkeit, Stress zu bewältigen, einschränken (Gunnar & Barr 1998). Dies könnte der Grund sein, weshalb einige Menschen sich an spätere traumatische Erlebnisse nur als stark belastende Emotionen und Körperempfindungen erinnern. Bei anderen können Überlebensmechanismen wie Dissoziation oder Erstarren habituell geworden sein, so dass sich integrativere Strategien entweder nie entwickeln oder aus dem Überlebensrepertoire eliminiert werden.

Reifes Gehirn und Trauma

Selbst bei gutem, ja sogar idealem Verlauf des Säuglingsalters und der Kindheit kann ein Erwachsener oder Jugendlicher mit einem so überwältigenden traumatischen Erlebnis konfrontiert werden, dass PTS oder PTBS entstehen. Einige der überzeugendsten Beispiele hierfür liefern uns Studien über Holocaust-Überlebende, die nach dem Zweiten Weltkrieg in Norwegen lebten.

Wie andere skandinavische Länder spielte auch Norwegen bei der medizinischen Betreuung und Wiedereingliederung Tausender von Überlebender deutscher Konzentrationslager eine wichtige Rolle. Die Norweger bemühten sich nicht nur, die Grundbedürfnisse dieser Menschen, wie medizinische Betreuung, Versorgung mit Nahrungsmitteln und sauberen, sicheren Unterkünften, zu erfüllen, sondern führten auch eine psychiatrische Betreuung durch. Bis zum Zweiten Weltkrieg war die norwegische Psychiatrie ebenso wie die übrige europäische und die amerikanische Fachliteratur der Auffassung, dass Geisteskrankheiten aufgrund von in der Kindheit entstandenen Defiziten entstehen. Da Symptome psychischer Erkrankungen unter den Überlebenden der Konzentrationslager sehr verbreitet waren, erwarteten die norwegischen Psychiater, von den Betroffenen Berichte über schwerwiegendste Probleme in der Kindheit zu hören. Zu ihrem Erstaunen berichteten die meisten Überlebenden jedoch über eine glückliche Kindheit in intakten, unterstützenden Familien. Wie ließ sich dieser Widerspruch zur herrschenden Lehrmeinung erklären? Schließlich sahen sich die norwegischen Psychiater zu dem Schluss gezwungen, die vorliegende Evidenz »zeige überzeugend, dass chronische psychische Krankheiten bei Personen entstehen können, die eine harmonische Kindheit erlebt haben, jedoch später extremen körperlichen und psychischen Belastungen ausgesetzt waren« (Malt & Weisaeth 1989, S. 7). Durch die Untersuchung der Holocaustnachwirkungen veränderte sich die psychiatrische Sicht der Auswirkungen extremer Belastungszustände auf Erwachsene drastisch. (*Auch Charly illustriert diese Theorie, denn sein Trauma entstand, als er schon erwachsen war. Er hatte nach dem Angriff des Hundes PTS entwickelt – und er war in Gefahr, an PTBS zu erkranken, da er sich allmählich immer stärker aus dem normalen Leben zurückzog. Charlys Reaktion war nicht auf ein früher erlebtes Trauma oder auf Entwicklungsdefizite zurückzuführen.*)

Vielversprechende Implikationen für die Psychotherapie

Die frühe Kindheit ist nicht die einzige Chance eines Menschen, gesunde Bindungen zu entwickeln. Ein traumatisiertes Kind ist nicht zwangsläufig zu einem von Dysfunktion geprägten Leben verdammt. Viele der Kinder, die am Anfang ihres Lebens keine Möglichkeit hatten, eine sichere Bindung zu entwickeln, können später in ihrem Leben bei guten Freunden, bestimmten Lehrern oder einem besonders verständnisvollen Nachbarn korrigierende positive Bindungserfahrungen machen. Und viele Jugendliche und Erwachsene finden im Rahmen einer reifen Liebesbeziehung eine heilende Bindung. Oft vermögen solche späteren Beziehungen das in der frühen Kindheit Versäumte oder Erlittene auszugleichen. Wieder andere erfahren die dringend benötigte sichere Bindung in einer psychotherapeutischen Beziehung. (Mit der Rolle der dynamischen Psychotherapie und der Körperpsychotherapie bei der Kompensation früher Defizite sowie der Heilung früher, massiver Traumata befasst sich das fünfte Kapitel.)

Die Reifung des Gehirns liefert die Grundlage für das Erwerben notwendiger Fähigkeiten und Ressourcen, einschließlich der Fähigkeit, zu erkennen, was bestimmte Ereignisse lehren, und dies zu beherzigen. Wie das Gehirn traumatische Ereignisse verarbeitet und erinnert, entscheidet darüber, bei wem PTBS entsteht. Die Qualität der Bindung zwischen Kind und beelternder Person ist zwar eine wichtige, aber nicht die einzige Variable, die eine gesunde Gehirnentwicklung ermöglicht. Im folgenden Abschnitt werden Gedächtniskategorien und deren Beziehung zum Gehirn und zur Entstehung von PTBS erläutert.

WAS IST ERINNERUNG?

We met at nine. We met at eight.
I was on time. No, you were late.
... Ah, yes, I remember it well ...
GIGI

Die Erforschung der Erinnerung – der Funktion des Gedächtnisses und von Gedächtnissystemen – entwickelt sich heute in einem ungeahnten Tempo. Das Interesse an dieser Thematik nimmt seit Anfang der sechziger Jahre des 20. Jahrhunderts stark zu, und in den Neunzigern haben die Anstrengungen im Bereich der Gedächtnisforschung noch einmal eine ungeheure Beschleunigung erfahren. Einer der Gründe für dieses zunehmende Interesse ist die Kontroverse um die Wiedererinnerung an traumatische Erlebnisse.

Die Grundlagen des Erinnerns

Allgemein ausgedrückt geht es beim Erinnern um die Aufzeichnung, Speicherung und Wiederabrufung von Information, die Menschen innerlich oder in der äußeren Umgebung wahrnehmen. Unsere Sinne beeinflussen unsere Wahrnehmung der Welt entscheidend. Das Gehirn verarbeitet Wahrnehmungen und speichert sie als Gedanken, Emotionen, Bilder, Empfindungen und Verhaltensimpulse. Die Reaktivierung dieser gespeicherten Informationen ist die Erinnerung.

Damit eine Information zur Erinnerung werden kann, müssen mindestens drei wichtige Schritte stattfinden: Die *Kodierung (encoding)* ist der Prozess der Aufzeichnung oder Einprägung von Information im Gehirn; die *Speicherung (storage)* der Erinnerung (bzw. deren Ort) entscheidet darüber, wie und wie lange die betreffende Information bereitgehalten wird; und die *Reaktivierung (retrieval)* der Erinnerung macht die gespeicherte Information dem Bewusstsein wieder zugänglich. Das Gedächtnis in unserem Gehirn funktioniert ähnlich wie die Speicher eines Computers. Wenn wir über eine Tastatur Wörter eingeben, kodieren wir dadurch Information, die im Computer gespeichert wird. Wenn wir diese Codierung jedoch nicht in einer Datei abspeichern – was der Speicherung von Information in unserem Gedächtnis ähnelt –, ist sie nur von begrenzter Dauer. Sobald die auf dem Bildschirm sichtbare Information als Datei gespeichert ist, ruht sie auf der Festplatte des Computers, bis sie durch erneutes Öffnen der Datei (dies entspricht dem Erinnern) wieder zugänglich gemacht wird. Ebenso wie Erinnerungen im Gehirn sind manchmal auch Dateien in einem Computer nur schwer wiederzufinden.

Einige Arten von Information werden mit höherer Wahrscheinlichkeit gespeichert als andere. Je wichtiger eine Information und je stärker der mit ihr verbundene – positive oder negative – Affekt ist, um so wahrscheinlicher wird sie (oder ein Ereignis, das aus zahlreichen Informationen besteht) gespeichert (Schacter 1996).

Langzeit- und Kurzzeitgedächtnis

Noch vor 40 Jahren war man der Ansicht, das Gedächtnis könne sich nur an etwas entweder erinnern oder nicht. Was wir heute *Langzeitgedächtnis* nennen, war damals die einzige Form von Gedächtnis, die man kannte. Wenn Menschen sich an etwas nicht erinnern konnten, wurde dies Vergessen oder im Extremfall Amnesie genannt. Man nahm an, dass unsere Erlebnisse im Kortex (der Hirnrinde) wie auf einem Videoband gespeichert würden. Die Erinnerung stellte man sich dementsprechend wie das Abspielen eines Videos vor. Diese Theorie wurde durch die von Wilder Penfield durchgeführten Studien über Gehirnstimulation gestützt. Doch so faszinierend diese bekannten Experimente auch sein mögen, möglicherweise führen sie in die Irre. Penfield, der mit Epileptikern arbeitete, stimulierte nach dem Zufallsprinzip Bereiche des Schläfenlappens und protokollierte dann die »Erinnerungen«, über die diese Patienten berichteten (Penfield & Perot 1963). Einige berichteten über erstaunlich detaillierte, mit zahlreichen Sinneseindrücken verbundene Bilder. Man hat Penfield jedoch vorgeworfen, er habe bei der Darstellung seiner Entdeckung übertrieben. Offenbar berichteten weniger als zehn Prozent seiner Patienten nach einer direkten Gehirnstimulation über »Erinnerungen«, und keiner dieser Fälle wurde adäquat validiert: Es war nicht möglich, echte Erinnerungen von induzierten Halluzinationen zu unterscheiden (Squire 1987).

Um 1960 fingen Wissenschaftler an, über die Existenz zweier unterschiedlicher Gedächtnissysteme zu spekulieren: das *Langzeitgedächtnis* und eine neue Kategorie, die *Kurzzeitgedächtnis* genannt wurde. Zu jener Zeit gab es noch keine Theorie darüber, wo im Gehirn diese beiden Gedächtnistypen zu suchen oder in welchem Gehirnsystem sie angesiedelt seien. Klar war jedoch, dass das Kurzzeitgedächtnis mit einem anderen Gehirnsystem verbunden war als das Langzeitgedächtnis. Damit war die Idee der Existenz multipler Gedächtnissysteme im Gehirn geboren, die mittlerweile allgemein akzeptiert wird (Nadel 1994, Schacter 1996).

Das *Kurzzeitgedächtnis* benutzen wir, um uns an eine Telefonnummer zu erinnern, nachdem wir sie in einem Telefonbuch gesehen und bis wir sie gewählt haben, oder um in der Nacht vor einer Prüfung Testantworten »einzupauken« oder uns in einem Restaurant das Gesicht des für uns zuständigen

Kellners zu merken. Solche Informationen entfallen uns meist schnell wieder, so wie Wörter, die wir auf einen Computerbildschirm schreiben, schnell wieder verlorengehen, wenn wir sie nicht in einer Datei abspeichern. Und das ist wohl auch gut so, denn dadurch wird verhindert, dass unser Gehirn mit Unmengen unwichtiger Information vollgestopft wird – mit der Information über die abendlichen Dinners der letzten zehn Jahre, mit allen Werbesendungen, die wir jemals in unserem Leben gesehen haben, usw. Das Kurzzeitgedächtnis ist der Teil unseres Erinnerungsvermögens, der zu unserem Verdruss im Alter oft nachlässt. Wir fragen uns dann immer häufiger: »Was wollte ich gerade tun?« – »Es lag mir auf der Zunge …«

Das *Langzeitgedächtnis* ist genau das, was sein Name vermuten lässt. Es beschäftigt sich mit Information, die auf Dauer gespeichert werden soll, unabhängig davon, ob sie jemals wieder ins Bewusstsein zurückgerufen wird.

Doch geht es beim Gedächtnis und bei der Erinnerung um wesentlich mehr als darum, für welche Zeitspanne eine Information gespeichert werden soll. Um genauer zu verstehen, was es damit auf sich hat, müssen wir auch herausfinden, welche Daten gespeichert werden, wo sie gespeichert werden und wie unser Gehirn Information speichert.

Implizites und explizites Gedächtnis

Ende der achtziger und Anfang der neunziger Jahre des 20. Jahrhunderts setzte sich die Idee der multiplen Gedächtnissysteme allgemein durch. Eine wichtige Entdeckung dieser Zeit waren zwei neue Gedächtniskategorien: explizit und implizit. Diese beiden Gedächtnissysteme speichern verschiedene Arten von Information, die jeweils unterschiedlich abgerufen werden. In Tabelle 2.1 werden explizites und implizites Gedächtnissystem einander gegenübergestellt.

Das explizite Gedächtnis

Wenn wir den Begriff »Gedächtnis« benutzen, meinen wir gewöhnlich das explizite Gedächtnis. Es wird manchmal auch deklaratives Gedächtnis genannt, und es speichert Fakten, Konzepte und Ideen. Wenn Menschen bewusst über etwas nachdenken und es beschreiben – entweder hörbar oder in ihrem Kopf –, benutzen sie ihr explizites Gedächtnis. Das explizite Gedächtnis

Tabelle 2.1: Gedächtniskategorien

	EXPLIZIT = DEKLARATIV	IMPLIZIT = NICHTDEKLARATIV
Prozeß	bewußt	unbewußt
Informationsarten	kognitiv Fakten Geist verbal/semantisch Beschreibung von Operationen Beschreibung von Prozeduren	emotional Konditionierungen Körper sensorisch automatisierte Fertigkeiten automatisierte Prozeduren
vermittelnde Struktur des limbischen Systems	Hippokampus	Amygdala
Reife	im Alter von ca. 3 Jahren	von Geburt an
Aktivität während eines traumatischen Ereignisses und/oder Flashbacks	unterdrückt	aktiviert
Sprache	konstruiert ein Narrativ	sprachlos

Diese Tabelle ähnelt einer in Hovdestad & Kristiansen 1996, S. 133.

ist von mündlichen oder schriftlichen sprachlichen Äußerungen abhängig, also von Wörtern. Sowohl die Speicherung als auch die Reaktivierung expliziter Erinnerungen erfordert die Sprache. Eine Meinung, eine Idee, eine Geschichte, Fakten über einen Fall, der Bericht über ein Sonntagsessen bei Großmama – all dies sind Beispiele für Informationen, die im expliziten Gedächtnis gespeichert werden. Das explizite Gedächtnis enthält aber nicht nur Fakten, sondern auch die Erinnerung an Operationen, die Nachdenken und eine schrittweise Beschreibung erfordern, so wie es beim Lösen einer mathematischen Aufgabe oder beim Backen eines Kuchens nötig ist. Das explizite Gedächtnis ermöglicht uns, die Lebensgeschichte zu erzählen, über Ereignisse zu berichten, Erlebnisse in Worte zu fassen, eine Chronologie zu konstruieren und aus Geschehnissen einen Sinn abzuleiten.

Die explizite Erinnerung an ein traumatisches Erlebnis (oder auch an ein beliebiges anderes Ereignis) beinhaltet die Fähigkeit, sich das betreffende Ereignis in Form einer zusammenhängenden Geschichte zu vergegenwärtigen. Ein weiterer Aspekt expliziter Speicherung ist die zeitlich richtige Einordnung eines Ereignisses in die eigene Lebensgeschichte. Zur Zeit wird darüber spekuliert, dass einer der Gründe für die Entstehung von PTBS sein könnte, dass die Speicherung der Erinnerung an ein traumatisches Ereignis im expliziten Gedächtnis auf irgendeine Weise und aus irgendeinem Grunde verhindert wird.

Das implizite Gedächtnis

Während das explizite Gedächtnis von der Sprache abhängig ist, kommt das implizite Gedächtnis ohne sie aus. Das explizite Gedächtnis speichert Tatsachen, Beschreibungen und Verfahrensweisen, die auf Gedanken basieren. Das implizite Gedächtnis speichert Verfahrensweisen und innere Zustände, die automatisch ausgeführt werden. Es bleibt unbewusst, sofern es nicht durch die Verbindung zum expliziten Gedächtnis, das die erinnerte Verfahrensweise, Emotion, Empfindung usw. beschreibt oder erklärt, bewusst gemacht wird.

Das implizite Gedächtnis, das zunächst *prozedurales* oder *nichtdeklaratives Gedächtnis* genannt wurde, speichert erlernte Prozeduren und Verhaltensweisen und ermöglicht die Erinnerung an sie. Ohne das implizite, prozedurale Gedächtnis wäre die Erledigung bestimmter Aufgaben bestenfalls mühsam und schlimmstenfalls unmöglich. Fahrradfahren ist ein gutes Beispiel hierfür. Das implizite Gedächtnis ermöglicht es, auf einem Fahrrad zu fahren, ohne darüber nachzudenken. Wir mögen zwar über eine explizite Erinnerung an die Situation, in der wir das Fahrradfahren erlernt haben, verfügen – wobei oft unsere Mutter oder unser Vater den Sitz des Fahrrads gehalten haben und neben uns hergelaufen sind –, doch normalerweise benutzt niemand während des Fahrradfahrens das explizite, narrative Gedächtnis. Wenn wir ein Fahrrad allein mit Hilfe unseres expliziten Gedächtnisses fahren wollten, müssten wir zu diesem Zweck eine Beschreibung entwickeln, in der jeder Einzelschritt des Fahrradfahrens wie in einem Kochrezept erfasst wäre:

Ich stehe rechts vom Fahrrad, ihm zugewandt. Ich umfasse mit den Händen beide Handgriffe. Dann hebe ich den linken Fuß über das Fahrrad, während ich den rechten auf dem Boden halte. Ungeschickt lande ich mit der linken Gesäßhälfte auf dem Sitz, und das Fahrrad neigt sich nach rechts. Ich halte beide Griffe weiter fest, beuge das rechte Knie und stoße mich mit dem rechten Fuß vom Boden ab. Gleichzeitig verlagere ich das Gewicht meines Gesäßes nach links, so dass es fest auf dem Sattel sitzt. Dann übe ich rasch Druck auf das linke Pedal aus und drücke es vorwärts. Währenddessen bewegt sich das rechte Pedal, auf dem sich mein rechter Fuß befindet, aufwärts. Sobald dieses den höchsten Punkt erreicht hat, neige ich es mit meinem rechten Fuß leicht, wobei die Zehen nach oben weisen, und drücke es nach vorn. Dieses abwechselnde Abwärtsdrücken des Pedals setze ich weiter fort. Das Fahrrad bewegt sich vorwärts. Ich halte das Gleichgewicht, indem ich zulasse, dass das Fahrrad eine Schlangenlinie ausführt.

Niemand würde mit Hilfe einer so expliziten Darstellung das Fahrradfahren zu erlernen versuchen. Man würde es auf diese Weise nie erlernen. Eine solche Prozedur explizit zu erinnern ist eine mühsame Angelegenheit. Das implizite Gedächtnis hat auf diesem Gebiet sicher viele Vorteile.

Doch wenn es um das Erinnern traumatischer Ereignisse geht, können implizite Erinnerungen, die nicht mit expliziten Erinnerungen verbunden sind, große Schwierigkeiten bereiten. Offenbar ist es leichter, traumatische Erinnerungen im impliziten Gedächtnis aufzuzeichen, weil die Amygdala nicht der Wirkung jener Stresshormone unterliegt, welche die Hippokampus-Aktivität unterdrücken. Ganz gleich wie stark der Erregungszustand ist, in dem sich ein Mensch befindet, die Funktionsfähigkeit der Amygdala wird dadurch nicht beeinträchtigt. Manchmal sind beunruhigende Emotionen, belastende Körperempfindungen und verwirrende Verhaltensimpulse im impliziten Gedächtnis gespeichert, ohne dass zwischen ihnen und dem Kontext, in dem sie entstanden sind, Kontakt besteht.

Konditionierte Erinnerungen

Ein Teilbereich des impliziten Gedächtnisses besteht aus Verhaltensweisen, die durch *klassische Konditionierung* (KK) oder durch *operante Konditionierung* (OK) erlernt worden ist. Die Theorien über diese beiden Konditionierungsformen sind relativ bekannt, weil sie normalerweise in Psychologie-Einführungskursen behandelt werden, und sie können bei erlernten Traumareaktionen von PTS- und PTBS-Kranken eine Rolle spielen.

Klassische Konditionierung

Die klassische Konditionierung wurde von Ivan Pawlow erforscht. Sie besteht darin, einen bekannten Reiz mit einem neuen, *konditionierten Reiz* oder *Stimulus* (KS) zu verbinden, um ein neues Verhalten hervorzurufen, das *konditionierte Reaktion* (KR) genannt wird. In einem berühmten Experiment brachte Pawlow einem hungrigen Hund bei, physiologisch auf das Ertönen einer Glocke so zu reagieren, als handle es sich um Nahrung. Er ließ wiederholt die Glocke ertönen (KS), und zwar jeweils unmittelbar bevor er dem Hund etwas zu fressen (S) gab. Natürlich begann bei dem Hund beim Anblick und Geruch der Nahrung der Speichel zu fließen – eine normale Reaktion (R). Diese Sequenz wurde viele Male wiederholt, bis der Hund den Klang der Glocke schließlich mit Nahrung assoziierte. Später sparte Pawlow den Stimulus Nahrung aus und ließ nur noch die Glocke ertönen. Trotzdem floss bei dem Hund der Speichel (KR). Es war nicht mehr notwendig, dem Hund etwas zu fressen zu geben, um die entstandene konditionierte Reaktion hervorzurufen (Pawlow 1927/1960). Was zunächst eine normale Reaktion auf den Reiz der Nahrung gewesen war, wurde zu einer konditionierten Reaktion auf den Klang einer Glocke:

Glocke → Assoziation mit Nahrung → Speichelfluss wird zu Glocke → Speichelfluss

Die klassische Konditionierung ist insbesondere für die Diskussion über PTBS von Interesse. Wahrscheinlich liegt sie dem Phänomen der *Traumaauslöser* oder *Trigger* zugrunde. Einfach ausgedrückt: Während eines traumatischen Erlebnisses können viele Hinweisreize *(cues)* mit dem Trauma assoziiert werden, und diese Hinweisreize können später eine ähnliche Reaktion (KR) auslösen. Wenn beispielsweise eine Frau vergewaltigt wird (S), und zwar von einem Mann in einem roten (KS) Hemd, und sie fürchtet sich sehr (R), kann es sein, dass sie später jedesmal Angst bekommt (KR), wenn sie irgendwo die Farbe Rot sieht (KS). Falls im expliziten Gedächtnis genügend Information über die Vergewaltigung gespeichert ist, kann sie möglicherweise die Verbindung dazu herstellen und dadurch ihre Angstreaktion verringern: »Ach ja, die Farbe Rot macht mir angst, weil sie mich an die Situation erinnert, in der ich vergewaltigt worden bin.« Doch selbst wenn sie sich nicht an eine derartige Information erinnert, kann sie auf Rot reagieren, denn ein Merkmal klassisch konditionierter impliziter Erinnerungen sind automatische Reaktionen unter Ausschluss des kognitiven, faktischen Denkens. Im Fall eines Traumas wirkt eine solche Reaktion sehr belastend. Trigger oder Auslöserreize (in diesem Fall die Farbe Rot) verursachen häufig heftige Reaktionen. Die Betroffenen sind sich ihrer Ursache nicht bewusst, solange sie nicht spontan oder mit Hilfe von Psychotherapie eine Verbindung hergestellt haben.

Zudem sind Trigger problematisch, weil es schwierig sein kann, sie zu erkennen. Die klassische Konditionierung kann ganze Ketten konditionierter Stimuli erzeugen, so dass zwischen einem bestimmten Trigger (KS) und dem ursprünglichen Reiz-Reaktions-Szenario mehrere Generationen liegen können. Einem Hund, der gelernt hat, beim Ertönen einer Glocke Speichel fließen zu lassen, kann man auch beibringen, beim Aufblitzen eines Lichts den Speichelfluss zu aktivieren; dazu bräuchte man lediglich eine Verbindung zwischen dem Ertönen der Glocke und dem Aufblitzen des Lichts herzustellen (zweiter KS). Ebenso kann es sich im Beispiel der Vergewaltigung verhalten. Die vergewaltigte Frau kommt zu einem späteren Zeitpunkt an einem Textilgeschäft vorbei, in dessen Schaufenster verschiedene rote Kleidungsstücke (erster KS) ausgestellt sind. Nachdem sie sich ein paar Schritte von dem Geschäft entfernt hat, wird ihr Herzschlag schneller (KR), und ihr wird schwindelig. Sie weiß nicht, was vor sich geht, und ihre Angst eskaliert zu einer Panikattacke. Falls sie keinerlei bewussten Anhaltspunkt dafür hat, was die Panik ausgelöst haben könnte, kann sie auf der Suche nach einer sinnvollen Erklärung (bewusst oder unbewusst) zu der Überzeugung gelangen, irgend etwas auf jener Straße müsse gefährlich sein, und vielleicht vermeidet sie es, diese Straße weiterhin zu benutzen (zweiter KS). Wird dieses Muster fortgesetzt, ohne dass eine Intervention erfolgt, kann die Frau bereits eine Panikattacke bekommen, wenn sie irgendeine Straße benutzt (dritter KS). Sie kann darüber hinaus eine Agoraphobie entwickeln und sich generell nicht mehr in der Lage fühlen, aus dem Haus zu gehen, und dies alles, ohne dass sie weiß warum. Nun ist eine solche Sequenz natürlich nicht die einzig mögliche Erklärung für die Entstehung einer Agoraphobie, jedoch sicherlich eine plausible. Klassisch konditionierte traumatische Trigger, die sich über mehrere Konditionierungsgenerationen aufbauen, können zu immer stärkeren Einschränkungen, Vermeidungsverhalten und schließlich zu einer generellen Schwächung führen. (*Charly generalisierte seine Angst vor der Art von Hund, die ihn angegriffen hatte (KS) auf alle Hunde (zweiter KS) – ganz gleich, wie diese Tiere aussahen [groß/klein] oder wie sie sich verhielten [aggressiv/zutraulich]. Beim Anblick jedes beliebigen Hundes, selbst wenn er sich in der Ferne oder an der Leine seines Besitzers befand, wurde Charlys Herzschlag stark beschleunigt, und ihm brach der kalte Schweiß aus.*)

Erinnern in Abwesenheit einer Erinnerung

Die klassische Konditionierung erklärt, wie Menschen auf die Erinnerung an ein traumatisches Erlebnis reagieren können, ohne dass sie sich an das betreffende Ereignis erinnern. Ein interessanter Fall aus der Frühzeit der Psychologie veranschaulicht dies auf einfache, aber äußerst faszinierende Weise.

Eine Patientin des französischen Arztes Edouard Claparede, der Anfang des zwanzigsten Jahrhunderts lebte und wirkte, war aufgrund einer Gehirnverletzung nicht in der Lage, neue Erinnerungen zu bilden. Jedes Zusammentreffen des Arztes mit dieser Patientin war so, als sähe sie ihn zum ersten Mal. Sie vermochte sich nicht einmal dann an ihn zu erinnern, wenn seit der letzten Begegnung nur ein paar Minuten verstrichen waren. Aus Neugierde beschloss Dr. Claparede, ein Experiment durchzuführen. Als er einmal wieder den

Untersuchungsraum betrat, streckte er seine Hand aus, um die Patientin wie gewohnt zu begrüßen, verbarg aber diesmal in seiner Handfläche eine Heftzwecke. Wie immer ergriff die Patientin seine Hand, zog sie jedoch wegen des unerwarteten Schmerzes sofort zurück. Bei der nächsten Begegnung weigerte sie sich, Claparede mit Handschlag zu begrüßen, konnte aber nicht erklären, warum sie dies nicht wollte (Claparede 1911/1951).

Wenn man mit der Theorie der Gedächtnissysteme vertraut ist, kann man diese scheinbar außergewöhnliche Begebenheit leicht erklären. Claparedes Patientin konnte offenbar durchaus neue Erinnerungen produzieren, nur keine expliziten. Durch eine klassische Konditionierung war ein zuvor neutrales Verhalten (die Begrüßung mit Handschlag) mit einem konditionierten Stimulus (Schmerz) verbunden worden und eine konditionierte Reaktion entstanden. Beim nächsten Zusammentreffen mit dem Arzt weigerte sich die Frau, diesem die Hand zu geben (konditionierte Reaktion). Ihr implizites Gedächtnissystem war offenbar völlig intakt (hier ist kein Wortspiel beabsichtigt). Ihre Hand erinnerte sich daran, dass sie einen schmerzhaften Stich empfunden hatte, und ihr Arm daran, dass er zurückgezuckt war. Das wollte sie nicht noch einmal erleben. Sie erkannte den Arzt und erinnerte sich an ihn, wenn auch nicht auf die Art, die wir normalerweise als Wiedererkennen und Erinnern bezeichnen.

Operante Konditionierung

Die durch das Werk B. F. Skinners bekannt gewordene operante Konditionierung beinhaltet die Formung von Verhalten durch ein System positiver und/oder negativer Verstärkung. Verhaltensmodifikation basiert auf operanter Konditionierung. In einem für Skinner typischen Experiment wird einem Vogel beigebracht, mit seinem Schnabel einen Hebel herunterzudrücken, um Nahrung zu bekommen. Der Vogel wird für jede Ausführung des gewünschten Verhaltens mit ein paar Körnern belohnt, in diesem Fall für das Herabdrücken des Hebels mit dem Schnabel. Was ursprünglich ein zufälliges Vorkommnis war – das erste Herunterdrücken des Hebels –, wird durch die Belohnung mit Nahrung schnell assoziiert und gelernt. Der Vogel ist danach in der Lage, den Hebel absichtlich herunterzudrücken, wann immer er mehr Nahrung will.

zufälliges Verhalten → Belohnung → konditioniertes Verhalten → Belohnung

Mit Hilfe dieser Methode werden Tiere, die in Filmen mitwirken, dazu trainiert, für ihre Art völlig ungewöhnliche Leistungen zu vollbringen. Ein gewünschtes Verhalten, beispielsweise eine Drehung im Uhrzeigersinn, wird zu diesem Zweck in kleine Schritte unterteilt und die Ausführung jedes Schrittes belohnt: zuerst eine Drehung des Fußes, dann eine Drehung des Kopfes, dann eine halbe Drehung des ganzen Körpers usw. (Skinner 1961).

Operante Konditionierung wird zur Beeinflussung von Verhaltensweisen aller Art benutzt, bewusster ebenso wie unbewusster, und in allen Lebensbereichen. Verhaltensweisen, die erwünscht sind und deshalb belohnt werden (positive Reaktion), werden dadurch häufiger ausgeführt. Verhaltensweisen, die unerwünscht sind und deshalb bestraft werden (negative Reaktion), treten seltener auf oder verschwinden völlig. Die operante Konditionierung wird oft eingesetzt, um das Verhalten von Kindern, Freunden, Kollegen und Ehepartnern – also praktisch von jedermann – zu beeinflussen. Sobald ein Verhalten geformt ist, verschwindet der Prozess, durch den das Verhalten verändert wurde, aus dem Bewusstsein (falls er überhaupt jemals bewusst war), und das neue Verhalten wird zu einer impliziten Erinnerung. Viele Verhaltensweisen und Gewohnheiten entstehen durch operante Konditionierung – beispielsweise dass ein Mensch lernt, »bitte« und »danke« zu sagen. Lob, Freude und Kontakt verstärken ein Verhalten, Missfallen, Schmerz und Rückzug schwächen es.

Traumatische Erlebnisse können Verhalten durch operante Konditionierung formen. In diesem Fall sind Anpassungsreaktionen auf Stress möglich. Beispielsweise kann es sein, dass die Schwierigkeiten eines Menschen, in der Öffentlichkeit zu sprechen, entstanden sind, weil der Betreffende in seiner Kindheit durch selbstsicheres Sprechen die heftige Entgegnung eines Erwachsenen hervorgerufen hat. Wenn der natürliche Impuls, sich selbstsicher auszudrücken, mit Bestrafung assoziiert wird, wird er gelöscht. Muss der Betreffende dann später bei irgendeinem Anlass in der Öffentlichkeit sprechen – und sei es auch nur in einer geschäftlichen Besprechung –, erleidet er möglicherweise einen Angst- oder Panikanfall, und es können Symptome wie Herzrasen, kalter Schweiß, Atembeschwerden usw. auftreten.

Wird ein traumatisches Ereignis wiederholt, so wie es bei körperlichen Misshandlungen, häuslicher Gewalt, Inzest oder Folter häufig der Fall ist, können dadurch geistige und emotionale Bewältigungsstrategien sowie entsprechende Verhaltensweisen habituiert werden, wodurch die Nutzung anderer Möglichkeiten selbst in weniger belastenden Situationen ausgeschlossen wird. Menschen, die als Kinder oder Jugendliche sexuell missbraucht oder geschlagen wurden, werden später oft wiederum Opfer sexuellen Missbrauchs oder körperlicher Gewalt, weil ihre natürlichen Impulse, sich zu schützen und zu protestieren (körperlich und sprachlich), gelöscht worden sind. Die Erwartung, dass andere ihnen Schmerzen zufügen oder dass ihre eigenen Fähigkeiten nicht ausreichen, um dies zu verhindern, kann selbst dann bestehenbleiben, wenn Beweise dafür vorliegen, dass dies nicht mehr zutrifft. Verhaltensweisen und Überzeugungen, die während traumatischer Ereignisse konditioniert worden sind, scheinen beständiger zu sein als solche, deren Konditionierung unter geringeren Stresseinwirkungen entstanden ist. Schon das einmalige Scheitern oder die einmalige Bestrafung einer Überlebensstrategie während eines traumatischen Erlebnisses kann das betreffende Verhalten aus dem Repertoire eines Menschen löschen.

Anlass zur Hoffnung gibt, dass operante Konditionierung auch umgekehrt wirken kann. Erweisen sich Strategien zur Bekämpfung einer traumatischen Bedrohung als erfolgreich, wird der Zugang zu ihnen leichter und ihre erneute Benutzung wahrscheinlicher. Dies wird auch *Stressimpfung* (*stress inoculation*) genannt.

Zustandsabhängiges Erinnern

Zustandsabhängiges Erinnern ist ein weiteres wichtiges mit traumatischen Erinnerungen zusammenhängendes Phänomen. Wiederholt ein augenblicklicher innerer Zustand den während eines früheren Ereignisses erzeugten, können spontan Details, Stimmungen, Informationen und andere mit dem früheren Ereignis assoziierte Zustände erinnert oder aktiviert werden. Diese Theorie wurde häufig auf das Lernen angewandt, wobei vorausgesagt wurde, dass Informationen, die in durch Drogen oder Alkohol induzierten spezifischen Zuständen erlernt wurden, unter den gleichen Bedingungen – also unter dem Einfluss der gleichen Substanz – leichter wiedererinnert werden können (Eich 1980; Reus, Weingartner & Post 1979). Ein im wahrsten Sinne des Wortes köstliches Beispiel hierfür stammt von einer Gruppe von College-Studenten, die versuchten, dieses Phänomen zum Bestehen von Prüfungen zu nutzen. Ihre Strategie bestand darin, während der Aneignung von schwierigem Lernstoff Schokolade zu essen und die Erinnerung an das Gelernte während der Prüfung durch Essen von Schokolade zu reaktivieren. Allerdings ist nicht erwiesen, ob die nach Aussage der Studenten erfolgreiche Strategie durch die Erhöhung des Blutzuckerspiegels, durch das im Kakao enthaltene Stimulans oder durch die mit der Schokolade verbundenen psychologischen Assoziationen erklärt werden muss. Natürlich könnte es sich auch schlicht um eine fadenscheinige Rechtfertigung schokosüchtiger College-Studenten handeln.

Zustandsabhängiges Erinnern kann auch unerwünscht stattfinden. Nicht selten gelangt die Erinnerung an ein Trauma durch einen an die ursprüngliche Traumareaktion erinnernden inneren Zustand (Beschleunigung der Herz- oder Atemfrequenz, bestimmte emotionale Verfassung usw.) wieder ins Bewusstsein. Dieser Prozess kann durch eine Vielzahl klassisch konditionierter äußerer Trigger in Gang gesetzt werden: durch eine Farbe, einen Anblick, einen Geschmack, eine Berührung, einen Geruch. Ebenso kann dies durch intensive körperliche Aktivität wie beim Sport, durch Freude oder durch sexuelle Erregung geschehen. Alles, was an die Traumareaktion erinnert, kann als Auslöser fungieren.

Des weiteren können zustandsabhängige Erinnerungen durch bestimmte Körperhaltungen reaktiviert werden. Zwar hat das bisher in der wissenschaftlichen Literatur niemand beschrieben, doch ist es eine logische Ergänzung der Theorie des zustandsabhängigen Erinnerns und ein Bereich, den zu untersuchen sich lohnen würde. Das Feedback propriozeptiver Nerven der Haltungsmuskulatur könnte auf die Erinnerung genauso wirken wie die propriozeptiven Nerven des inneren Empfindens, das bei einer zustandsabhängigen Erinnerung unter Drogen- oder Alkoholeinfluss mitspielt. (Im nächsten Kapitel wird die Eigenwahrnehmung ausführlicher erörtert.) Wenn man einen Klienten auffordert, die Körperhaltung, in der er sich vor und während eines traumatischen Erlebnisses befand, wieder einzunehmen, erinnert der Betreffende sich dadurch oft wichtiger Details. Allerdings sollte diese Technik mit großer Vorsicht angewandt werden, weil sie mehr Erinnerungen reaktivieren kann, als der Klient in seiner momentanen Situation verkraftet (siehe Kapitel 5). Die an eine bestimmte Haltung gebundene Erinnerung kann auch unabsichtlich aktiviert werden, beispielsweise wenn ein körperlich misshandeltes Kind beim Spielen entweder zufällig oder unabsichtlich über das Knie eines anderen Kindes gestoßen wird und dann erstarrt oder zu schreien anfängt. (*Charlys traumatische Erinnerung wurde durch den Druck auf sein rechtes Bein und durch die Entdeckung von Ruff im äußersten rechten Augenwinkel ausgelöst – die Wiederholung von zwei Einzelheiten der Situation, in der er von dem Hund angegriffen worden war. Diese Reaktion wurde durch zustandsabhängige taktile und visuelle Erinnerungen ausgelöst.*)

Erinnerung und PTBS

PTBS scheint eine Störung zu sein, bei der die Erinnerung nicht richtig funktioniert. Menschen, die unter PTBS leiden, sind nicht in der Lage, ihre Symptome im Kontext ihrer Erlebnisse zu verstehen. Außerdem werden sie von zustandsabhängigen Triggern und/oder anderen auf klassischer Konditionierung basierenden mit ihrem Trauma verbundenen Assoziationen geplagt.

Ein Verständnis des somatischen Aspekts der Erinnerung könnte über die spezielle Beschaffenheit der Erinnerung bei PTS und PTBS Aufschluss geben. Mit diesem Thema werden wir uns im nächsten Kapitel beschäftigen.

3

DER KORPER ERINNERT SICH

DIE SOMATISCHE ERINNERUNG VERSTEHEN

Rhyme and Reason
There was an old woman who lived in a shoe,
She had so many children, she didn't know what to do.
But try as she would she could never detect
which was the cause and which the effect.

Piet Hein

Dieses Kapitel beschäftigt sich mit zwei Fragen: Was ist unter somatischer Erinnerung zu verstehen? Wie kann das Verständnis dieses Phänomens sich positiv auf die Behandlung der posttraumatischen Belastungsstörung und anderer durch Traumata verursachter Probleme auswirken? Das implizite Gedächtnissystem liefert der somatischen Erinnerung die wichtigsten Informationen. PTBS-Kranke leiden darunter, dass sie von Bildern, Empfindungen und Verhaltensimpulsen (implizites Gedächtnis) überflutet werden, die nicht mit einem bestimmten Kontext, mit bestimmten Konzepten und einem bestimmten Verständnis (explizites Gedächtnis) verbunden sind. Es ist zu hoffen, dass das umfassendere Verstehen der somatischen Erinnerung und der impliziten Prozesse zur Aufhellung der Verbindung zwischen implizitem und explizitem Gedächtnissystem beitragen wird (womit sich Kapitel 8 eingehender beschäftigt).

Die somatische Erinnerung basiert auf dem Nervensystem, einem Kommunikationsnetzwerk, das den gesamten Körper umfasst. Mit seiner Hilfe und insbesondere mit Hilfe der Synapsen wird Information zwischen dem Gehirn und allen Körperbereichen ausgetauscht. Eine Beschreibung seiner Organisation wird uns helfen, das Phänomen der somatischen Erinnerung zu verstehen.

Drei Teilbereiche des Nervensystems sind im Hinblick auf Traumata besonders relevant: das sensorische System, das autonome und das somatische

Abbildung 3.1: Organisation des zentralen Nervensystems

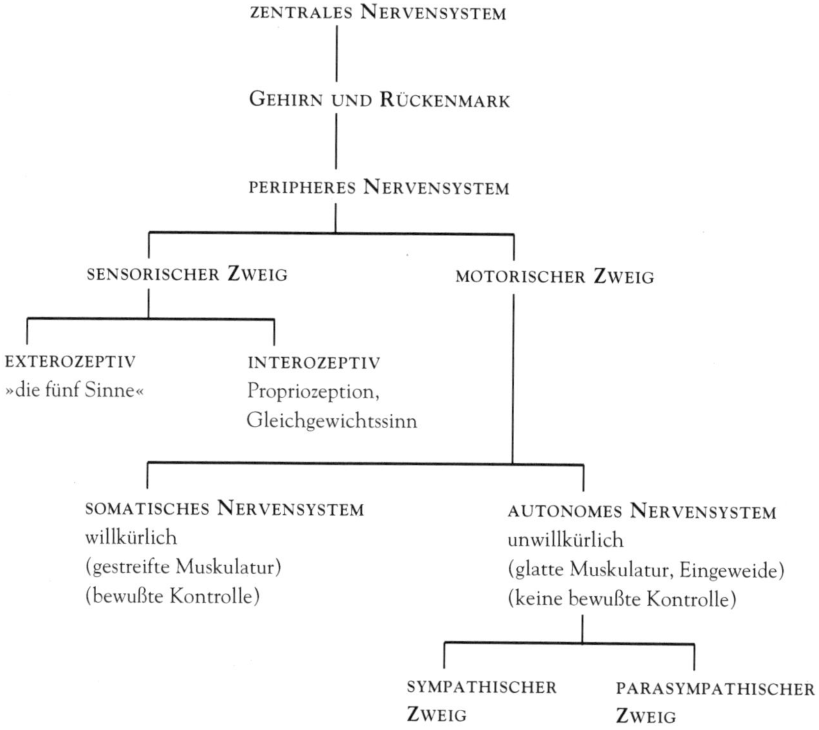

ZENTRALES NERVENSYSTEM

GEHIRN UND RÜCKENMARK

PERIPHERES NERVENSYSTEM

SENSORISCHER ZWEIG   MOTORISCHER ZWEIG

EXTEROZEPTIV   INTEROZEPTIV
»die fünf Sinne«   Propriozeption,
                       Gleichgewichtssinn

SOMATISCHES NERVENSYSTEM   AUTONOMES NERVENSYSTEM
willkürlich   unwillkürlich
(gestreifte Muskulatur)   (glatte Muskulatur, Eingeweide)
(bewußte Kontrolle)   (keine bewußte Kontrolle)

SYMPATHISCHER   PARASYMPATHISCHER
ZWEIG   ZWEIG

Dieses Diagramm ist zahlreichen ähnlichen nachempfunden.

Nervensystem. Mit jedem von diesen werden wir uns separat beschäftigen, und im Abschnitt mit dem Titel »Emotionen und der Körper« werden wir anschließend noch einmal auf alle drei Bestandteile zusammen eingehen. Abbildung 3.1 veranschaulicht, wie das zentrale Nervensystem unseres Körpers organisiert ist.

Die sensorischen Wurzeln der Erinnerung

Das sensorische Nervensystem steht in enger Beziehung zum Gedächtnis. Das Nervensystem übermittelt sensorische Information, die es sowohl in der Körperperipherie als auch im Körperinneren mit Hilfe von Synapsen, über den Thalamus im Gehirn und den somatosensorischen Bereich der Großhirnrinde gesammelt hat. Dies ist der erste Schritt zur Entstehung von Erinnerung, der Verarbeitung und Kodierung von Information. Ein Teil dieser Information wird für die spätere Nutzung gespeichert und im Bedarfsfall reaktiviert. Der größte Teil hingegen wird schnell wieder vergessen.

Am Anfang allen Erlebens, und deshalb auch jeder Erinnerung, steht sensorische Information. Wir erleben die Welt mit Hilfe unserer Sinne. Sie informieren das Gehirn ständig über die innere wie äußere Umgebung. Aufgrund der Sinne nimmt die Realität Form an.

Nehmen Sie sich eine Minute Zeit, und werden Sie sich der Masse an sensorischer Information bewusst, die in diesem Augenblick zu Ihrem Körper gelangt und von ihm ausgeht. Achten Sie zunächst auf Ihre äußere Umgebung. Sie stehen, sitzen oder liegen auf irgendeiner Art von Oberfläche. Können Sie, ohne nachzuschauen, feststellen, ob diese Oberfläche weich oder hart, kalt oder warm ist? Welche Geräusche oder Klänge hören Ihre Ohren? Ist es so hell, dass sie die Wörter auf dieser Seite leicht erkennen können? Spüren Sie, wie Ihre Hände dieses Buch halten? Achten Sie darauf, wie sich der Umschlag und die einzelnen Seiten in Ihren Händen anfühlen. Ist der Umschlag glatt, oder weist er eine Struktur auf? Zu Ihrer äußeren Umgebung zählt auch, wie sich Ihre Kleidung auf Ihrer Haut anfühlt. Fühlt sich Ihr Hemd glatt oder rauh an? Sitzt die Hose bequem, oder ist sie zu eng? Ist die Lufttemperatur Ihnen bei der Kleidung, die Sie tragen, angenehm?

Wie steht es mit Ihrer inneren Umgebung? Können Sie, ohne in einen Spiegel zu schauen, die Position Ihrer Schultern, Ihres Rückens, Ihres Halses und Ihres Kopfs abschätzen? Wo und in welche Richtung ist Ihr Körper gekrümmt oder verdreht? Sitzen Sie aufrecht? Sind Sie entspannt oder angespannt?

Achten Sie auch darauf, dass Sie von Zeit zu Zeit die Körperhaltung verändern, selbst wenn es nur ganz wenig ist. Welche Empfindungen bringen Sie dazu, Ihre Körperhaltung zu verändern, um sich weiter wohl zu fühlen? Droht Ihr Fuß einzuschlafen, oder fängt Ihr Hals an zu schmerzen? Vielleicht bemerken Sie auch einen Geschmack in Ihrem Mund – ist dieser süß, sauer, salzig, rauchig oder bitter? Sind Sie sich irgendwelcher Gerüche bewusst? Schon bald werden Sie sich wahrscheinlich anderen inneren Körperempfindungen zuwenden, die Ihnen signalisieren, ob Sie hungrig, durstig, müde, ruhelos, steif sind oder Ihre Blase voll ist usw.

Diese und noch wesentlich mehr Information wird ständig zu Ihrem Gehirn übermittelt, ganz gleich, ob Ihnen dies bewusst ist oder nicht. Jedes dieser Signale, ob aus der Peripherie oder aus dem Inneren Ihres Körpers, ist eine Empfindung.

Die Organisation des sensorischen Nervensystems

Das sensorische System besteht aus einem *exterozeptiven* und einem *interozeptiven* Teil. *Exterozeptoren* sind Nerven, die Information aus der Umgebung *außerhalb* des Körpers empfangen und übermitteln, und zwar mit Hilfe der Augen, der Ohren, der Zunge, der Nase und der Haut. *Interozeptoren* sind Nerven, die Information aus dem *Inneren* des Körpers empfangen und übermitteln – aus den Eingeweiden, den Muskeln und dem Bindegewebe.

Das exterozeptive System

Mit dem exterozeptiven System sind Sie wahrscheinlich am vertrautesten. Es umfasst die Sinnesnerven, die auf Reize der Umgebung reagieren. Dies geschieht mit Hilfe der fünf Sinne: des Sehens, des Hörens, des Schmeckens, des Riechens und der Berührung. Alle Exterozeptoren reagieren auf große und kleine Veränderungen. Bei den meisten Menschen ist der eine oder andere Sinn stärker entwickelt, oder es besteht eine erhöhte Sensibilität für bestimmte Arten von Stimuli. Ist einer dieser Sinne geschädigt (beispielsweise der Sehsinn oder das Gehör), wird dieses Manko von den Betroffenen kompensiert, indem sie die Wahrnehmung der übrigen Sinne zu größerer Schärfe entwickeln. Menschen, deren Sehfähigkeit beeinträchtigt ist, haben oft ein besonders gut geschultes Gehör.

Welcher Ihrer fünf Sinne ist am empfindlichsten? Worauf konzentriert sich Ihre Aufmerksamkeit? Werden Sie besonders aufmerksam, wenn Sie ein merkwürdiges Geräusch hören, wenn Sie etwas Bestimmtes riechen oder plötzlich etwas in Ihrem Blickfeld auftaucht? Spüren Sie Nuancen des Kontakts sehr deutlich auf Ihrer Haut? Wahrscheinlich bevorzugen Sie einen Ihrer Sinne, möglicherweise aber auch mehrere. Welcher dieser Sinne ist in Ihren Erinnerungen am aktivsten? Erinnern Sie sich eher daran, wie ein Essen schmeckt, wie es riecht oder wie es aussieht? Sind Sie stärker visuell, auditiv oder taktil orientiert? Wenn Sie allein sind und an Ihre(n) Geliebte(n) denken, vergegenwärtigen Sie sich dann das Gesicht, die Stimme oder die Berührung des/der Betreffenden?

Das interozeptive System

Das interozeptive System umfasst die Sinnesnerven, die auf Reize Ihres Körperinneren reagieren. Es gibt zwei Hautarten von Interozeption: die *Propriozeption* und den *Gleichgewichtssinn*. Die Propriozeption umfasst das *kinästhetische Empfinden* (auch Muskelsinn genannt), mit dessen Hilfe wir alle Teile unseres Körpers im Raum lokalisieren können, und das *innere Empfinden*, das uns Aufschluss über Körperphänomene wie Herzfrequenz, Atmung, Körpertemperatur, Muskelspannung und unangenehme Organempfindungen gibt. Der Gleichgewichtssinn ermöglicht es uns, das Gleichgewicht zu bewahren und eine angenehme Beziehung zur Schwerkraft aufrechtzuerhalten.

Das kinästhetische Empfinden

Das kinästhetische Empfinden ermöglicht uns, bei geschlossenen Augen mit der Fingerkuppe die Nasenspitze zu berühren. Diese kleine Geschicklichkeitsaufgabe, die viele als Test für Nüchternheit kennen, ist eine ungeheure Leistung. Wer daran zweifelt, sollte sich einmal neben einen Freund setzen und versuchen, mit geschlossenen Augen die Nase des Freundes zu berühren. Um dies zu schaffen, brauchen wir Informationen von Muskeln und vom Bindegewebe, die uns

Aufschluss über Höhe und Winkel von Arm, Hand und Finger geben. Außerdem benötigen wir ein inneres sensorisches Schema, das die räumliche Position unserer verschiedenen Körperteile verrät, denn nur dann haben wir Anhaltspunkte dafür, wo sich unsere Nase befindet. Beim Versuch, die Nase eines anderen Menschen zu berühren, hat man die Information über die Position der eigenen Hand, nicht jedoch über die Position der fremden Nase. Das kinästhetische Empfinden ermöglicht auch das Gehen, denn es informiert uns darüber, wo sich die Beine und Füße in einem bestimmten Augenblick befinden. Mit seiner Hilfe können wir lernen, die unterschiedlichsten motorischen Aufgaben und Verhaltensweisen auszuführen.

Welche Bedeutung das kinästhetische Empfinden für uns hat, wird am deutlichsten, wenn wir uns vor Augen führen, was sein Verlust bedeutet. *APA Monitor* (Azar 1998) berichtet von der faszinierenden Geschichte eines Mannes, der durch eine Virusinfektion den kinästhetischen Teil seiner Propriozeption und seinen Tastsinn verlor. Zwar waren seine motorischen Funktionen weiterhin intakt, doch wenn er nicht hinschaute, hatte er keine Vorstellung von der Position seines Körpers; er konnte deshalb nicht einmal stehen. Schließlich gelang es ihm, diesen Verlust teilweise zu kompensieren. Durch jahrelanges Üben lernte er, relativ normal zu gehen, ein Glas zum Mund zu führen und dergleichen mehr. Die Informationen, die er vorher über sein kinästhetisches Empfinden erhalten hatte, bezog er nun ausschließlich von seinem Sehsinn. Sobald er stand und das Licht ausging, so dass er keinen visuellen Anhaltspunkt mehr hatte, fiel er zu Boden und konnte erst wieder aufstehen, wenn das Licht eingeschaltet wurde. Ohne die Information seines Sehsinns wusste er nicht, wie er die Handfläche auf den Boden legen und den Ellbogen über die Hand erheben musste, um sich vom Boden abzustoßen. Er vermochte auch nicht zu sagen, wohin er seine Füße setzen oder wie er sein Gewicht verlagern musste, um die Balance zu halten. Er hatte keinen Zugang mehr zu den impliziten Erinnerungen an einfache automatische Bewegungen und Verfahrensweisen. Solche Fälle kommen äußerst selten vor, aber an ihnen wird uns klar, wie wichtig unsere Sinne für das Alltagsleben sind.

Das kinästhetische Empfinden ist für das implizite, prozedurale Gedächtnis von zentraler Bedeutung. Es hilft Menschen, eine bestimmte Aktivität zu erlernen und sich später daran zu erinnern, wie man sie ausführt. Das kinästhetische Empfinden verfolgt, wohin wir unsere Hände, Finger und Füße setzen und wie wir unseren Rumpf halten müssen, um beispielsweise die bereits erlernte Fähigkeit des Gehens, Fahrradfahrens, Skifahrens, Schreibens mit der Hand bzw. Schreibmaschine oder des Tanzens erneut auszuführen. Das kinästhetische Empfinden, das aktiv ist, während wir wach sind, erfüllt seine Funktion automatisch. Obwohl es meist unbewusst ist, können wir uns seiner bewusst werden.

Schließen Sie die Augen, und versuchen Sie, so genau wie möglich Ihre momentane Körperhaltung zu beschreiben, beispielsweise den Winkel, in dem sich Ihr rechter Arm befindet. Ist Ihre Handfläche nach oben oder nach unten gerichtet? Hat sich Ihr linker Fuß nach außen oder nach innen gedreht? In welche Richtung ist Ihr Kopf geneigt? Sie können auch einen Freund auffordern, Ihren Körper in eine andere Position zu bringen, und dann versuchen, genau anzugeben, wo und in welcher Haltung sich jeder einzelne Körperteil befindet. Wenn Sie sich das nächste Mal zum Schreiben oder Essen hinsetzen – um etwas zu tun, das normalerweise durch einen im impliziten Gedächtnis gespeicherten automatischen Prozess ausgeführt wird –, sollten Sie versuchen, es einmal anders als gewohnt zu machen. Halten Sie den Stift oder die Gabel z. B. in der anderen Hand. Können Sie nun immer noch einfach schreiben oder essen, ohne darüber nachzudenken, was Sie gerade tun? Wahrscheinlich nicht. Wenn ein solches Verhalten nicht im impliziten Gedächtnis gespeichert ist, kann die betreffende Handlung nur durch bewusste Bemühung ausgeführt werden.

Das innere Empfinden

Das innere Empfinden registriert die Situation im Inneren des Körpers: Herzfrequenz, Atemgeschwindigkeit, Schmerzempfinden, Körpertemperatur, mit den inneren Organen verbundene Empfindungen und die Muskelspannung. »Kribbeln im Bauch« oder Magenschmerzen sind bekannte innere Empfindungen. »Bauchgefühle« ist eine zusammenfassende Bezeichnung für diese Art von Empfindungen. Das innere Empfinden hilft uns, unsere Emotionen zu identifizieren und zu bezeichnen. Alle grundlegenden Gefühle wie Angst, Wut, Scham, Traurigkeit, Interesse, Frustration oder Freude sind mit Körperempfindungen verbunden, die durch bestimmte Muster im Gehirn ausgelöst werden. Die biologischen Grundlagen der Emotionen in Körper und Gehirn werden Affekt genannt.

> *Können Sie spüren, wie schnell Ihr Herz schlägt, ohne den Puls zu tasten? Spüren Sie, wo Sie atmen und wie tief? Wo in Ihrem Körper fühlen Sie sich im Moment angespannt oder entspannt? Versuchen Sie noch einmal, mit der ungewohnten Hand zu essen oder zu schreiben. Achten Sie dabei auf Reaktionen im Inneren Ihres Körpers und auf Veränderungen der Muskelspannung. Spüren Sie irgendwo Unbehagen? Verändert sich die Spannung in Ihrem Arm oder in Ihren Schultern? Welche inneren Empfindungen machen Sie auf die Veränderung eines gewohnten Zustandes aufmerksam? Wechseln Sie erneut die Hand, schreiben oder essen Sie wieder so, wie Sie es normalerweise tun, und stellen Sie fest, ob Ihre verstärkte innere Wachsamkeit wieder abklingt. Erinnern Sie sich daran, wie Ihnen das letzte Mal etwas peinlich war. Sind Sie in jener Situation im Gesicht rot geworden? Was passiert, wenn Sie wütend sind? Verspannen sich dann Ihre Schultern?*

Das innere Empfinden ist die Grundlage für Antonio Damasios Theorie der somatischen Marker. Damasio vertritt die Auffassung, dass das Erleben von Gefühlen in Körperempfindungen besteht, die durch verschiedene Reize hervorgerufen werden. Diese Empfindungen und die mit ihnen verbundenen Gefühle werden kodiert und als implizite Erinnerungen gespeichert. Letztere sind mit den Reizen oder Stimuli assoziiert, durch die sie ursprünglich hervorgerufen wurden (klassische Konditionierung). Die Erinnerung an Gefühle und Empfindungen kann später durch ähnliche Reize reaktiviert werden, obwohl sich die Betroffenen nicht immer an deren Ursprung erinnern (Damasio 1994). Wenn beispielsweise jemand etwas isst und krank wird und die gleiche Speise erneut sieht oder riecht oder von jemandem angeboten bekommt, wird ihm möglicherweise schlecht. Nach einiger Zeit lässt diese ausgeprägte Reaktion wahrscheinlich nach, doch eine automatische Abneigung gegen die

Speise kann weiterhin bestehenbleiben, ohne dass dem Betreffenden klar ist, warum er sie hat. »Oh, nein, danke. So etwas esse ich nie. Ich mag es einfach nicht!« Mit Damasios Theorie der somatischen Marker werden wir uns im letzten Teil dieses Kapitels noch eingehender beschäftigen.

Der Gleichgewichtssinn

Der Gleichgewichtssinn lässt uns erkennen, ob wir uns in Relation zur Schwerkraft in einer aufrechten Position befinden. Sein Zentrum liegt im Innenohr, und bei einer Störung kann dies Schwindel, Benommenheit, Bewegungskrankheit oder den Verlust des Gleichgewichts zur Folge haben. Menschen, bei denen dieser Sinn besonders stark entwickelt ist, spüren alle Nuancen von Bewegungen. Beispielsweise sind sie sich während eines Flugs jeder leichten Drehung und Neigung des Flugzeugs bewusst, die andere Passagiere nur bemerken, wenn sie aus dem Fenster schauen.

In vielen Vergnügungsparks gibt es Attraktionen, die darauf beruhen, dass die kooperative Beziehung zwischen dem Sehsinn und dem Gleichgewichtssinn überlistet wird. *The Haunted Shack* (»Das Geisterhaus«) auf der *Knotts Berry Farm* in Südkalifornien ist ein Beispiel hierfür. Wenn man durch dieses feststehende Haus geht, kann man unmöglich das Gleichgewicht halten. Um nicht hinzufallen, muss man sich an Geländern festhalten. Das Personal behauptet, dies sei so, weil das Haus an einer Stelle errichtet worden sei, wo die Schwerkraft der Erde anders beschaffen sei als normalerweise. Allerdings haben diejenigen, die dort arbeiten, keinerlei Schwierigkeiten, sich in dem Haus normal zu bewegen – obwohl sie den Eindruck erwecken, schräg zu stehen. Das Geheimnis solcher Attraktionen ist, dass ein scheinbar normales Gebäude leicht schräg aufgebaut wird. Boden, Dach und Wände befinden sich in einem Winkel von 20 oder 30 Grad zur Waagerechten bzw. Senkrechten. Tische, Stühle, Bilder und ähnliches werden im gleichen Winkel angebracht und in dieser Position festgehalten. Normalerweise stellen Menschen, wenn sie die Augen offen haben, mit Hilfe visueller Anhaltspunkte fest, in welche Richtung die Schwerkraft wirkt. Im Fall der schräg stehenden Häuser verursacht diese Vorgehensweise jedoch Verwirrung. Man versucht, sich aufgrund von dem, was man sieht, geradezuhalten. Schließen wir die Augen, sagt der

Gleichgewichtssinn uns, wo oben ist. Das Personal des Geisterhauses orientiert sich an der Information, die der Gleichgewichtssinn übermittelt; deshalb stehen sie scheinbar schräg. Natürlich bringt niemand die Besucher auf die Idee, dies selbst zu probieren, denn damit wäre das Geheimnis verraten.

Somatische Erinnerung und Sinne

Jeder der Sinne ist für die Auseinandersetzung mit der somatischen Grundlage der Erinnerung im allgemeinen und traumatischer Erinnerungen im besonderen von Bedeutung. Die ersten Eindrücke vermitteln uns gewöhnlich unsere Sinne – sowohl die interozeptiven als auch die exterozeptiven. Diese Eindrücke werden nicht als Wörter kodiert, sondern als somatische Empfindungen: Gerüche, Anblicke, Geräusche, Berührungen, Geschmäcke, Bewegungen, Körperhaltungen, Verhaltenssequenzen und Organempfindungen.

Die im impliziten Gedächtnis gespeicherte Erinnerung an ein bestimmtes Ereignis kann manchmal durch ähnliche sensorische Informationen reaktiviert werden (zustandsabhängiges Erinnern). Dafür lassen sich viele Beispiele aus dem normalen Alltagsleben anführen. Fast jeder Mensch hat schon einmal ein zustandsabhängiges Erinnern erlebt, das durch bestimmte Sinneswahrnehmungen aktiviert wurde, beispielsweise durch das plötzliche Hören einer Melodie, durch einen bestimmten Geschmack oder einen Geruch: »Mein Gott, daran habe ich ja seit Jahren nicht mehr gedacht!« Zum Teil beinhalten solche Erinnerungen etwas Positives, manchmal etwas Negatives, doch wir erleben sie ständig.

Sensorische Erinnerung und Trauma

Die sensorische Erinnerung ist von entscheidender Bedeutung, wenn wir verstehen wollen, wie Erinnerungen an traumatische Erlebnisse abgespeichert werden – wie, um es mit Bessel van der Kolks (1994) Worten auszudrücken, »der Körper buchführt« (»The Body Keeps the Score«). Erinnerungen an traumatische Erlebnisse können prinzipiell genauso kodiert werden wie andere Erinnerungen, sowohl explizit als auch implizit. Doch gewöhnlich fehlt Menschen, die unter PTS oder PTBS leiden, die explizite Information, die sie brauchen, um die belastenden somatischen Symptome – Körperempfindungen –, von denen viele implizite Traumaerinnerungen sind, zu verstehen. Dabei können unterschiedliche Informationen fehlen: eine oder mehrere Tatsachen, die der/die Betreffende vergessen hat; ein Schlüssel, das »Aha!«, das die bekannten Fakten zu einem sinnvollen Ganzen verbindet. Die Traumatherapie versucht, solchen Menschen zu helfen, ihre Körperempfindungen zu verstehen. Zunächst müssen sie diese physisch spüren und identifizieren. Anschließend müssen sie sie mit sprachlichen Mitteln benennen, beschreiben und darüber berichten, welchen Sinn die Empfindungen für sie in der Gegenwart haben. Unter diesen Voraussetzungen kann die Beziehung zwischen den Empfindungen und in der Vergangenheit erlebten Traumata hergestellt werden.

Eines der größten durch PTBS verursachten Probleme sind die *Flashbacks*. Dabei handelt es sich um sehr belastende Wiederholungen impliziter sensorischer Erinnerungen an traumatische Ereignisse, die zuweilen mit einer expliziten Erinnerung verbunden sind. Diese Flashbacks werden von so starken Empfindungen begleitet, dass die Betroffenen die gegenwärtige Realität nicht von der Vergangenheit unterscheiden können. Sie haben das Gefühl, die Situation fände in der Gegenwart statt. (In Kapitel 6 wird beschrieben, wie Klienten geholfen werden kann, mit Hilfe sensorischen Gewahrseins die Realität des gegenwärtigen Augenblicks von Erinnerungen an eine frühere Realität zu unterscheiden. In Kapitel 8 wird ein Protokoll vorgestellt, das den Abbruch eines Flashbacks ermöglicht.)

Ein Flashback kann durch exterozeptive oder durch interozeptive Systeme bzw. auch durch beide ausgelöst werden. Etwas, das die Betroffenen gesehen, gehört, geschmeckt oder gerochen haben, aktiviert die Erinnerung und löst den Flashback aus. Ebenso kann dies eine Empfindung aus dem Körperinneren bewirken. Sensorische Botschaften von Muskeln und Bindegewebe, die die Erinnerung an eine bestimmte Haltung, Aktivität oder Absicht beinhalten, können als Trigger fungieren. Frauen, die vergewaltigt wurden, sind in der Lage, mit ihren Männern sexuell zu verkehren, sofern dies nicht in der Position geschieht, die sie an die Vergewaltigung erinnert. Selbst ein innerer Zustand, der während eines traumatischen Erlebnisses bestand, beispielsweise eine Beschleunigung der Herzfrequenz, kann einen Flashback auslösen. Deshalb haben manche PTBS-Kranke große Schwierigkeiten mit sportlichem Körpertraining.

Die damit einhergehende erhöhte Herzfrequenz und beschleunigte Atmung können sie an den Schrecken ihres Traumas erinnern, bei dem die gleichen Begleiterscheinungen aufgetreten sind. Einige haben sogar Probleme beim Konsum von Kaffee, Tee, Cola oder schwarzer Schokolade. All dies sind Beispiele für Trigger, die durch zustandsabhängiges Erinnern aktiviert werden. Die Fortsetzung der Geschichte über Charly und den Hund (siehe Seite 21) veranschaulicht dies.

CHARLY UND DER HUND, TEIL II

Charly lenkte mit äußerst zurückhaltender Stimme meine Aufmerksamkeit auf sich. Ich wandte mich ihm zu und sah, dass er niedergeschlagen zu meiner Rechten auf einem Kissen am Boden saß. Sein Körper war völlig steif; die Arme hingen am Körper herab, und die Beine lagen leblos ausgestreckt vor ihm. Er konnte offenbar kaum sprechen. Ruff hatte ihren Kopf auf Charlys Knie gelegt und lag ruhig neben ihm. Schließlich presste er mit großer Mühe heraus: »Mir geht es im Moment ziemlich schlecht. Ich habe schreckliche Angst vor Hunden.« Ich fragte ihn, ob er Ruff wegschicken oder sich von ihr entfernen könne, merkte aber selbst, dass dies ausgeschlossen war. Offensichtlich war Charly so starr, als sei er gefroren (tonische Immobilität). Zusammen mit einem anderen Anwesenden brachte ich Ruff schließlich dazu, sich von Charly zu entfernen. Auch danach blieb Charly wie erstarrt an seinem Platz. Nach einer therapeutischen Intervention, die in Kapitel 8 beschrieben wird, sagte er in einem Gespräch über das soeben Geschehene, er sei überzeugt, dass Ruffs Maul genau an der Stelle seines Oberschenkels gelegen habe, wo er zuvor von dem anderen Hund gebissen worden war. Ruff habe nicht auf seinem Knie gelegen. Als andere Anwesende ihm sagten, Ruff habe ihren Kopf eindeutig auf sein Knie gelegt, konnte er dies kaum glauben. Charlys Reaktion war durch exterozeptive Reize des Tast- und Sehsinns ausgelöst worden. Ruffs Kontakt mit Charlys rechtem Bein hatte ihn in Verbindung mit seiner Wahrnehmung aus dem rechten Augenwinkel so stark an den vorangegangenen traumatischen

Angriff eines Hundes erinnert, dass sein Traumazustand reaktiviert worden war. Sein Körper konnte sich augenblicklich an den Angriff erinnern.

Dies ist ein Beispiel für zustandsabhängiges Erinnern aufgrund spezifischer, mit einem bestimmten Zustand verbundener Bedingungen. Eigenartigerweise war Charly schon oft in jenem Seminarzentrum zu Gast gewesen und auch viele Male mit Ruff zusammengetroffen, ohne dass etwas ähnliches passierte. Allerdings ging er der Hündin gewöhnlich aus dem Weg. Bei früheren Anlässen war eine ähnliche Reaktivierung nicht eingetreten, weil die erforderliche Kombination von Auslöserreizen nie entstanden war.

Das autonome Nervensystem – Hyperarousal und die Reflexe des Kämpfens, Fliehens und Erstarrens

Man könnte das limbische System als »Überlebenszentrale« bezeichnen. Bei extremem Stress, wie er beispielsweise durch Traumata oder Bedrohungen entsteht, aktiviert es die HPA-Achse und schüttet auf diese Weise Hormone aus, die dem Körper signalisieren, dass er sich auf eine Verteidigungsreaktion vorbereiten muss. Der Hypothalamus aktiviert den sympathischen Zweig (SNS) des autonomen Nervensystems (ANS) und versetzt ihn in einen Zustand erhöhter Erregung, die dem Körper Kampf oder Flucht ermöglicht. Durch die Ausschüttung von Epinephrin und Norepinephrin werden Atmung und Herzfrequenz beschleunigt, die Haut wird bleich, weil das Blut aus der Körperoberfläche in die Muskeln fließt, um den Körper auf schnelle Bewegungen vorzubereiten. Wenn weder Kampf *noch* Flucht möglich erscheint, versetzt das limbische System gleichzeitig den parasympathischen Zweig (PNS) des ANS in einen erhöhten Erregungszustand, wodurch jene tonische Immobilität eintritt, die manchmal auch Erstarren genannt wird (Gallup & Maser 1977) – so wie eine Maus erstarrt, wenn sie von einer Katze gefangen wird, und wie auch Frösche oder Vögel vollständig erstarren können. Es wurde bereits darauf hingewiesen, dass bisher noch nicht bekannt ist, welcher Vorgang in der HPA-Achse den Körper erstarren statt kämpfen oder fliehen lässt.

Im Fall einer PTBS reicht die Kortisolausschüttung nicht aus, um die Alarmreaktion zu unterbrechen. Das Gehirn reagiert weiterhin, als stünde es unter starkem Stress oder als würde es ein Trauma oder eine Bedrohung erleben. Diese Reaktion könnte durch eine anhaltende Bedrohungsempfindung des Geistes oder durch eine unzureichende Kortisolmenge hervorgerufen werden. Das Resultat ist in beiden Fällen das gleiche: Obwohl das tatsächliche traumatische Ereignis möglicherweise schon seit längerem beendet ist, fordert das limbische System vom Hypothalamus weiterhin, das ANS zu aktivieren und den Körper auf Kampf, Flucht oder Erstarren vorzubereiten. Bei PTBS-Kranken befindet sich der Körper in einem Zustand chronischer ANS-Aktivierung, der Hyperarousal genannt wird. Dieser führt zu körperlichen Symptomen, welche die Grundlage von Angst-, Panik-, Schwäche- und Erschöpfungsgefühlen sowie Muskelsteifheit, Konzentrationsschwierigkeiten und Schlafstörungen bilden.

Es handelt sich hier um einen Teufelskreis, dessen ursprünglicher Zweck war, das Überleben zu sichern, der die Betroffenen jedoch nach dem Ende der realen Bedrohung weiterhin peinigt. Während eines traumatischen Ereignisses bereitet das Gehirn den Körper auf eine Bedrohung vor. Bei PTBS wiederholt das Gehirn seine Warnung ständig und regt das ANS permanent an, sich auf die Abwehrreaktionen des Kämpfens, Fliehens oder Erstarrens vorzubereiten. Reaktionen wie Erhöhung der Herzfrequenz, Erbleichen der Haut, Ausbruch von kaltem Schweiß usw., die für die Abwehr einer Gefahr wichtig sind, wirken auf die Dauer äußerst belastend und behindernd. Im Fall von Pawlows Hund wurde ein ursprünglich neutraler Reiz, die Glocke, mit einer normalen physiologischen Reaktion auf Nahrung, Speichelbildung, assoziiert, so dass die Glocke den Speichelfluss fortan auch ohne Nahrungsangebot auslöste. Bei PTBS geschieht das gleiche. Objekte, Geräusche, Bewegungen usw., die andernfalls bedeutungslose, neutrale Reize wären, werden durch klassische Konditionierung mit dem traumatischen Ereignis assoziiert und verursachen deshalb traumatisches Hyperarousal. Diese Reize werden zu äußeren Triggern, die innerlich als Gefahr wahrgenommen werden. Verwirrung kann entstehen,

Tabelle 3.1: Autonomes Nervensystem (glatte, unwillkürliche Muskulatur)

SYMPATHISCHER ZWEIG	PARASYMPATHISCHER ZWEIG
Wird aktiviert bei positiven und negativen Streßzuständen, etwa beim sexuellen Höhepunkt, bei Wut, Verzweiflung, Schrecken, Angst/Panik und Traumata.	Zu den Aktivierungszuständen zählen Ruhe und Entspannung, sexuelle Erregung, Glück, Ärger, Trauer, Traurigkeit.

Erkennbare Anzeichen

beschleunigte Atmung	Verlangsamung und Vertiefung der Atmung
erhöhte Herzfrequenz (Puls)	niedrigere Herzfrequenz (Puls)
erhöhter Blutdruck	Absinken des Blutdrucks
Pupillen weiten sich	Pupillen verengen sich
bleiche Hautfarbe	Rötung der Haut
verstärktes Schwitzen	Haut wirkt bei Berührung trocken (und
Haut ist kalt (manchmal klamm)	gewöhnlich warm)
verringerte Verdauungsaktivität (und Peristaltik)	gesteigerte Verdauungsaktivität (und Peristaltik)

Während eines traumatischen Ereignisses ODER bei einem (visuellen, auditiven und/oder sensorischen) Flashback:

Vorbereitung auf schnelle Bewegung, führt möglicherweise zur Auslösung des Kampf- oder Fluchtreflexes.	Kann auch gleichzeitig mit dem sympathischen Nervensystem aktiviert werden, wobei es dessen Aktivierung überdeckt. Dies führt zu tonischer Immobilität: Erstarrungsreflex (so wie eine Maus, die von einer Katze gefangen worden ist, in eine Art Todesstarre verfällt). Gekennzeichnet durch gleichzeitiges Auftreten von Anzeichen für starke sympathische und parasympathische Aktivierung.

wenn die äußere, als sicher eingestufte Situation nicht mit dem inneren Empfinden einer Bedrohung übereinstimmt. Die Symptome können dann chronisch werden, oder es kann zu einem akuten Ausbruch kommen. Diesen Teufelskreis aufzulösen ist ein wichtiger Schritt bei der Behandlung von PTBS.

Unter normalen Umständen stehen die Aktivitäten des PNS- und des SNS-Zweiges des ANS in einem ausgewogenen Verhältnis (siehe Tabelle 3.1). Das SNS wird hauptsächlich im Fall von positivem oder negativem Stress aktiviert. Das PNS hingegen tritt in Zuständen der Ruhe und Entspannung, der Freude, der sexuellen Erregung und dergleichen in stärkerem Maße in Aktion. Zwar spielen beide Zweige ständig eine Rolle, doch gewöhnlich ist einer stärker als der andere – so wie die Arme einer Waage in entgegengesetzte Richtungen ausschlagen: Ist die eine Seite oben, befindet sich die andere unten. Unter normalen Umständen befinden sich die beiden Zweige des ANS ständig in einem komplementären Gleichgewicht (Bloch 1985). Das folgende Szenario veranschaulicht die Interaktion von SNS und PNS:

Sie schlafen friedlich; das PNS ist aktiviert, das SNS unterdrückt. Dann wachen Sie auf und stellen fest, dass Sie den Wecker falsch gestellt haben und eigentlich schon seit einer Stunde am Arbeitsplatz sein müssten. Die Aktivität Ihres SNS steigt sprunghaft, Ihr Herz schlägt schneller, und Sie sind augenblicklich hellwach. Sie bewegen sich schnell – duschen, kleiden sich an, springen ins Auto, treten aufs Gaspedal und rasen los. An der ersten Straßenecke sehen Sie auf einem Kirchturm eine Uhr, und Ihnen wird klar, dass an diesem Wochenende die Winterzeit begonnen hat und die Uhren um eine Stunde zurückgestellt worden sind. Sie haben sich also gar nicht verspätet! Die Aktivität Ihres SNS nimmt sofort ab, und die des PNS steigt an. Ihr Herz beruhigt sich, Ihre Atmung wird leichter, und Sie setzen Ihre Reise in einem entspannteren Zustand fort. Im Büro angekommen, stellen Sie fest, dass Sie mit zwei Kunden zur gleichen Zeit einen Termin vereinbart haben und dass beide wütend sind. Sofort steigt die Aktivität des SNS wieder an, und die des PNS wird unterdrückt …

So geht es an einem normalen Tag. SNS und PNS wechseln in ihrer Aktivität ständig ab und versuchen, den verschiedenen Arten von Stress, denen wir im Alltagsleben begegnen, gerecht zu werden. Doch bei der extremsten Form, traumatischem Stress, geschieht etwas völlig anderes. Zunächst gibt das limbische System dem SNS den Befehl, den Körper auf Kampf oder Flucht vorzubereiten. Ist das nicht möglich, weil der Betreffende nicht über genügend Zeit, Kraft und/oder Durchhaltevermögen für Kampf oder Flucht verfügt, veranlasst das limbische System im Körper die Erstarrungsreaktion.

Das wohl bekannteste Beispiel für dieses Erstarren ist die Maus, die von einer Katze gefangen wird. Dieses Bild hilft vielen PTBS-Kranken, die beim Erleben einer tödlichen Bedrohung erstarrt sind. Sie verstehen das Dilemma der Maus und ihre physiologische Reaktion. Eine Maus flieht instinktiv, wenn ihr limbisches System ihr signalisiert, dass dies gelingen kann. Bei allen Tieren, die sich mit einer Bedrohung konfrontiert sehen, wird das SNS drastisch aktiviert, damit sie in der Lage sind, den Erfordernissen des Kampfes oder (in diesem Fall) der Flucht gerecht zu werden. Bleibt der Maus jedoch kein Ausweg mehr oder die Katze schnappt sie beim Fluchtversuch, verfällt sie in einen leblosen, todesähnlichen Zustand. Sie verliert ihren Muskeltonus und wirkt wie eine leblose Stoffpuppe. Nach Gordon Gallup (1977) und Peter Levine (1992, 1997) liegt dieser hypotonischen Reaktion wahrscheinlich *tonische Immobilität*, ein ungewöhnliches Ungleichgewicht im ANS, zugrunde. Unter so extremen Umständen bleibt das SNS aktiviert, und gleichzeitig wird auch das PNS so stark aktiviert, dass die SNS-Aktivität dadurch maskiert (überdeckt) wird, mit der Folge, dass die Maus »wie tot« wirkt. Aus evolutionärer Perspektive betrachtet erfüllt diese Reaktion mehrere Zwecke. Unter anderem handelt es sich um eine Spekulation darauf, dass die Katze das Interesse an ihrer Beute verliert (Katzenartige fressen kein totes Fleisch, sofern sie nicht hungern), wodurch sich die Möglichkeit der Flucht wieder ergeben würde. Eine weitere wichtige Funktion der tonischen Immobilität ist, Körper und Geist schmerzunempfindlich zu machen. Falls die Katze die Maus frisst, werden Todesangst und Schmerz des Beutetiers in diesem Zustand stark verringert (Gallup & Maser 1977; Levine 1992; 1997).

Etwas ähnliches scheint zu geschehen, wenn Menschen in Todesgefahr sind. Menschen, die aus großen Höhen herabgefallen oder von Tieren angefallen worden sind und dies überlebt haben, berichten, dass sie in dieser Situation in einen anderen Bewusstseinzustand versetzt worden seien, in dem sie weder Angst noch Schmerz empfunden hätten. Auch bei Vergewaltigungen kommt dies vor. Vergewaltigungsopfer sind gewöhnlich irgendwann nicht mehr in der Lage, Widerstand zu leisten. Ihr Körper erschlafft, und viele von ihnen berichten später, sie hätten sich während der Vergewaltigung in einem anderen Bewusstseinszustand befunden. Häufig leiden die Betroffenen deswegen unter starken Scham- und Schuldgefühlen. Deshalb ist es skandalös, dass immer noch Vergewaltigungsfälle vor Gericht abgewiesen werden, weil die Opfer sich nicht gewehrt haben. Erstarren und die Unfähigkeit zu kämpfen sind verbreitete Reaktionen auf körperliche Gewalt wie Vergewaltigung und Folter (Suarez & Gallup 1979). Wie Menschen reflexartig oder instinktiv auf lebensbedrohliche Situationen reagieren, hängt von vielen Faktoren ab, unter anderem von ihren Instinkten und ihren körperlichen und psychischen Ressourcen. Bruce Perry *et al.* (1995) haben die Auffassung vertreten, dass Männer auf Bedrohungen häufiger mit Kampf oder Flucht reagieren, wohingegen Frauen und Kinder in solchen Situationen häufiger erstarren. Diese Ansicht erscheint mir insofern plausibel, als Männer gewöhnlich über mehr körperliche Ressourcen verfügen als Frauen und Kinder. Aufgrund ihrer Konstitution sind sie stärker, schneller und agiler. Abgesehen davon könnte dieser Sachverhalt auch mit erlernten Verhaltensweisen zusammenhängen, denn Männer und Frauen werden bezüglich ihrer Reaktion auf Bedrohungen auch unterschiedlich konditioniert. Auch dieser Themenbereich müsste dringend gründlicher erforscht werden. (*Charly fiel in Ohnmacht, als er angegriffen wurde. Ob Ohnmacht eine Form tonischer Immobilität ist, ist noch nicht geklärt, aber wahrscheinlich handelt es sich dabei um die Folge einer Überaktivierung des ANS.*)

Wenn wir die Funktion des ANS verstehen, kommen wir einer Erklärung der Stressanfälligkeit von PTBS-Kranken erheblich näher. Typisch für PTBS ist unter anderem eine chronisch übermäßige Aktivierung des ANS. Das System befindet sich ständig in einem Zustand starker Belastung. Bei einem Menschen mit normal ausgeglichenem ANS steigt und sinkt die Erregung der beiden ANS-Zweige stetig. Taucht ein neuer Stressfaktor auf, wechselt das SNS vom neutralen oder leicht erregten Zustand zu stärkerer Erregung. Nachdem der Stress bewältigt ist, kehrt es wieder in die Ausgangsverfassung zurück. Ist der Erregungszustand des SNS konstant hoch, schießt er beim Auftauchen eines neuen Stressfaktors noch stärker empor, und die Betroffenen bekommen dann leicht das Gefühl, mit der Situation nicht mehr fertig zu werden. Diese

Schwierigkeit ist vielen, die unter PTBS leiden und sich fragen, weshalb sie nicht wie alle anderen (und wie auch sie selbst in früheren Zeiten) mit den Belastungen des Alltagslebens fertig werden, wohlbekannt.

DAS SOMATISCHE NERVENSYSTEM: MUSKELN, BEWEGUNG UND KINÄSTHETISCHE ERINNERUNG

Das somatische Nervensystem (SomNS) steuert die willkürlichen Bewegungen, die durch Kontraktion der Skelettmuskulatur ausgeführt werden. Wir müssen die Funktion des SomNS verstehen, um die Mechanismen begreifen zu können, mit deren Hilfe traumatische Ereignisse implizit durch Kodierung der Haltung und Bewegung im betreffenden Augenblick erinnert werden können.

Grundsätzlich kann ein Muskel nichts anderes tun, als sich zusammenzuziehen. Das ist alles. Wenn er von dem Nerv, der mit ihm verbunden ist, Impulse empfängt, kontrahiert er. Impulse, die Eingeweidemuskeln zur Kontraktion veranlassen sollen, gehen hauptsächlich von den Nerven des autonomen Nervensystems (ANS) aus. Impulse, die die Skelettmuskulatur zur Kontraktion veranlassen sollen, werden von den Nerven des SomNS übermittelt. Solange ein Muskel Nervenimpulse empfängt, zieht er sich zusammen. Beim Emporheben eines schweren Gegenstandes beispielsweise werden mehrere Muskeln zur Kontraktion veranlasst, und sie bleiben so lange in diesem Zustand, bis das Objekt losgelassen wird. Muskelanspannung ist ein aktiver Prozess, der im chronischen Kontrahieren von Muskeln besteht. Entspannung, die gewöhnlich als aktiver Prozess verstanden wird (»Heh, entspann dich doch einfach!«), ist in Wirklichkeit ein passiver Zustand. Dieser beinhaltet, dass keine neuralen Impulse ausgesandt werden – also Nichtkontraktion.

Um irgendeinen Teil des Körpers auf irgendeine Weise und in irgendeine Richtung zu bewegen, muss mindestens ein Skelettmuskel kontrahiert werden.

Schauen Sie auf Ihre linke Handfläche. Versuchen Sie, Ihren linken kleinen Finger von den übrigen Fingern jener Hand zu entfernen, ohne den Rest der Hand oder einen der anderen Finger zu bewegen.

Diese kleine Bewegung wird durch einen neuralen Impuls initiiert, der durch die Worte des vorigen Satzes ausgelöst wird. Das Gehirn übermittelt den Impuls über den Ellbogennerv und verursacht eine Kontraktion des *Musculus abductor digiti minimi* der linken Hand, die den kleinen Finger dazu veranlasst, sich von den übrigen Fingern wegzubewegen. Wenn der Finger sich nicht absichtlich zur Seite bewegt bzw. in dieser Position gehalten wird, nähert er sich wieder den übrigen Fingern. Diese geringfügige Bewegung wird durch die Nichtkontraktion (Entspannung) des *Musculus abductor digiti minimi* verursacht.

Die meisten Körperbewegungen sind komplexer und werden durch zahlreiche gleichzeitige und/oder aufeinanderfolgende Muskelkontraktionen und Nichtkontraktionen verursacht.

Versuchen Sie nun einmal, Ihren Zeigefinger in Zeitlupe zur Nase zu führen.

Diese einfache Bewegung besteht aus mehreren Muskelkontraktionen – von denen einige nacheinander und andere gleichzeitig ausgeführt werden – sowie aus Nichtkontraktionen. Bestimmte Muskeln werden zur Kontraktion angeregt, so dass der Finger gestreckt, die Hand geschlossen und gedreht, der Ellbogen gebeugt und der Arm gehoben wird. Gleichzeitig müssen andere Muskeln nichtkontrahiert (entspannt) bleiben, damit der Arm gebeugt und der Ellbogen vom Körper wegbewegt werden kann. Alle diese Elemente sind erforderlich, um eine einzige einfache Bewegung, das Berühren der Nase mit dem Zeigefinger, auszuführen. Das SomNS steuert die Bewegung und das kinästhetische Empfinden und sorgt dafür, dass das gewünschte Resultat genau erreicht wird.

Mit Hilfe des SomNS werden Verhaltensweisen, Bewegungen und körperliche Vorgänge ausgeführt. Wahrgenommen werden dieselben mit Hilfe der interozeptiven, propriozeptiven Nerven. Zur Koordinierung und Aufzeichnung einer Bewegung als implizite Erinnerung sind beide Arten von Nerven erforderlich. Die somatischen Nerven initiieren die Bewegung, die interozeptiven vermitteln uns ein Gefühl von der Bewegung. Das interozeptive System hilft uns, die Bewegung korrekt auszuführen, insbesondere wenn wir nicht beobachten, was wir tun.

Um eine neue Prozedur, Bewegung oder Verhaltensweise im Gedächtnis aufzeichnen zu können, benötigen die propriozeptiven Nerven von den Muskeln, Sehnen und Bindegeweben der Skelettmuskulatur (Bänder und Faszien) Informationen über Position, Haltung und Aktivität der afferenten (zum Gehirn verlaufenden) Sinnesnerven. Um eine bereits vor längerer Zeit im Gedächtnis gespeicherte Prozedur, Bewegung oder Verhaltensweise zu reaktivieren, müssen die gleichen Schemata aktiviert und dann über die efferenten (vom Gehirn wegführenden) Nerven durch das SomNS und das propriozeptive System in die benötigten Muskeln und Bindegewebe übermittelt werden. Das SomNS veranlasst die Kontraktion der zur Ausführung der Bewegung erforderlichen Muskeln. Die propriozeptiven Nerven liefern Feedback darüber, ob die Bewegung korrekt ausgeführt worden ist.

Beim Erlernen einer neuen Verhaltenssequenz können die mit dieser (positiven oder negativen) Lernerfahrung assoziierten Bilder gleichzeitig auch gespeichert werden. Bei einer späteren Wiederholung dieser Sequenz werden manchmal die mit ihr assoziierten Bilder reaktiviert.

Haben Sie schon einmal einem Kind beigebracht, sich selbst die Schnürsenkel zu binden? Ich habe das im letzten Jahr getan, und ich erinnere mich noch gut daran, dass es ziemlich aufregend war. Da ich mir die Schnürsenkel seit vielen Jahren binde, habe ich diese Tätigkeit mittlerweile völlig automatisiert. Deshalb benötigte ich mehrere Minuten, um mir zu vergegenwärtigen, wie man dies macht, und noch einige Zeit länger, um meiner kleinen Freundin den Vorgang zu erklären. Ich versuchte, so einfach wie möglich zu beschreiben, was meine Finger seit langem automatisch zu tun gewöhnt waren. Nachdem ich ein Gefühl für die Prozedur entwickelt hatte, musste ich die Beschreibung noch stärker verlangsamen und sie in so kleine Einzelschritte unterteilen, dass das Kind ihnen zu folgen vermochte. Ohne auch nur einen Moment darüber nachdenken zu müssen, »wussten« meine beiden Hände seit Jahren, welches Ende des Schnürsenkels sie jeweils nehmen und wie sie es über das andere legen mussten. Es fiel mir ziemlich schwer, mir wirklich genau vorzustellen, was ich tat, und dies auch noch jemandem zu erklären. Manchmal wusste ich nicht mehr weiter, und zu allem Überfluss kamen mir auch noch Erinnerungsblitze von der Situation, in der mein Vater mir auf die gleiche Weise beigebracht hatte, die Schnürsenkel zu binden. Waren jene Bilder durch die Situation, durch das Thema, durch die Wiederholung bestimmter Bewegungen oder durch eine Kombination all dieser Elemente ausgelöst worden? Schließlich gelang es mir, die Prozedur auf verständliche Weise in Zeitlupe zu erklären und vorzuführen. Meine kleine Freundin schaute sich die Vorstellung mit großem Interesse an und versuchte, jede meiner Bewegungen nachzuahmen. Für sie war dies alles neu, und sie musste viele Male beginnen, bevor sie ihr Ziel ein einziges Mal erreichte, und noch etliche weitere Male, bis es ihr auf Anhieb sicher gelang. Sie musste sich dazu intensiv auf die Aktivitäten ihrer Finger bei jedem einzelnen Schritt konzentrieren. In der folgenden Woche konnte sie es auf Kommando. Nach dieser Erfahrung frage ich mich, ob sie sich an einige der Bilder meiner Vermittlungsbemühungen erinnern wird, wenn sie selbst erwachsen ist und versucht, einem Kind auf die gleiche Weise das Schnürsenkelbinden beizubringen. Wird es ihr beim Wiederholen der gleichen Bewegungen wieder in den Sinn kommen?

Trauma, Abwehr und das somatische Nervensystem

Das autonome Nervensystem treibt während Kampf-, Flucht- und Erstarrungsreaktionen unter anderem das Blut aus den inneren Organen und aus der Haut in die Muskeln. Das somatische Nervensystem veranlasst die Muskulatur, diese Reaktionen auszuführen; würde es keine schnellen und starken Muskelbewegungen initiieren, gäbe es weder eine Kampf- noch eine Fluchtreaktion. Die Erstarrungsreaktion (tonische Immobilität) wäre ohne Mitwirkung des somatischen Nervensystems ebenfalls nicht möglich.

Abwehrverhalten kann entweder instinktiv sein oder durch Anleitung oder Konditionierung erlernt werden. Selbst normale instinktive Abwehrreflexe müssen Menschen manchmal erlernen. Frühgeborene verfügen beispielsweise nicht immer über den Fallreflex. Vielen von ihnen kann man beibringen, Hände und Arme auszustrecken, um ihr Fallen abzubremsen. Unter solchen Umständen müssen die spezifischen Nervenimpulse trainiert werden, automatisch auf den Hinweisreiz des Fallens zu reagieren.

Andere Schulungen dienen dazu, Menschen durch Stärkung ihres Selbst-
vertrauens auf den Umgang mit belastenden oder traumatischen Situationen
vorzubereiten. Beispielsweise haben viele Frauen und Männer, die einen Überfall oder eine Vergewaltigung miterlebt hatten, von einem Selbstverteidigungs-
training profitiert, das ihre normalen Kampfreaktionen reaktiviert und ihnen
außerdem noch Selbstschutztechniken vermittelt. Beim Selbstverteidigungs-
training werden bestimmte Abwehrbewegungen immer wieder geübt und synaptische Muster aufgebaut, die im Fall einer Bedrohung automatisch ausgeführt
werden können.

Die Sicherheit in Schulen und am Arbeitsplatz hängt ebenfalls von der
Entwicklung automatischer Reaktionen und Verhaltensweisen ab. Katastro-
phenübungen für Feuer, Erdbeben und andere lebensgefährdende Ereignisse
bestehen im Einüben konkreter Verhaltensweisen (wohin man gehen und was
man tun sollte) und manchmal spezifischer Bewegungen (unter einen Tisch
kriechen), um auf diese Weise das Ausbrechen von Panik zu verhindern.

Auch dabei spielt operante Konditionierung eine Rolle. Kampf-, Flucht-
und Erstarrungsreaktionen sind nicht nur instinktive Verhaltensweisen. Sie
lassen sich im positiven wie im negativen Sinne beeinflussen, je nachdem,
wie erfolgreich oder erfolglos sie sich in der praktischen Anwendung erwiesen
haben. War ein Abwehrverhalten erfolgreich, wird es als effektiv registriert,
und damit steigt die Wahrscheinlichkeit, dass es in einer zukünftigen Bedro-
hungssituation genutzt werden wird. Entsprechend nimmt beim Versagen der
Abwehr die Wahrscheinlichkeit, dass sie in Zukunft erneut benutzt werden
wird, ab. Wird beispielsweise ein Junge von einer Gruppe von Rüpeln angegriffen und setzt sich erfolgreich zur Wehr, steigt die Wahrscheinlichkeit,
dass er sich später als Erwachsener Bedrohungssituationen stellen und sich
wehren wird. Wird er hingegen von den Rüpeln überwältigt und verfällt sogar
in tonische Immobilität, so erhöht dies die Wahrscheinlichkeit, dass er als
Erwachsener in ähnlichen Situationen erstarren wird. Ein Verhalten muss
nicht mehrfach wiederholt werden, damit es kodiert und gespeichert werden
kann. Mit traumatischen Ereignissen assoziierte Verhaltensweisen können mit
Hilfe des SomNS augenblicklich gespeichert werden. Manchmal ist dazu nur

ein einziger traumatischer Vorfall erforderlich – entweder war es unmöglich, sich zu verteidigen, oder das gewählte Abwehrverhalten führte nicht zum Erfolg und wurde deshalb aus dem Repertoire schützender Aktivitäten gelöscht. *(Der auf Seite 133 beschriebene Fall Daniels ist ein gutes Beispiel dafür, wie eine Verhaltenswiederholung in einer Therapiesitzung als Ressource genutzt werden kann. Auch der Abschluss von Charlys Therapie, der auf Seite 244 beschrieben wird, veranschaulicht dieses Prinzip.)*

Die Reaktivierung traumatischer Erinnerungen und das somatische Nervensystem

Sie waren gerade in Ihrem Wohnzimmer und wollten dort irgend etwas tun. Sie kommen in die Küche und fragen sich: »Weshalb bin ich eigentlich hierher gekommen?« Sie kratzen sich den Kopf. Sie fluchen. Sie können sich nicht erinnern. Sie zermartern sich das Gehirn. Sie gehen zurück zu dem Punkt, wo Sie die Absicht entwickelten, nehmen die Körperhaltung jenes Augenblickes ein, und – Bingo! »Jetzt weiß ich es wieder!«

Diese Erinnerungsstrategie funktioniert zwar nicht immer, aber doch so oft, dass viele sie anwenden. Wie kann das Einnehmen einer bestimmten Körperhaltung, in der man sich während der Entstehung eines Entschlusses oder eines Gedankens befand, die Reaktivierung von Erinnerungen unterstützen? Das obige Beispiel ist eine nützliche Anwendung der Theorie des zustandsabhängigen Erinnerns. Wie bereits erwähnt wurde, kann man Informationen ins Bewusstsein zurückholen, indem man wieder den Zustand schafft, in dem man sich zur Zeit der Kodierung der betreffenden Information befand. Zwar wird vom zustandsabhängigen Erinnern gewöhnlich in Zusammenhang mit inneren Zuständen gesprochen, doch ist es auch für Körperhaltungen überaus relevant.

Zustandsabhängiges Erinnern wird manchmal durch das SomNS ausgelöst, nämlich dann, wenn Menschen sich unabsichtlich (oder absichtlich) in eine Haltung begeben, die mit einer traumatischen Situation in Zusammenhang steht. Man kann diese Möglichkeit zur Reaktivierung von Erinnerungen und/oder zur Wiederaneignung von Verhaltensressourcen nutzen. Dies lässt sich oft durch die Rekonstruktion der Bewegungen, die ein Mensch bei einem Sturz oder Autounfall gemacht hat, erreichen. Unerwartetes Eintreten von zustandsabhängigem Erinnern jedoch kann Chaos verursachen.

Eine Mittdreißigerin kam zur Therapie, weil sie während des Sexualverkehrs mit ihrem Mann von Panik überfallen worden war. Einer ihrer Arme war zufällig in eine unangenehme Position unter ihrem Rumpf geraten, und dadurch waren Erinnerungen an eine Vergewaltigung reaktiviert worden, von denen sie geglaubt hatte, sie habe sie längst hinter sich gelassen. Der Vergewaltiger hatte den gleichen Arm in der gleichen Position festgehalten.

Oft ist es mit Hilfe der durch das SomNS verursachten Bewegungen möglich, zustandsabhängige Erinnerungen zu aktivieren. Ebenso nützlich kann es sein, die Nuancen der Bewegung zu verfolgen. Der folgende Fall veranschaulicht, wie die Konzentration auf eine scheinbar triviale Bewegung in einer Traumatherapie als Katalysator zu wirken vermag.

Carlas dreijährige Tochter war vor vier Jahren gestorben. Carla hatte sich auf ihr Entsetzen über die Erkrankung ihres Kindes fixiert. Sie konnte weder über seinen Tod sprechen, noch vermochte sie zu verarbeiten, was dieser Verlust für sie bedeutete. In einer Therapiesitzung berichtete Carla über eines der Gespräche, die sie in jener Zeit mit Ärzten geführt hatte. Sie erinnerte sich, dass dieses Gespräch für sie besonders schwer zu ertragen gewesen war, konnte sich aber nicht erinnern warum. Ich sah, dass ihr Kopf beim Sprechen leichte ruckartige Bewegungen nach rechts ausführte. Ich machte sie darauf aufmerksam. Sie selbst hatte dies noch nicht bemerkt, nahm die Bewegungen aber auf meinen Hinweis auch selbst wahr. Ich forderte sie auf, eine Verstärkung der Bewegung zuzulassen. Daraufhin war schließlich eine offensichtliche Wendung des Kopfs nach rechts zu erkennen. Als ihr Kopf so weit wie möglich gedreht war, fing Carla an zu weinen. Nun erinnerte sie sich wieder an das, was vorgefallen war. Sie hatte während jenes Gesprächs dem Arzt gegenübergesessen und rechts von sich die Röntgenaufnahme gesehen, die das unausweichliche Schicksal ihrer Tochter verkündete. Es war ihr nicht möglich gewesen, sich dieses Röntgenbild anzuschauen. Während des Gesprächs mit dem Arzt war Carla zum erstenmal klar geworden, dass ihre Tochter die Krankheit nicht überleben würde. Die Herstellung dieses Zusammenhangs mit Hilfe der zunächst unscheinbaren Bewegung war entscheidend bei dem Bemühen, Carla bei der Überwindung des durch die Diagnose hervorgerufenen Schreckens zu helfen und ermöglichte ihr, sich der Trauer über den erlittenen Verlust hinzugeben.

Das SomNS spielt bei Traumata verschiedene Rollen. Es führt die Abwehrreaktionen gegen das traumatische Ereignis in Form von Kampf, Flucht und Erstarren aus. Dies geschieht mit Hilfe einfacher und komplexer Kombinationen von Muskelkontraktionen, die zur Einnahme spezifischer Körperhaltungen und zur Ausführung bestimmter Bewegungen und Verhaltensweisen erforderlich sind. Zusammen mit der Propriozeption ist das SomNS auch an der Kodierung traumatischer Erlebnisse im Gehirn beteiligt. Somatische Erinnerungen können aktiviert werden, wenn die zum Zeitpunkt der Traumatisierung benutzten Körperhaltungen, Bewegungen und Verhaltensweisen entweder absichtlich oder unabsichtlich wiederholt werden.

DIE BEZIEHUNG ZWISCHEN EMOTIONEN UND KÖRPER

Obwohl Emotionen vom Geist interpretiert und benannt werden, werden sie gänzlich vom Körper erlebt. Jede Emotion wirkt auf den Beobachter anders und manifestiert sich in einem anderen körperlichen Ausdruck. Jede kennzeichnet ein unverwechselbares Muster von Kontraktionen der Skelettmuskulatur, die sich sowohl im Gesichtsausdruck als auch in der Körperhaltung (somatisches Nervensystem) niederschlägt. Außerdem fühlt sich jede Emotion innerhalb des Körpers anders an. Verschiedene Muster der Kontraktion unterschiedlicher innerer Muskeln lassen sich als Körperempfindungen (das innere

Empfinden) unterscheiden. Diese Empfindungen werden von den propriozeptiven Nerven an das Gehirn übermittelt. Der Ausdruck einer Emotion in unserer Mimik und unserer Haltung ermöglicht es den Menschen in unserer Umgebung, sie zu erkennen. Die Empfindungen, die eine Emotion im Inneren unseres Körpers hervorruft, machen uns selbst auf sie aufmerksam. Jede Emotion ist ein Resultat des Zusammenspiels zwischen Sinnesnerven des autonomen und somatischen Nervensystems, das in der Großhirnrinde interpretiert wird.

Die englische Sprache ist ein wenig unbeholfen, wenn es darum geht, das bewusste Erleben von Emotionen von Körperempfindungen zu unterscheiden. Das Wort »Gefühl« (*feeling*) steht gewöhnlich für zwei Dinge: Ich fühle mich traurig, und ich *fühle* (bzw. spüre oder empfinde) einen Kloß im Hals. Vielleicht ist es doch kein Zufall, dass »fühlen« für beide Erlebensarten steht, sondern eine semantische Anerkennung dessen, dass Emotionen aus Körperempfindungen bestehen. Um Verwirrung zu vermeiden, könnte man zwischen Empfindungen (*feelings*), Emotionen oder Gefühlen (*emotions*) und Affekten (*affects*) unterscheiden. Donald Nathanson (1992), der sich mit diesem Dilemma beschäftigt hat, unterscheidet zwischen dem Affekt als dem biologischen Aspekt der Emotion und dem Empfinden (*feeling*) als ihrer bewussten Erfahrung. Die Erinnerung ist seiner Auffassung nach notwendig, um eine Emotion zu erzeugen, wohingegen Affekte und Empfindungen auch ohne die Erinnerung an ein früheres Erlebnis existieren können.

Dass Emotionen in irgendeiner Verbindung zum Körper stehen, sollte uns nicht überraschen. In vielen Sprachen existieren Ausdrücke, in denen die Verbindung zwischen Emotionen und dem Körper, zwischen Psyche und Soma zum Ausdruck kommen. Hierzu ein paar Beispiele.

Wut – Er läuft dunkelrot an
Traurigkeit – Sie zerfließt in Tränen
Ekel – Mir wird übel
Glück – Ich könnte vor Freude zerplatzen!
Angst – Ich habe ein Kribbeln im Bauch
Scham – Ich kann dir nicht in die Augen schauen

Es gibt auch bestimmte, weitverbreitete Arten, Emotionen körperlich zu empfinden – zu spüren, wie sich eine Emotion im Körper anfühlt:

Wut – Muskelspannungen, insbesondere in den Kiefern und Schultern
Traurigkeit – feuchte Augen, ein »Kloß« im Hals
Ekel – Gefühl der Übelkeit
Glück – tiefes Atmen, Seufzen
Angst – starkes und schnelles Pochen des Herzens, Zittern
Scham – Hitzeempfindungen, insbesondere im Gesicht

Und es werden bestimmte körperliche Verhaltensweisen mit einzelnen Emotionen verbunden:

Wut – Brüllen, Kämpfen
Traurigkeit – Weinen
Ekel – Abwendung
Glück – Lachen
Angst – Flucht, Zittern
Scham – sich verstecken

Natürlich sind mit bestimmten Emotionen auch bestimmte Arten des Gesichtsausdrucks und der Körperhaltung verbunden, die Beobachter leicht erkennen können (allerdings sind einige davon subtiler Art):

Wut – angespannter Unterkiefer, geröteter Hals
Traurigkeit – Tränen, gerötete Augen
Ekel – gerümpfte Nase und hochgezogene Oberlippe
Glück – geweitete Augen mit hochgezogenen Brauen, Zittern, Erbleichen
Scham – Erröten, Abwenden des Blicks

Menschen bringen Emotionen vom ersten Augenblick ihres Lebens außerhalb des Mutterschoßes zum Ausdruck. Man könnte das typische Geschrei des Neugeborenen, das zum ersten Mal atmet, als ersten Ausdruck einer Emotion verstehen. Zunächst kann das Baby nur zwischen unangenehmen und angenehmen Situationen unterscheiden, wobei es auf erstere mit Schreien reagiert und sich bei letzteren beruhigt. In den ersten Wochen seines Lebens zeigt es nur sehr wenige klar erkennbare Emotionen. Doch wird das Repertoire emotionalen Ausdrucks bald größer, und das Kind lernt, innerhalb des angenehmen und unangenehmen Bereichs Nuancen zu unterscheiden.

Es gibt mehrere theoretische Modelle der Emotionen. Was man als individuellen Affekt bezeichnen sollte, ist nicht unumstritten, doch beziehen die meisten Definitionen in irgendeiner Form »Wut«, »Traurigkeit«, »Ekel«, »Glück« und »Scham« ein. Natürlich benennen Menschen ihre Emotionen unterschiedlich, je nachdem, wie die jeweilige Emotion in ihrer Ursprungsfamilie und in ihrer Kultur bezeichnet wird. Wir werden uns in diesem Kapitel jedoch nicht speziell damit beschäftigen, wie Emotionen benannt werden. Entscheidend für die Auseinandersetzung mit der Beziehung zwischen Trauma und Körper ist die Frage, wie eine Emotion empfunden und zum Ausdruck gebracht wird.

Eine kurze Geschichte der Beziehung zwischen Emotion und Körper

Charles Darwins kulturübergreifende Umfrage

Charles Darwin hat als erster Wissenschaftler die Universalität der Emotion und die somatischen Eigenarten emotionalen Ausdrucks beim Menschen systematisch untersucht. 1867 führte er mit einer internationalen Gruppe von Missionaren und anderen Menschen, die in unterschiedlichen Kulturen auf der ganzen Welt lebten, eine Umfrage durch. Zu den von ihm Befragten zählten australische Ureinwohner, Inder, Afrikaner, Indianer, Chinesen, Malayen und Ceylonesen. Mit seinen Fragen wollte er herausfinden, ob die verschiedenen Emotionen mit ihrem beobachtbaren Ausdruck in unterschiedlichen Kulturen übereinstimmten. Er stellte fest, dass nicht nur alle Arten von Emotionen in nicht miteinander in Kontakt stehenden und oft isolierten Kulturen weitgehend übereinstimmten, sondern dass auch deren somatischer Ausdruck erstaunlich ähnlich war (Darwin 1872/1965). Nach der Beschäftigung mit Darwins Buch

Der Ausdruck der Gemütsbewegungen können wir kaum mehr zweifeln, dass die Emotionen überall auf der Welt in einer engen Verbindung zum Körper stehen.

Tomkins' Affekttheorie

Silvan Tomkins' Affekttheorie entstand, als seine Frau ihr erstes Kind bekam. Während er dieses wichtige Ereignis miterlebte, weckte der emotionale Ausbruch des Kindes sein Interesse, und er staunte über die Ähnlichkeit des Ausdrucks beim ersten Weinen eines Kindes und beim Weinen eines Erwachsenen. Nach diesem Anstoß weitete er seine Untersuchung auf die Ähnlichkeit emotionalen Ausdrucks über Generationen hinweg aus. Am stärksten war er daran interessiert, die von ihm identifizierten Affekte aufgrund des jeweils mit ihnen verbundenen Körperausdrucks zu kategorisieren, wobei er nicht nur den spezifischen Gesichtsausdruck, sondern auch Veränderungen der Körperhaltung berücksichtigte. Donald Nathanson (1992) hat Tomkins' Theorie später erheblich weiterentwickelt.

Joseph LeDoux und das emotionale Gehirn

Joseph LeDoux' Theorien über die Beziehung zwischen Körper und Emotionen sind weiten Kreisen bekannt und genießen ein hohes Ansehen. LeDoux hat die Interdependenz von Gehirn und Körper ebenso erkannt, wie er der Tatsache Anerkennung zollte, dass Emotionen mit einem körperlichen Ausdruck verbunden sind. Er vertritt die Auffassung, dass die entwicklungsgeschichtliche Funktion der Emotionen mit dem Überleben zusammenhängt – sowohl mit dem Überleben in einer feindlichen Umgebung als auch mit der Sicherung des Überlebens der Spezies durch die Fortpflanzung (LeDoux 1996).

Antonio Damasios Theorie der somatischen Marker

Der Neurologe Antonio Damasio hat Menschen untersucht, bei denen bestimmte mit den Emotionen in Zusammenhang stehende Gehirnregionen geschädigt waren. Er stellte fest, dass rationales Denken ohne Emotionen nicht möglich ist. Außerdem entdeckte er, dass das Bewusstsein durch Körperempfindungen auf Emotionen aufmerksam wird. Damasio (1994) kommt zu dem Schluss, um eine rationale Entscheidung fällen zu können, müsse man die

Konsequenzen der Entscheidung empfinden können. Einfach nur ein kognitives Urteil zu fällen, reicht also nicht aus; entscheidend ist, wie sich dieses Urteil anfühlt.

Damasio versteht die Emotion als ein Konglomerat von Empfindungen, die in unterschiedlichem Maße als positiv und negativ erlebt werden. Er bezeichnet sie als somatische Marker, und wir brauchen sie, um Entscheidungen treffen zu können. Demnach liegen den Emotionen Körperempfindungen zugrunde, welche die Grundlage bilden für das Abwägen von Konsequenzen, die zu wählende Richtung und das Erkennen von Präferenzen.

Das bekannteste Beispiel für die Funktion somatischer Marker sind jene Entscheidungen, die Menschen täglich »aus dem Bauch heraus« treffen.

Die somatische Grundlage der Emotionen

Die im folgenden beschriebene vierteilige Übung soll Ihnen einen Eindruck davon vermitteln, was mit der somatischen Grundlage der Emotionen gemeint ist.

Nehmen Sie sich zunächst eine Minute Zeit, um sich Ihrer augenblicklichen Körperempfindungen bewusst zu werden. Stellen Sie fest, wo und wie tief Sie atmen. Welche Temperatur hat Ihre Haut, und ist diese Temperatur überall gleich? Überprüfen Sie Ihre Herzfrequenz – entweder subjektiv oder indem Sie sich den Puls messen. Überprüfen Sie die Haltung Ihrer Schultern: Sind sie emporgezogen, hängen sie herab, oder sind sie nach vorn gekrümmt? Sind sie angespannt oder entspannt? Achten Sie auf die Empfindungen in Ihrem Bauch. Fühlt er sich entspannt oder angespannt an? Spüren Sie ein Kribbeln, Hunger usw.? Bewegen, verdrehen oder krümmen Sie Ihren Körper oder einen bestimmten Körperteil?

Vergegenwärtigen Sie sich als nächstes das Gefühl der Wut. Erinnern Sie sich daran, wie Sie das letzte Mal wütend waren. Können Sie sich in dieses Gefühl zurückversetzen? Worüber waren Sie wütend, und über wen? Was haben Sie in jener Situation gesagt und/oder gedacht? Sind irgendwelche Reste von jener Emotion geblieben? Machen Sie sich noch einmal Ihre Atmung, die Temperatur Ihrer Haut, Ihre Herzfrequenz, die Haltung und Anspannung

Ihrer Schultern und eventuelle Empfindungen in Ihrem Bauch bewusst. Achten Sie auch auf Ihre Körperhaltung und Ihr Verhalten. Hat sich seit Ihrer ersten Überprüfung hinsichtlich der autonomen Funktionen und der Muskelspannung irgend etwas geändert, und haben Sie irgendeine Bewegung ausgeführt?

Erinnern Sie sich nun an eine Situation, in der Sie sich glücklich und sicher fühlten. Wo waren Sie damals? Welche Kleidung haben Sie getragen? Mit wem waren Sie zusammen? Stellen Sie sich die Szene mit so vielen visuellen, auditiven und sensorischen Eindrücken wie möglich vor. Was spüren Sie nun in Ihrem Körper? Ist etwas anders, als Sie gespürt haben, während Sie sich Ihre Wut vergegenwärtigten? Ist Ihre Muskelspannung die gleiche? Wie steht es mit Ihrer Herzfrequenz? Lächeln Sie?

Nun sollen Sie sich an eine Situation erinnern, in der Sie Angst empfunden haben. Wählen Sie dazu nicht Ihr schlimmstes traumatisches Erlebnis, sondern eine Situation, in der Sie nur ein bisschen Angst hatten. Was hat Sie damals geängstigt? Was geschieht in Ihrem Körper, wenn Sie sich jetzt an die Situation erinnern? Verändert sich Ihre Atmung oder Ihre Herzfrequenz? Sind Ihre Muskeln angespannter oder schlaff geworden? Welche Temperatur haben Ihre Hände und Füße?

Kehren Sie vor dem Abschluss dieses Experiments zur Erinnerung an die Situation, in der Sie sich glücklich und sicher fühlten, zurück. Vergegenwärtigen Sie sich noch einmal die Bilder von dem Ort, Ihrer Aktivität in jener Situation und der anderen Menschen, die damals zugegen waren. Was empfinden Sie nun in Ihrem Körper?

Emotionen und Trauma

Wut / Rage

Wut ist eine Emotion, die dem Selbstschutz dient. Sie kann die Funktion haben, eine Verletzung zu verhindern oder eine Grenze zu spezifizieren. Außerdem ist Wut eine verbreitete Reaktion auf Bedrohungen, Verletzungen und Angst, und sie kann sich auf diejenigen richten, die uns bedroht, verletzt oder in Angst versetzt haben. Im Fall einer extrem starken Bedrohung oder wenn Aufforderungen wie »Tu's nicht!« oder »Stop!« nicht respektiert werden, kann Wut zu Rage eskalieren. Werden Wut oder Rage infolge eines Traumas chronisch, können dadurch Schwierigkeiten im Alltagsleben der Betroffenen entstehen. Ungerechtfertigte und auf ein inadäquates Ziel gerichtete Wut kann sich nachteilig auf persönliche Beziehungen oder das berufliche Ansehen auswirken. Andere Menschen zur Wut zu provozieren, kann gefährlich sein. Wie oft mögen Wutanfälle im Straßenverkehr durch Überreaktion verursacht werden, deren Ursprung in unaufgelösten Traumata zu suchen ist?

Angst / Furcht / Schrecken

Angst macht Menschen wachsam gegenüber drohenden Gefahren und potentiellen Schädigungen. Sowohl Furcht als auch Angst kommen bei Menschen, die unter PTS und PTBS leiden, sehr häufig vor. LeDoux (1996) unterscheidet zwischen Furcht und Angst, wobei er Furcht als etwas definiert, das durch Faktoren in der Umgebung aktiviert wird, und Angst als etwas, das im Betroffenen selbst entsteht. Außerdem hält LeDoux Furcht für die treibende Kraft hinter Phobien, Angst-, Panik- und Zwangsstörungen.

Schrecken ist die extremste Form von Furcht und ein zentraler Bestandteil der Traumaerfahrung, entstanden durch eine (eventuell auch nur vermeintliche) Bedrohung des eigenen Lebens. In der Biologie des Schreckens spielen die bereits früher beschriebene HPA-Achse sowie die Erregung des sympathischen Nervensystems eine Rolle. Nachdem das traumatische Erlebnis vorüber ist, wird aus dem Schrecken gewöhnlich Angst – auch bei jenen, die unter Traumanachwirkungen leiden. Doch kann der Schrecken während eines Flashbacks in ursprünglicher Intensität wiederaufleben.

Ein Problem von Menschen, die unter PTS oder PTBS leiden, ist, dass die Furcht noch lange nach der realen Bedrohung anhält und oft mit immer mehr Aspekten der Umgebung assoziiert wird. Die Furcht, die sie einmal angesichts einer äußeren Bedrohung empfunden hatten, wird zu einer aus ihrem Inneren gespeisten Angst. Es wurde bereits darauf hingewiesen, dass der Grund hierfür eine unzureichende Kortisolproduktion oder die fortgesetzte Empfindung einer Bedrohung sein könnte. Was auch immer die Ursache sein mag, wenn Furcht so stark generalisiert wird, verliert sie ihre Schutzfunktion. Wird alles als gefährlich empfunden, geht die Möglichkeit, wirklich gefährliche Dinge zu erkennen, verloren. Wenn eine Alarmanlage ständig Gefahr signalisiert, kann niemand erkennen, wann es wirklich ernst ist. PTBS-Kranke geraten immer wieder in gefährliche Situationen. Ihre inneren Alarmsysteme sind so überlastet, dass sie ihre Funktion nicht mehr erfüllen. Eine erfolgreiche Traumatherapie stellt die Schutzfunktion der Furcht wieder her.

Scham – die Enttäuschung eines Menschen über sich selbst

Mit Scham fertig zu werden ist in jedem Kontext schwierig. Dies gilt natürlich auch, wenn sie als Folge eines Traumas entsteht. Bei PTBS-Kranken spielt Scham oft eine wichtige Rolle. Wenn ein Trauma durch sexuellen Missbrauch oder durch eine Vergewaltigung entstanden ist, gehört Scham zu den zu erwartenden PTBS-Symptomen. Bei anderen Traumaursachen ist Scham nicht mit ähnlicher Sicherheit zu erwarten. Doch warum kommt Scham dann trotzdem auch bei anderen Traumakonstellationen so häufig vor? Bei fast jedem unaufgelösten Trauma stellt sich für das Opfer die Frage: »Warum konnte ich das nicht verhindern/nicht mehr tun/mich nicht wehren/nicht weglaufen?« Oft glauben PTBS-Kranke, dass sie selbst sich (und andere) in Schwierigkeiten gebracht haben, dass irgend etwas mit ihnen grundsätzlich nicht stimmt und dass sie deshalb zu Traumaopfern geworden sind. Natürlich ist Scham bei PTBS nicht die einzige treibende Kraft, aber zumindest kann sie eine wichtige sein.

Problematisch an der Scham ist unter anderem, dass sie nicht wie andere Gefühle zum Ausdruck gebracht und dadurch aufgelöst wird: Traurigkeit und Trauer lassen sich durch Weinen auflösen, Wut durch Brüllen und Stampfen mit den Füßen, Furcht durch Schreien und Zittern. Doch wie lassen sich Schamgefühle verringern, wenn sie nicht abreagiert werden können? Schlüssel zur Linderung von Schamgefühlen scheinen Akzeptieren und Kontakt zu sein. Obwohl es offenbar nicht möglich ist, Scham abzureagieren, lässt sie sich unter bestimmten Umständen auflösen, nämlich durch nichturteilenden, akzeptierenden Kontakt mit einem anderen Menschen.

Bei der Beschäftigung mit Scham ist es wichtig, sowohl negative als auch positive Aspekte zu betrachten. Meist wird Scham für eine schreckliche Emotion gehalten, weil sie mit so unangenehmen Empfindungen verbunden ist. Wer möchte schon gern Scham empfinden? Doch hat Scham wie jeder andere Affekt einen ganz bestimmten Wert für die Sicherung des Überlebens. Furcht beispielsweise warnt vor Gefahr, und Wut signalisiert anderen Menschen, keinen Schritt näher zu kommen (wörtlich oder im übertragenen Sinne). Doch welchen Wert hat Scham für das Überleben? Im Laufe der Evolution scheint sie die Funktion gehabt zu haben, Menschen dazu zu bringen, sich im Einklang mit jenen kulturellen Normen zu verhalten, die das »Überleben des Stammes« sichern sollten. Scham wirkt sozialisierend. In vielen Kulturen ist sie eine akzeptierte Komponente des Sozialisationsprozesses. Diese Emotion wird seit Jahrtausenden erzeugt, wenn ein Mensch durch sein Verhalten nicht nur sich selbst, sondern die ganze Gruppe, in der er lebt, gefährdet hat. Scham ist eines der Elemente, die uns Verhaltensweisen meiden lassen, durch die wir uns selbst, unsere Familie und die Gemeinschaft, in der wir leben, schädigen. Möglicherweise ist Scham die Emotion, durch die das Gewissen entstanden ist. Als Affekt ist Scham keineswegs schlecht. Es ist allgemein bekannt, dass Akzeptieren der erste Schritt auf dem Weg zur Auflösung jedes unerwünschten emotionalen Zustandes ist. Zur Umsetzung dieses ersten Schritts kann entscheidend beitragen, sich die positive Funktion der Scham zu vergegenwärtigen.

Trauer

Trauer ist eine Reaktion auf Verlust oder Veränderung. Bei der Behandlung von Traumata und PTBS ist sie eine wichtige Ressource. Sie zeigt an, dass ein Erlebnis in die Vergangenheit verbannt worden ist. Gewöhnlich ist es ein positives Zeichen, wenn ein Traumaklient Trauer zu empfinden beginnt. Manchmal fürchten Klienten, ihre Trauer zeige einen Rückfall in das erlebte Trauma an, doch meist ist genau das Gegenteil der Fall. Es handelt sich um einen Schritt auf dem Weg zur Heilung. Die meisten Klienten merken bei der Arbeit an ihrem Körpergewahrsein, dass die Trauer ihnen hilft, sich stabiler und weniger ängstlich zu fühlen, möglicherweise auch trauriger. Meist manifestiert sich Trauer im Verlauf einer Traumatherapie, nachdem ein bestimmter Aspekt des Traumas aufgelöst worden ist und die innere Erfahrung von der Gegenwart in die Vergangenheit überwechselt: »Ich *hatte* Angst«, »Das *war* sehr schlimm«

usw. In diesem Kontext zeigt die Trauer an, dass der Heilungsprozess in Gang gekommen ist.

Integration oder Desintegration emotionalen Ausdrucks – ein Vorschlag

Katharsis und *Abreaktion* werden oft synonym als Bezeichnungen für den Ausdruck von Gefühlen in einem therapeutischen Zusammenhang verwendet. Der Begriff Katharsis beinhaltet tatsächlich die reinigende Kraft, die Emotionen haben können, wenn belastende Erinnerungen wieder bewusst werden. Als Abreaktion bezeichnet man die Entladung aufgestauter Affekte, bei der es oft zu einer Katharsis kommt. Doch unabhängig davon, wie diese emotionalen Ausbrüche genannt werden, muss man in jedem Fall sehr vorsichtig mit ihnen umgehen. Dies gilt besonders für die Arbeit mit Traumaklienten.

Über die Frage der Nützlichkeit von Abreaktionen bei der PTBS-Behandlung wird zur Zeit noch heftig diskutiert. Wenn ein Klient weint oder seine Wut zum Ausdruck bringt, ist es nicht immer leicht zu sagen, ob ein solcher Gefühlsausdruck der Therapie nützlich ist oder die Situation noch weiter verschlimmert. Gewöhnlich beschäftigen sich Debatten über die Abreaktion damit, ob diese zugelassen oder gar gefördert werden sollte. Die eigentlich relevante Frage lautet jedoch: Wann ist eine Abreaktion von Nutzen und wann nicht?

Damit rückt ein wichtiges Thema für zukünftige Forschungsprojekte in den Mittelpunkt, nämlich die Unterscheidbarkeit integrierender und desintegrierender Abreaktionen. Lässt sich im Rahmen einer Traumatherapie möglicherweise durch Beobachtung des ANS-Arousal-Zustandes unterscheiden, ob eine Abreaktion therapeutisch (heilend) und integrierend oder desintegrierend oder retraumatisierend wirkt?

Ich halte es für möglich, dass sich therapeutische Abreaktionen an den Merkmalen eines primär parasympathischen Arousal erkennen lassen: Die Haut hat Farbe, die Atmung ist tief, und beim Ausatmen ertönen Wohlgefühl (positive Emotionen) anzeigende Geräusche. Eine desintegrierende Abreaktion hingegen könnte an den Merkmalen eines primär sympathischen Arousals zu erkennen sein: Die Haut ist bleich, manchmal auch feucht, die Atmung beschleunigt, manchmal sogar holprig, und auf (negative) Emotionen hinweisende Geräusche werden meist beim Einatmen hörbar. Die Beobachtung der ANS-Reaktionen zwecks Unterscheidung der verschiedenen Arten von Abreaktionen kann für die therapeutische Arbeit sehr nützlich sein und sie stark vereinfachen.

4

DER AUSDRUCK NOCH NICHT ERINNERTER TRAUMATA

DISSOZIATION UND FLASHBACKS

Durch Traumata bedingte Dissoziationen und Flashbacks sind die auffälligsten Begleiterscheinungen von PTBS. Beide rufen besonders belastende psychische und somatische Symptome hervor. Wie bereits erwähnt, kann Dissoziation ein konstanter Faktor jedes PTBS-Falls sein. Auch einige Formen von Flashback gehören dazu. Überdies treten beide Phänomene oft gleichzeitig auf. Man kann nicht unter traumabedingten Flashbacks leiden, ohne dass gleichzeitig irgendeine Form traumabedingter Dissoziation stattfindet. Allerdings kann eine Dissoziation auch ohne Flashbacks auftreten.

Eine Dissoziation beinhaltet eine Spaltung des Bewusstseins. Das Opfer eines traumatischen Ereignisses kann Elemente dieser Erfahrung abspalten und dadurch die belastende Wirkung des Vorfalls verringern. Die Dissoziation besteht in einer teilweisen oder vollständigen Abspaltung von Aspekten des traumatischen Erlebnisses – sowohl der narrativen Komponenten wie Fakten und Reihenfolge der Geschehnisse als auch der physiologischen und psychologischen Reaktionen. Amnesien unterschiedlicher Stärke sind die bekannteste, aber nicht die einzige Art von Dissoziation. Einige Menschen fühlen sich infolge einer Dissoziation wie betäubt und spüren keinerlei Schmerz, andere schalten jedes emotionale Empfinden aus. Wieder andere werden ohnmächtig oder fühlen sich so, als hätten sie keinen Körper mehr. Die extremste Form von Dissoziation ist die Abtrennung vollständiger Persönlichkeiten vom Bewusstsein, ein Phänomen, das *dissoziative Identitätsstörung* genannt wird. Solche Reaktionen können nach der akuten traumatischen Situation bestehenbleiben. Die

Betroffenen fühlen sich dann in Stresssituationen wie betäubt und unfähig, Emotionen zu empfinden, oder sie fühlen sich beim Aufkommen von Angstgefühlen von ihrem Körper getrennt.

Ein Flashback ist das teilweise oder vollständige Wiedererleben eines traumatischen Ereignisses. Die bekanntesten Formen sind visuelle und auditive Flashbacks, doch werden manchmal auch somatische Symptome, die ein traumatisches Ereignis auf irgendeine Weise wiederholen, als Flashback bezeichnet. Unabhängig vom betroffenen sensorischen System ist ein Flashback in jedem Fall äußerst belastend, weil dabei das Gefühl entsteht, das Trauma werde fortgesetzt oder beginne wieder von vorn.

Menschen, die unter PTS und PTBS leiden, erinnern sich an traumatische Ereignisse anders als an nichttraumatische. Erstere »erinnern« sie nicht wirklich im normalen Sinne. Gewöhnlich beinhaltet »Erinnern«, dass ein Ereignis in der Lebensgeschichte eines Menschen einen festen Platz hat – eine Position auf der Lebenslinie. Erinnerung siedelt eine Erfahrung in der Vergangenheit an: »Ich erinnere mich noch, wie …« Menschen, die unter PTS oder PTBS leiden, dissoziieren traumatische Erinnerungen, was beinhaltet, dass diese sich frei im Leben des Betreffenden bewegen können, also nicht an einen bestimmten Zeitpunkt gebunden sind. Sie können jederzeit in Form von Flashbacks in der Gegenwart auftauchen.

DISSOZIATION UND KÖRPER

Der Begriff Dissoziation existiert in psychologischen Lexika seit mehr als hundertfünfzig Jahren. Er wurde 1845 von Moreau de Tours im Rahmen von Untersuchungen des Phänomens der Hysterie geprägt (van der Hart & Friedman 1989). Pierre Janet hat das Konzept 1887 weiterentwickelt. Er beschäftigte sich erstmals in seinem Artikel »Systematisierte Anästhesie und das psychologische Phänomen der Dissoziation« damit. Man könnte Janet den »Vater der Dissoziation« nennen, denn durch seine Arbeit schuf er die Grundlagen für die heutigen diesbezüglichen Theorien. Von ihm stammt die Hypothese, das Bewusstsein bestehe aus verschiedenen Ebenen, und einige von diesen entzögen sich dem bewussten Gewahrsein. Gegen Ende des 20. Jahrhunderts wurde Janets Werk wiederentdeckt und mit den modernen Dissoziationstheorien und der PTBS in Zusammenhang gebracht (van der Hart & Friedman 1989; van der Kolk, Brown & van der Hart 1989).

Nun wird das Konzept der Dissoziation zwar schon lange benutzt, doch ist trotz vielfältiger Spekulationen immer noch nicht geklärt, wie eine Dissoziation entsteht. Es scheint sich dabei um ein neurobiologisches Phänomen zu handeln, das unter extrem starkem Stress auftritt. Ob Körper und Psyche mit Hilfe der Dissoziation versuchen, die Wirkung eines Traumas zu mildern, oder ob es sich bei der Dissoziation um eine Sekundärfolge des Traumas handelt, ist nicht klar. Möglicherweise ist eine Dissoziation eine Art Flucht des Geistes, die initiiert wird, wenn ein körperliches Entkommen nicht möglich ist (Loewenstein 1993).

Menschen, die über dissoziative Phänomene berichten, die sie während traumatischer Ereignisse erlebt haben, bringen dies in entsprechenden Sätzen zum Ausdruck: »Es war, als würde ich meinen Körper verlassen.« – »Die Zeit wurde langsamer.« – »Ich war wie tot und konnte keinerlei Schmerz spüren.« – »Ich sah nur den Revolver; alles andere interessierte mich nicht.« Opfer haben manchmal noch lange nach dem Ende eines traumatischen Erlebnisses das Gefühl, »neben sich zu stehen«, also dissoziiert zu sein. In Sue Graftons (1990) »G« is for Gumshoe beschreibt die Protagonistin Kinsey Millhone eine Dissoziation, die einige Stunden, nachdem sie fast erschossen worden wäre, bestand, mit den Worten: »Meine Seele ist noch nicht wieder in meinen Körper zurückgekehrt.«

Nach einem traumatischen Ereignis können dissoziative Phänomene noch über Jahre auftreten; sie können sich aber auch nach Jahren *erstmals* manifestieren. Mögliche Manifestationsformen sind Gefühlstaubheit, Flashbacks, Depersonalisierung, teilweise oder vollständige Amnesie; das Gefühl, nicht im eigenen Körper zu sein; Unfähigkeit, Emotionen zu empfinden; unerklärliche »irrationale« Verhaltensweisen und emotionale Reaktionen, die keinerlei reale Grundlage zu haben scheinen. Wahrscheinlich wird jeder PTS- und PTBS-Fall durch irgendeine Form von Dissoziation »gespeist«.

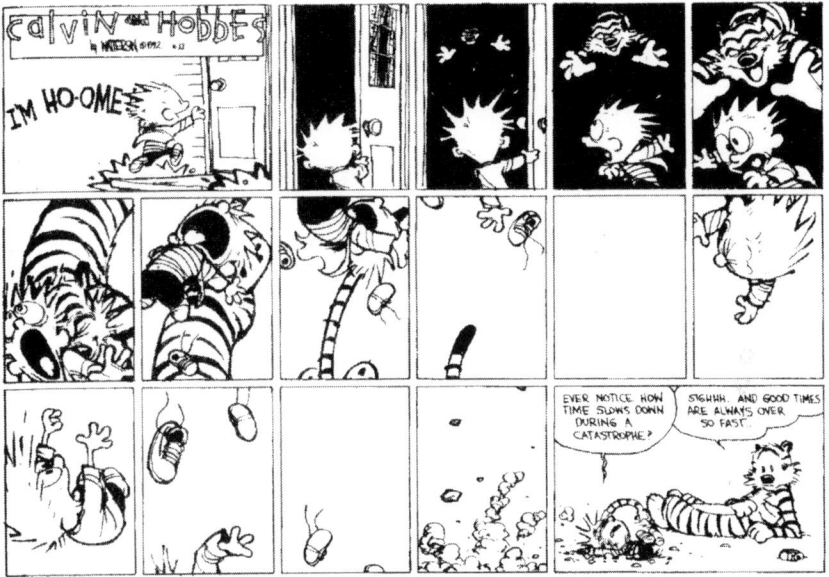

CALVIN AND HOBBES © 1992 Watterson. Nachdruck mit Genehmigung von Universal Press Syndicate. Alle Rechte vorbehalten.

[Text im ersten Bild:] »Ich bin zu Hause!«
[Text im letzten Bild:] »Ist dir eigentlich schon einmal aufgefallen, daß die Zeit während einer Katastrophe langsamer zu werden scheint?«
»Tja ... Und gute Erlebnisse sind immer so schnell vorüber ...«

Das SIBAM-Modell der Dissoziation

Peter Levines SIBAM-Dissoziationsmodell ist für das Verständnis der Dissoziation von großem Nutzen. Es basiert auf der Annahme, dass jede Erfahrung aus mehreren Elementen besteht. Die vollständige Erinnerung an eine Erfahrung erfordert das gleichzeitige, integrierte Erinnern aller Elemente. SIBAM ist ein Akronym, das für die Begriffe *Sensation* (Empfindung), *Image* (Bild), *Behavior* (Verhalten), *Affect* (dto.) und *Meaning* (Sinn) steht (Levine 1992). Dies sind Peter Levines Erkenntnissen zufolge die Elemente jeder Erfahrung. Er hat die Hypothese entwickelt, dass Elemente von sehr belastenden bzw. traumatischen Erfahrungen dissoziiert werden können. Diese Hypothese basiert auf der Voraussetzung, dass Erinnerungen an weniger belastende Erlebnisse im Gedächtnis in unverzerrter, »intakter« Form gespeichert werden. Ein einfaches Beispiel für eine vollständige Erinnerung ist die folgende Beschreibung dessen, was ich gestern abend gegessen habe:

> Ich habe Mexikanisch gegessen. Ich spüre immer noch das Beißen der Chilis in meinem Mund *(Empfindung)*. Ich sehe meinen Teller und darauf eine Vielfalt von Farben vor mir *(Bild)*. In meinem Mund ist mehr Speichel als gewöhnlich, und ich verspüre den Drang zu schlucken *(Verhalten)*. Ich fühle mich zufrieden und ruhig, während ich an die angenehme Mahlzeit denke *(Affekt)*. Nach der Arbeit hat sie sehr entspannend auf mich gewirkt *(Sinn)*.

Auch Erinnerungen, die mit einem höheren Maß an Stress assoziiert werden, können vollständig erinnert werden.

> Als Karen ungefähr sechs Jahre alt war, fiel sie von einer Baumschaukel. In einer Therapiesitzung, in der sie diesen Vorfall als Erwachsene beschrieb, erinnerte sie sich daran, dass jemand sie von hinten angestoßen hatte, um die Schaukel in Schwung zu bringen. »Ich spüre die Hände auf meinem Rücken und beim Zurückschwingen der Schaukel in meinem Magen das Gefühl zu fallen *(Empfindung)*. Während ich hin und her schwinge, sehe ich den Boden unter mir, und nach dem Fall den Himmel über mir *(Bild)*. Während ich mich an die Situation erinnere, bin ich ein wenig ängstlich und dann wütend *(Affekt)*; ich atme nicht mehr so tief wie vorher *(Verhalten)*. Ich erinnere mich, dass ich die Kontrolle über die Schaukel verlor, weil das Mädchen, das mich anstieß, nicht mehr damit aufhörte *(Sinn)*.

Levine nimmt an, dass in traumatischen stresserzeugenden Episoden einige Elemente der Erfahrung vom Rest abgetrennt werden. Menschen, die unter

Abbildung 4.1. Beispiele für die Dissoziation von Elementen des SIBAM-Modells bei bestimmten Traumareaktionen. Die dunklen Linien zeigen die assoziierten Elemente, die helleren die dissoziierten an.

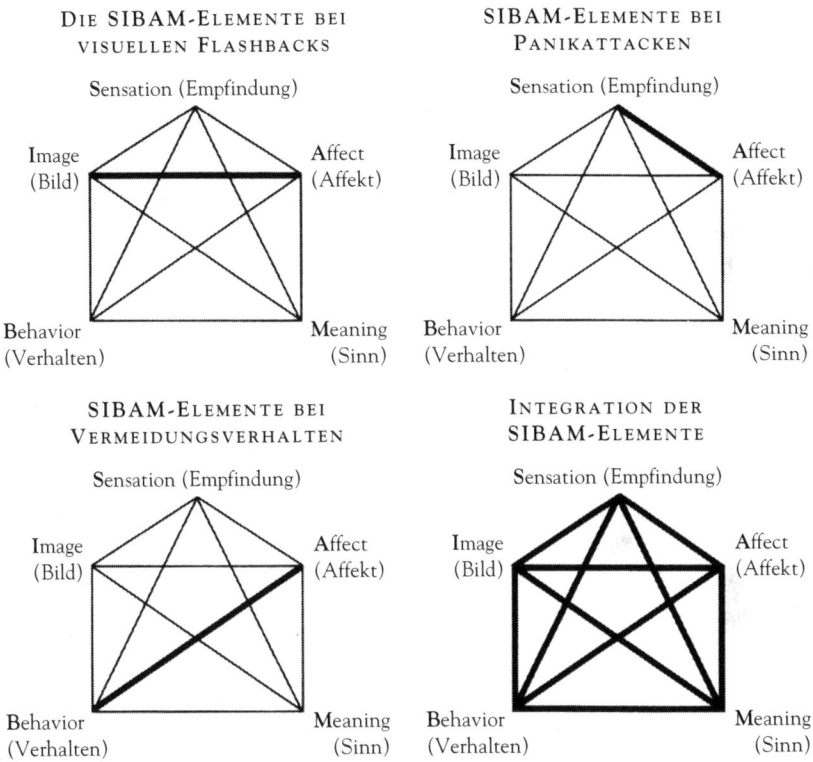

DIE SIBAM-ELEMENTE BEI
VISUELLEN FLASHBACKS

Sensation (Empfindung)

Image (Bild) — Affect (Affekt)

Behavior (Verhalten) — Meaning (Sinn)

SIBAM-ELEMENTE BEI
PANIKATTACKEN

Sensation (Empfindung)

Image (Bild) — Affect (Affekt)

Behavior (Verhalten) — Meaning (Sinn)

SIBAM-ELEMENTE BEI
VERMEIDUNGSVERHALTEN

Sensation (Empfindung)

Image (Bild) — Affect (Affekt)

Behavior (Verhalten) — Meaning (Sinn)

INTEGRATION DER
SIBAM-ELEMENTE

Sensation (Empfindung)

Image (Bild) — Affect (Affekt)

Behavior (Verhalten) — Meaning (Sinn)

PTS oder PTBS leiden, berichten später manchmal über verwirrende visuelle Erinnerungen (Bild) und damit verbundene starke Emotionen (Affekt), sind aber nicht in der Lage, sich auf das Erlebte irgendeinen Reim zu machen (dissoziierter Sinn). Kinder entwickeln nach belastenden Erlebnissen zuweilen eine Tendenz zu repetitivem Spiel (Verhalten), zeigen aber keinerlei Emotion *(dissoziierter Affekt)* oder scheinen sich an das Geschehen überhaupt nicht zu erinnern *(Bild)*.

Ein Nachteil des SIBAM-Modells ist, dass sich mit seiner Hilfe traumatische Dissoziation nicht von simplem Vergessen unterscheiden lässt. Natürlich kann Vergessen einfach deshalb eintreten, weil ein Erlebnis so unbedeutend ist, dass es nur teilweise oder gar nicht für die Speicherung im Langzeitgedächtnis kodiert wird.

Mit dem Konzept der Gedächtnissysteme ist es leichter, die Dissoziation im Kontext des SIBAM-Modells zu verstehen. Das implizite Gedächtnis enthält sensorische Bilder, Körperempfindungen, Emotionen und automatische Verhaltensweisen. Das explizite Gedächtnis enthält Fakten, die Reihenfolge von Ereignissen und deren Sinn. Dissoziationen können in verschiedenen Formen auftreten, da jeweils unterschiedliche Kombinationen von Elementen dissoziiert werden. Und abgesehen von einer vollständigen Amnesie sind gewöhnlich trotz Dissoziation einiger Elemente andere stets assoziiert. Abbildung 4.1 veranschaulicht, welche Elemente bei drei PTBS-Symptomen wahrscheinlich dissoziiert bzw. assoziiert sind.

Klienten, die unter Ängsten und Panikattacken leiden, reden manchmal permanent über belastende Körperempfindungen und die Angst, die diese bei ihnen verursachen *(Affekt)*. Möglicherweise fällt es ihnen schwer oder ist ihnen sogar unmöglich, herauszufinden, was von dem Gehörten oder Gesehenen die Angst ausgelöst hat *(Bild)*, was sie tun müssen, um die Angst zu verringern *(Verhalten)*, oder wodurch die Angst tatsächlich hervorgerufen worden ist *(Sinn)*. Klienten, bei denen immer wieder visuelle Flashbacks auftreten, wechseln zwischen Bildern und Entsetzen hin und her und sind in ihrer Fähigkeit blockiert, ihren Körper in der Gegenwart zu spüren *(Empfinden)*, sich auf eine Art zu bewegen, die den Zauber brechen würde *(Verhalten)*, oder die Erinnerung in den richtigen Kontext zu stellen *(Sinn)*. Das SIBAM-Modell kann bei dem Bemühen, herauszufinden, welche Elemente einer Erfahrung assoziiert und welche dissoziiert sind, sehr nützlich sein. Nachdem dies geklärt ist, können die dissoziierten Elemente – vorausgesetzt, der Klient fühlt sich dazu bereit – vorsichtig wieder ins Bewusstsein zurückgebracht werden. *(Charly konnte sich an den größten Teil des Hundeangriffs erinnern. Ihm waren visuelle Bilder davon zugänglich. Er war sich seiner Körperempfindungen und Emotionen sehr bewusst, und er wusste auch, was diese für ihn bedeuteten. Doch fehlten ihm mindestens zwei wichtige Einzelheiten. Die eine war ein Sinn-Aspekt: die Fähigkeit, einen Hund, der anzugreifen drohte, von einem Hund, der dies nicht beabsichtigte, zu unterscheiden. Außerdem fehlte ihm eine Verhaltensstrategie, die er zu seinem Schutz einsetzen konnte. In Kapitel 8 wird beschrieben, wie es in seinem Fall schließlich gelang, diese beiden Elemente zu integrieren.)*

FLASHBACKS

Der Begriff *Flashback* wurde in den sechziger Jahren bekannt als Bezeichnung für belastende Erinnerungen, über die Menschen nach LSD-Konsum berichteten. Tage, Wochen, sogar Jahre nach dem Konsum der Droge tauchten noch Teile besonders beängstigender halluzinogener Trips auf.

Traumabedingte Flashbacks ähneln diesem Phänomen. Sie können im Wachzustand ebenso auftreten wie in Form von Alpträumen, bei denen die Betroffenen aus dem Schlaf gerissen werden. Ein Klient beschrieb diese Erfahrung einmal als »Alpträume haben, während man wach ist«. Traumabedingte Flashbacks bestehen im sensorischen Wiedererleben schrecklicher Ereignisse. Diese werden so lebensecht und intensiv wiederholt, dass es schwierig ist, sie von der realen Situation im betreffenden Augenblick zu unterscheiden.

Primär visuelle und/oder auditive Flashbacks kommen am häufigsten vor. Sie sind leicht zu erkennen, denn die Betroffenen können gewöhnlich beschreiben, was sie sehen oder hören. Weniger bekannt sind Flashbacks, die primär emotional oder somatisch sind oder das Verhalten betreffen. Hyperarousal, ein übertrieben starker Schreckreflex, unerklärliche emotionale Erregungszustände, körperlicher Schmerz oder starke Gereiztheit lassen sich allesamt leicht durch das Flashback-Phänomen erklären. Lindy, Green und Grace (1992) beschreiben in ihrem Bericht über sensorische und das Verhalten betreffende Flashbacks das von ihnen so genannte »somatische Wiedererleben« (*somatic reenactment*) traumatischer Ereignisse. Bei einer Frau bestanden die sich wiederholenden somatischen und das Verhalten betreffenden Flashbacks in einem äußerst störenden permanenten Harndrang. Sie ging deswegen immer wieder zur Toilette, ohne wirklich zu »müssen«. Sowohl das Symptom als auch das Verhalten waren nach einem Feuer in einem Restaurant entstanden. In jener Situation hatte ihre leere Blase ihr buchstäblich das Leben gerettet. Ihre Freunde waren nämlich in jenem Feuer umgekommen, weil sie in der Toilette festsaßen. Weil sie selbst nicht zur Toilette hatte gehen brauchen, war sie mit dem Leben davongekommen. »Ihr Symptom ließ immer wieder den Augenblick aufleben, in dem sie, weil sie keinen Blasendruck verspürt hatte, beschloss, nicht zur Toilette zu gehen, wohingegen ihre Freunde aufgrund ihres Bedürfnisses, ihre Blase zu entleeren, in den Tod gegangen waren« (Lindy *et al.* 1992, S. 182). Dieses Beispiel veranschaulicht, dass Verhaltensweisen von Menschen, die auf den ersten Blick unerklärlich wirken, vor dem Hintergrund der Traumageschichte der Betreffenden einen Sinn offenbaren. Der Sinn somatischen Wiedererlebens wird klar, wenn die fehlenden Informationen vermittelt werden. Möglicherweise sind unerklärliche körperliche Symptome, die Patienten peinigen und über die Ärzte sich den Kopf zerbrechen, Beispiele für somatisches Wiedererleben.

Verhaltens-Flashbacks kommen recht häufig vor, werden aber oft nicht als solche erkannt. Kleine Kinder agieren ihre Traumaerlebnisse beispielsweise häufig aus, statt sie verbal zum Ausdruck zu bringen. Welche Verhaltensweisen Flashbacks sind, ist manchmal nicht klar. Ist beispielsweise ein Kind, das andere Kinder belästigt oder körperlich angreift, einfach aggressiv, oder wiederholt es etwas, das ihm selbst angetan wurde? Auch Fragen wie diese sollten wissenschaftlich erforscht werden.

Flashbacks und das Gehirn

Flashbacks können in den verschiedensten Formen auftreten. Sie können in der Reaktivierung einer impliziten Erinnerung an ein traumatisches Ereignis bestehen, wobei die im expliziten Gedächtnis gespeicherten Elemente ausgeschlossen werden, so dass die zum Verständnis der Erinnerung in ihrem Zusammenhang notwendigen Bezüge fehlen. Flashbacks können aber auch die explizite Erinnerung an die Sequenz (einschließlich der Szenen) des ganzen Ereignisses oder von Teilen desselben beinhalten. Fast immer schließen Flashbacks die emotionalen und sensorischen Aspekte des traumatischen Erlebnisses ein; deshalb werden sie als so belastend empfunden. Dies legt die Vermutung nahe, dass die Amygdala beim Flashback-Prozess die entscheidende Rolle spielt. Andererseits scheinen die für die Verarbeitung im Hippokampus typischen kontextuellen Merkmale zu fehlen – was Theorien bestätigen würde, die auf eine Unterdrückung der Aktivität des Hippokampus bei Traumata und während der Erinnerung an traumatische Erlebnisse hindeuten (siehe unter anderem Nadel & Jacops 1996; van der Kolk 1994). Außerdem werden Flashbacks gewöhnlich entweder durch klassisch konditionierte oder zustandsabhängige Trigger ausgelöst. Demnach ist das gesamte Nervensystem an dem Phänomen beteiligt. Zur Veranschaulichung folgen drei Beispiele.

Als Roger Anfang Zwanzig war, schoss er als junger Polizist zum ersten Mal auf einen Verdächtigen und tötete ihn. Er sah das Blut aus der Brust des Mannes strömen und erstarrte. Dann schrie er immer wieder: »Warum hast du mich dazu gebracht?« Bald darauf schien er sich jedoch von der Situation zu erholen und wieder völlig normal zu reagieren, bis er zwei Jahre später als erster Polizist zu einem Tatort kam, an dem während eines Streits ein Mann erschossen worden war. Der nächste Kollege, der eintraf, hörte Roger die gleichen Worte wie in jener ersten Situation schreien. Offenbar verwechselte er die beiden Situationen.

Bei Roger löste eindeutig ein visuelles Signal, Blut, das aus der Brust eines Toten strömte, den Flashback aus. Er war entsetzt darüber, jemanden getötet zu haben. Nachdem er sich mit dem, was geschehen war, zunächst nicht hatte abfinden können, vergaß er das Erlebte bald, und es *schien* ihm nichts mehr auszumachen. Offenbar verhielt es sich jedoch in Wirklichkeit anders.

Marie war 29 Jahre alt, als ihre Tochter Tanya fünf wurde. Am Tag, an dem Tanya das erste Mal in die Vorschule gehen sollte, geriet Marie in Panik. Sie wollte das Mädchen nicht gehen lassen, behielt es mehrere Wochen lang zu Hause und geriet jeden Morgen um die Zeit, zu der sie Tanya hätte zur Schule bringen sollen, erneut in Panik. Den Rest des

Tages ging es Marie gut. Schließlich überzeugte ihr Mann sie, sich in psychotherapeutische Behandlung zu begeben. Marie hatte reagiert, ohne zu wissen warum. In der Therapie erinnerte sie sich daran, dass sie als Kind, im Alter ihrer Tochter, in der Vorschule sexuell belästigt worden war. Mit Hilfe von Zeitungsarchiven ließ sich feststellen, dass in jener Zeit ein Hilfslehrer von einem Gericht verurteilt worden war, weil er mehrere Kinder sexuell belästigt hatte.

Marcy hatte als Kind unter chronischen Blaseninfektionen gelitten. Trotz vieler teilweise sehr invasiver Behandlungsversuche war es nicht gelungen, sie zu heilen. Als Erwachsene erinnerte sie sich zwar noch genau an die Infektionen, aber nicht an Arztbesuche, die sie aus diesem Grunde hatte machen müssen. Kurz nach ihrer Heirat erkrankte sie an Blasenkatarrh – was bei frisch verheirateten Frauen übrigens nicht selten vorkommt. Während der ärztlichen Untersuchung geriet sie in einen panikartigen Zustand, und kalter Schweiß brach bei ihr aus. Sie war nicht in der Lage, dem Arzt zu beschreiben, wie sie sich fühlte, und fiel in Ohnmacht.

Marcys sensorischer Flashback wurde durch eine Empfindung und eine Haltung aktiviert. Erst später gelang es ihr, zwischen ihrer Reaktion und ihren Blasenbehandlungen in der Kindheit einen Zusammenhang herzustellen. Offenbar waren diese Behandlungen damals wesentlich belastender für sie gewesen, als sie in Erinnerung behalten hatte.

Zusammenfassung
Die Auseinandersetzung mit dem Flashback-Phänomen ist eine der besten Möglichkeiten, die im ersten Teil dieses Buches beschriebene Theorie zusammenzufassen. Flashbacks bestehen aus dissoziierter, implizit gespeicherter Information, die unter bestimmten Voraussetzungen (also zustandsabhängig) aktiviert wird. Sie können sowohl durch interozeptive als auch durch exterozeptive sensorische Signale ausgelöst werden, und sie kommen sowohl durch übermäßig starke Erregung des autonomen Nervensystems als auch durch

Verhaltensweisen, die vom somatischen Nervensystem gesteuert werden, zum Ausdruck.

In Teil II werden Prinzipien und Techniken beschrieben, mit deren Hilfe Flashbacks sowie andere Traumasymptome gestoppt und verhindert werden können.

TEIL II

PRAXIS

5

VOR ALLEM
SCHADE NICHT

Timing Toast
There's an art of knowing when.
Never try to guess.
Toast until it smokes and then
twenty seconds less.

Piet Hein

Die meisten Psychotherapeuten wissen nur zu gut, wie schwierig Traumatherapie sein kann – unabhängig davon, welche Theorie oder welche Techniken sie im konkreten Fall anwenden. Das Risiko, dass ein Klient mit der Situation nicht mehr fertig wird, dekompensiert, einen Angstanfall, eine Panikattacke oder Flashbacks bekommt oder, was noch schlimmer ist, retraumatisiert wird, ist sehr hoch. Berichte über Klienten, die während einer Therapiesitzung so starke Flashbacks bekommen, dass sie den Behandlungsraum mit dem Ort ihres traumatischen Erlebnisses verwechseln und den Therapeuten mit dem Täter, sind durchaus nicht selten. Ebensohäufig kommt es vor, dass Klienten im Laufe einer Traumatherapie ihre Funktionsfähigkeit im normalen Alltagsleben einbüßen – was so weit gehen kann, dass sie stationär behandelt werden müssen. Die Behandlung von Traumata scheint generell viel gefährlicher zu sein als die Behandlung anderer psychischer Probleme. Nun sprechen wir zwar häufig über solche Gefahren, doch geschrieben wird nicht viel darüber.

Obwohl die posttraumatische Belastungsstörung (PTBS) erst seit der Publikation des DSM-III (1980) offiziell als Diagnose anerkannt wurde, sind die mit der therapeutischen Behandlung von Traumata verbundenen Gefahren keineswegs erst seit kurzem bekannt. 1932 präsentierte der Psychoanalytiker Sándor Ferenczi anlässlich des 12. Internationalen Psychoanalytischen Kongresses in Wiesbaden einen sehr mutigen Aufsatz, in dem er vor Kollegen zugab, dass die Psychoanalyse retraumatisierend wirken könne: »... einige Fälle brachten mich gar in große Verlegenheit ... Sie [die Patienten] begannen an nächtlichen Angstzuständen, meistens sogar an schweren Alpträumen zu leiden, und die Analysestunde entartete immer und immer wieder zu einem angsthysterischen Anfall« (Ferenczi 1932/1984, S. 512). Er gab zu, dass derartige Phänomene von seinen Kollegen gewöhnlich dem Patienten selbst angelastet würden. Man pflegte in solchen Fällen zu sagen, der Betreffende habe »zu große Widerstände oder leide an Verdrängungen, deren Entladung und Bewusstmachung nur in Etappen erfolgen könne«. Doch Ferenczi grub noch tiefer: »Da sich aber auch nach längerer Zeit keine wesentliche Änderung einstellte, musste ich wieder einmal die Selbstkritik walten lassen. Ich begann hinzuhorchen, wenn die Patienten mich in ihren Attacken fühllos, kalt, ja roh und grausam nannten ...« (a. a. O., S. 512 f.) Dann fuhr er fort mit der Spekulation, dass sowohl verfrühte Interpretationen als auch unausgesprochene Gegenübertragungsgefühle den therapeutischen Prozess unterminieren könnten, was sogar zu einer so starken Dekompensation des Patienten führen könne, dass es dabei zu halluzinatorischen Wiederholungen der traumatischen Erlebnisse komme. (Ferenczi 1949).

In einem neueren, aber ebenso mutigen Aufsatz, »Relieving or Reliving Childhood Trauma?« machen Onno van der Hart und Kathy Steele (1997) uns darauf aufmerksam, dass die direkte Arbeit an traumatischen Erinnerungen nicht immer von Nutzen und manchmal für die Klienten sogar schädlich ist. Nach Auffassung dieser Autoren können Klienten, die zu einer erinnerungsorientierten Traumabehandlung nicht in der Lage sind, trotzdem von einer Therapie profitieren, die darauf zielt, Symptome zu lindern, Bewältigungsfähigkeiten zu stärken und die Funktionsfähigkeit im Alltagsleben zu verbessern.

Doch was läuft falsch, wenn eine Traumatherapie selbst traumatisierend wirkt? Ein Klient ist in größter Gefahr, von einer Behandlung überfordert oder gar erneut traumatisiert zu werden, wenn der Therapieprozess schneller verläuft, als er als Behandelter verkraften kann. Dies passiert oft, wenn mehr Erinnerungen aktiviert oder ins Bewusstsein gedrängt werden – Bilder, Tatsachen und/oder Körperempfindungen –, als zum betreffenden Zeitpunkt integriert werden können. Der Hauptindikator für einen zu schnellen Verlauf der Therapie ist, dass dadurch im autonomen Nervensystem (ANS) des Klienten mehr Arousal produziert wird, als der Betreffende mit seinen aktuell verfügbaren körperlichen und psychischen Ressourcen bewältigen kann. Es ist so, als führe ein Auto zu schnell und der Fahrer findet die Bremsen nicht und/oder kann sie nicht betätigen.

Bremsen und Beschleunigen

Ich habe mehreren Freunden das Autofahren beigebracht. Die Fahrstunden fanden immer in meinem eigenen Auto statt. Ich saß auf dem Beifahrersitz, hatte aber im Gegensatz zu einem »richtigen Fahrlehrer« keinen zweiten Satz Pedale zur Verfügung. Da mir natürlich sowohl an meiner eigenen Sicherheit als auch an der meiner Fahrschüler gelegen war und ich außerdem eine Beschädigung meines Autos vermeiden wollte, begann ich den Unterricht immer auf die gleiche Weise. Bevor ich meinen Fahrschülerinnen gestattete, das Auto in Bewegung zu setzen, brachte ich ihnen bei, anzuhalten – wie man bremst.

Ich drillte sie so lange darin, mit dem Fuß zum Bremspedal zu wechseln, bis sie diese Bewegung automatisch und auch ohne hinzuschauen richtig ausführen konnten. Erst wenn eine Schülerin (und auch ich) sicher war, dass sie das Bremspedal blind finden und betätigen konnte, ließ ich sie das Gaspedal benutzen und (vorsichtig) beschleunigen, wobei ich sie hin und wieder aufforderte, wieder zum Bremspedal zu wechseln – stop and go. Je selbstsicherer eine Schülerin im Umgang mit dem Auto wurde und je besser sie zu bremsen lernte, um so schneller ließ ich sie fahren (natürlich unter Berücksichtigung der Geschwindigkeitsbeschränkung).

Sicheres Autofahren erfordert rechtzeitiges und umsichtiges Bremsen und das Fahren in einer Geschwindigkeit, die auf den Verkehrsfluss, die Fähigkeiten der Fahrerin und das Auto abgestimmt ist. Ebenso verhält es sich mit der

Sicherheit in einer Traumatherapie. Therapeuten sollten Traumaprozesse bei Klienten nicht übermäßig beschleunigen (und die Klienten selbst sollten nicht zu schnell darauf zusteuern), bevor beide wissen, wie sie auf die Bremse treten können – das heißt, wie sie den Prozess der Traumaarbeit verlangsamen und/oder zum Stillstand bringen können – und bevor sie dies zuverlässig, sorgfältig und im klaren Bewusstsein ihrer Fähigkeit zu tun vermögen (Rothschild 1999).

Warum kann es ratsam sein, den Therapieprozess abzubremsen, zu verlangsamen oder zum Stillstand zu bringen?

PTBS-Symptome wirken erschöpfend. Gewöhnlich wechseln bei Klienten, die unter PTBS leiden, regelrechte Energieanfälle mit Erschöpfungszuständen ab. Manchmal gestaltet sich der Therapieprozess schwierig, weil ein Klient einfach nicht über genügend Energie verfügt, um auf die akuten Probleme fokussieren, sich damit konfrontieren und sie auflösen zu können. Die Reduzierung von Übererregungszuständen im Alltagsleben verschafft dem Klienten nicht nur dringend notwendige Linderung, sondern erleichtert ihm außerdem den Wechsel in den Ruhezustand. Dies wiederum kommt seiner Fähigkeit, sich mit seiner traumatischen Vergangenheit auseinanderzusetzen, zugute.

Man könnte einen Menschen, der unter PTBS leidet, mit einem Druckkochtopf vergleichen. Das unaufgelöste Trauma erzeugt im Körper wie im Geist einen enormen Druck in Form einer sehr starken Erregung (Hyperarousal) des ANS. Wenn sich in einem modernen Druckkochtopf der Druck aufgebaut hat, lässt sich der Topf nicht mehr öffnen. Wenn dies allerdings möglich wäre, würde der Topf explodieren. Um ihn zu öffnen, muss man zunächst langsam den Druck verringern, immer nur ein wenig »pft«. Erst nachdem der Druck vollständig entwichen ist, kann man einen Druckkochtopf gefahrlos öffnen.

Das gleiche gilt für PTS und PTBS. Versucht man, den Klienten mit dem Trauma zu konfrontieren, solange noch extrem hoher Druck besteht, riskiert man eine Explosion – was sich in Form einer Dekompensation, eines Nervenzusammenbruchs, einer schweren Erkrankung oder eines Selbstmords manifestieren kann. Bei vernünftigem Umgang mit den »Bremsen« – bzw. wenn der Druck allmählich entweichen kann –, verliert der Prozess der Traumatherapie an Gefährlichkeit. Die Belastungsfähigkeit muss bei jedem Klienten individuell evaluiert werden. Im Optimalfall sollte eine Therapie nicht langsamer als nötig verlaufen, aber auch nicht schneller, als der Klient verkraften kann, ohne dass seine Funktionsfähigkeit im Alltagsleben beeinträchtigt wird.

EVALUATION UND BEURTEILUNG

Festzustellen, mit welcher Art von Trauma und mit welcher Art von Traumaklient Sie es zu tun haben, ist für die Entwicklung eines Behandlungsplans entscheidend. Lenore Terr (1994) unterscheidet zwei Typen von Traumaopfern, Typ I und Typ II. Ursprünglich bezieht sich diese Unterscheidung auf Kinder. Als Typ I bezeichnet die Autorin diejenigen, die ein einziges Trauma erlebt haben. Als Typ II bezeichnet sie wiederholt Traumatisierte.

Terrs Typensystem lässt sich auf Erwachsene übertragen, wobei sich dann allerdings eine stärkere Differenzierung empfiehlt. Terrs Typ II sollte zu diesem Zweck in zwei Subtypen untergliedert werden, wobei zum Typ IIA Menschen mit multiplen Traumata zählen, die aufgrund ihrer gesamten Lebenssituation über die Ressourcen verfügen, die sie brauchen, um die einzelnen traumatischen Erlebnisse voneinander trennen zu können. Die Betreffenden sind in der Lage, stets über ein bestimmtes Trauma zu sprechen, und deshalb ist es ihnen auch möglich, jeweils an einem einzigen Trauma zu arbeiten. Menschen des Typs IIB stehen so sehr im Bann ihrer zahlreichen Traumaerlebnisse, dass sie die einzelnen Traumata nicht voneinander zu trennen vermögen. Wenn Klienten dieses Typs über ein bestimmtes Trauma sprechen, finden sie schnell Verbindungen zu anderen Traumata, und so geht es oft immer weiter.

Klienten des Typs IIB lassen sich noch in zwei weitere Unterkategorien unterteilen: Zum Typ IIB(R) zählen Menschen mit stabilem Hintergrund, deren traumatische Erlebnisse jedoch so komplex sind, dass irgendwann ihre Widerstandskraft zusammengebrochen ist. Typische Klienten dieser Art sind jene Holocaust-Überlebenden, über die in der bereits erwähnten norwegischen Studie von Malt und Weisaeth (1998) berichtet wird. Traumatisierte des Typs IIB(nR) sind Menschen, die nie über Ressourcen verfügt haben, die es ihnen ermöglicht hätten, sich vor Traumatisierungen zu schützen, so wie es von Schore (1996) beschrieben wird.

Die Feststellung des genauen Typs eines Traumaklienten ist unter anderem deshalb wichtig, weil die verschiedenen Typen unterschiedliche therapeutische Bedürfnisse haben, insbesondere was die therapeutische Beziehung und die Übertragung angeht. Gewöhnlich benötigen Traumatisierte des Typs I und des Typs IIA weniger Aufmerksamkeit hinsichtlich der therapeutischen Beziehung, und die Übertragung, die sie gegenüber dem Therapeuten entwickeln, ist weniger stark. Viele haben die Ressourcen, die im Rahmen einer langfristigen, übertragungsfokussierten (*transference-focused*) Beziehung angeboten werden können, bereits verinnerlicht. Dies schließt nicht aus, dass bei Klienten dieser Art Übertragungsprobleme auftreten können, doch die therapeutische Beziehung steht bei ihnen im Hintergrund, und ihr Bedürfnis, an bestimmten traumatischen Erinnerungen zu arbeiten, im Vordergrund. Nach dem Erstgespräch und der Beurteilung können Traumaklienten des Typs I und IIA gewöhnlich schon bald direkt an den Traumata arbeiten, deretwegen sie zur Therapie gekommen sind.

Bei Klienten des Typs IIB hingegen müssen mit Hilfe der therapeutischen Beziehung Ressourcen entwickelt werden, bevor an traumatischen Erinnerungen direkt gearbeitet werden kann. Beim Typ IIB(R) hilft die therapeutische Beziehung, die vorhandenen Ressourcen wieder zugänglich zu machen. Die betreffenden Klienten wussten zwar, dass sie über diese Ressourcen verfügten, doch aufgrund der Komplexität und der überwältigenden Natur der erlebten Traumata hatten sie den Kontakt zu ihnen verloren. Bei Klienten des Typs IIB(nR) besteht möglicherweise die gesamte Therapie in der Auseinandersetzung mit der therapeutischen Beziehung. Auf diese Weise werden Ressourcen und Ausdauer entwickelt, worüber die Betreffenden noch nie zuvor in ihrem Leben verfügten. Mit den speziellen Bedürfnissen von Klienten beider Subtypen des Typs IIB werden wir uns im nachfolgenden Abschnitt über die therapeutische Beziehung weiter beschäftigen.

Noch ein weiterer Kliententyp sollte in diesem Zusammenhang erwähnt werden: Klienten, bei denen zwar viele PTBS-Symptome auftreten, die sich aber nicht an Erlebnisse erinnern können, die eine PTBS-Diagnose rechtfertigen würden. Scott und Stradling (1994) haben deshalb eine weitere diagnostische Kategorie vorgeschlagen, der sie den Namen *prolonged duress stress disorder* (PDSD) (»durch langanhaltenden Stress bedingte Störung«) geben. Chronischer, anhaltender Stress in den Entwicklungsjahren (aufgrund von Vernachlässigung, chronischen Krankheiten, eines dysfunktionalen Familiensystems usw.) kann das autonome Nervensystem schädigen, indem es ständig in einem Zustand kurz vor der Kampf-, Flucht- oder Erstarrungsreaktion gehalten wird. Die Bedürfnisse dieses Kliententyps ähneln häufig denjenigen des Typs IIB(nR). Wenn dies zutrifft, sind wahrscheinlich auch die für den letztgenannten Typ geeigneten Behandlungsmethoden die besten. In beiden Fällen ermöglicht die therapeutische Beziehung die Entwicklung jener Bewältigungsfähigkeiten und der Spannkraft, die den Betreffenden während ihrer gesamten Entwicklung gefehlt haben.

DIE BEDEUTUNG DER THERAPEUTISCHEN BEZIEHUNG FÜR DIE TRAUMATHERAPIE

In einer Traumatherapie wird manchmal stärker auf die einzelnen Traumata fokussiert als auf den allgemeinen Einfluss der Traumatisierung auf die zwischenmenschlichen Beziehungen des Klienten, einschließlich der Beziehung zum Therapeuten. Für manche Klienten ist diese Orientierung nützlich, für andere schädlich. Um den individuellen Bedürfnissen von Traumaklienten gerecht werden zu können, sollte man sich zumindest kurz mit der Rolle der therapeutischen Beziehung in der Traumatherapie beschäftigen.

Auch der Körper spielt bei der Arbeit innerhalb einer therapeutischen Beziehung eine wichtige Rolle, denn es kann sehr informativ sein, ihn während der Interaktion zwischen Therapeut und Klient zu beobachten. Das Beobachten von Anzeichen für eine Aktivierung des autonomen Nervensystems, von Spannungsmustern und von intentionalen Bewegungen (Levines [1992] Bezeichnung für leichte Muskelkontraktionen, die auf eine nicht realisierte Verhaltensintention hinweisen können) kann Aufschluss über die Auswirkungen der Beziehung zwischen Therapeut und Klient geben. Manche

Traumaklienten erleben ihr Trauma in der Übertragung erneut – manchmal als psychische Symptome (z. B. Misstrauen), manchmal als somatische Symptome (wie in dem Fallbeispiel auf Seite 203 beschrieben).

Nach Schores (1996) Auffassung werden Erfahrungen in der therapeutischen Beziehung primär als implizite Erinnerungen kodiert, was häufig Veränderungen der synaptischen Beziehungen jenes Gedächtnissystems hinsichtlich der Bindung nach sich zieht. Eine besondere Hervorhebung der therapeutischen Beziehung trägt bei manchen Klienten zur Transformation negativer impliziter Erinnerungen an Beziehungen bei, weil es dadurch zur Neukodierung einer positiven Bindungserfahrung kommt. Gelingt dies, internalisiert der Klient eine neue Repräsentation einer mitfühlenden Beziehung. Dies ändert zwar nichts an der Vergangenheit, doch wird ihm dadurch ein neuer somatischer Marker zur Verfügung gestellt (Damasio 1994), wenn er an Beziehungen denkt oder wenn er darüber nachdenkt, in Zukunft eine Beziehung anzuknüpfen. Eine positive Bindung zum Therapeuten kann das habituierte Vermeiden von oder Angst vor zwischenmenschlichen Beziehungen in ein Bedürfnis nach positiven Kontakten umwandeln.

Die therapeutische Beziehung: Vordergrund oder Hintergrund?

Es wird allgemein akzeptiert, dass die therapeutische Beziehung für das Ergebnis jeder Psychotherapie entscheidend ist. Dies gilt natürlich auch für die Traumatherapie, wobei ihr Stellenwert bei der Behandlung von Fällen dieser Art unterschiedlich ist. An Traumaerinnerungen sollte erst direkt gearbeitet werden, wenn die therapeutische Beziehung so stabil ist, dass sich der Klient in der Therapiesituation und im Kontakt mit dem Therapeuten sicher fühlt. Bei vielen Klienten wird dieses Ziel recht schnell, manchmal schon in der zweiten oder dritten Sitzung, erreicht, bei anderen ist mehr Zeit erforderlich. Letzteren sollen die in den folgenden Kapiteln beschriebenen Prinzipien und Werkzeuge helfen, sich auf die je nach angewandtem Therapiemodell unterschiedlichen Schwierigkeiten einzustellen.

Viele Traumaklienten benötigen sehr viel Zeit, um in der therapeutischen Beziehung ein Gefühl der Sicherheit zu entwickeln. Manchmal nimmt die Arbeit an der Herstellung dieses Sicherheitsgefühls sogar den größten Teil der

Therapie in Anspruch, und die direkte Arbeit am Trauma wird eher nebensächlich. Für solche Klienten ist die Entwicklung von Ressourcen, wie sie in den nächsten beiden Kapiteln beschrieben wird, besonders wichtig: Körperbewusstheit, die Fähigkeit zu »bremsen«, Tonisieren der Muskulatur, Aufbau von Ressourcen, Abgrenzung, duales Fokussieren des Bewusstseins usw. Auch wenn es in Fällen dieser Art nicht möglich ist, direkt an Traumata zu arbeiten, wird andererseits auch der Konfrontation mit dieser Thematik nicht ausgewichen. Vielmehr manifestiert sich der größte Teil des traumatischen Materials in der Interaktion zwischen Therapeut und Klient. Auf diese Weise wird mit Hilfe der Übertragungsreaktion des Klienten auf den Therapeuten und der Gegenübertragungsreaktionen des Therapeuten auf das Trauma Bezug genommen. Diese Art Traumatherapie ist oft sehr mühsam, manchmal aber auch sehr lohnend, sofern Therapeut und Klient bereit und in der Lage sind, den Prozess bis zum Ende durchzustehen.

Was unterscheidet diese Art Traumaklienten von anderen? Weshalb ist die therapeutische Beziehung ein so wichtiger Aspekt ihrer Therapie? Was passiert, wenn der Therapeut die Situation falsch einschätzt und bei ihnen sofort am Trauma selbst zu arbeiten beginnt?

Die therapeutische Beziehung ist für Traumaklienten des Typs IIB am wichtigsten. Dieser Kategorie ist zuzurechnen, was Judith Herman (1992) komplexe PTBS nennt. Wie bereits erwähnt wurde, haben Klienten dieser Art so massive und/oder zahlreiche Traumata erlitten, dass es ihnen an den notwendigen Ressourcen und an dem Durchhaltevermögen für eine konstruktive direkte Konfrontation mit traumatischen Erinnerungen fehlt. Bei ihnen allen scheint ein Vertrauensbruch eine wichtige Rolle zu spielen. Viele Klienten dieser Gruppe haben auf irgendeine Weise durch den Einfluss anderer gelitten, entweder weil ihnen in ihren Entwicklungsjahren zu wenig Aufmerksamkeit geschenkt wurde oder weil sie in anderen Lebensphasen aufgrund menschlichen Einflusses (Misshandlungen, Missbrauch, Überfälle, Vergewaltigungen, Inzest, Krieg, Folter, häusliche Gewalt usw.) zu Opfern wurden. Je früher im Leben Menschen solche Erfahrungen machen, um so stärker wird ihre Fähigkeit, anderen Menschen zu vertrauen, geschädigt. Findet die Viktimisierung erst später im Leben statt, ist der Bruch eines zuvor entwickelten Vertrauens das größere Problem. In manchen Fällen spielen Entwicklungsdefizite (Vernachlässigung oder andere Mängel der Bindungsentwicklung) eine Rolle. Wie bereits in Kapitel 2 erwähnt, können Bindungsdefizite Menschen für die Entwicklung von PTBS und anderen Störungen anfällig machen (Schore 1996). Bei Klienten, die durch zwischenmenschlichen Kontakt Traumata erlitten haben, gewinnt die Arbeit an Vertrauensproblemen in der therapeutischen Beziehung ungeheuer an Bedeutung. Einem Klienten, der nie in der Lage war, anderen Menschen zu vertrauen, muss ermöglicht werden, Vertrauen zu entwickeln. Hat ein Mensch einen Vertrauensbruch erlebt, muss er die Chance erhalten, wieder Vertrauen aufzubauen. Beide Prozesse benötigen Zeit. Klienten, die kein Vertrauen haben, können sich nicht konstruktiv mit ihren traumatischen Erinnerungen auseinandersetzen.

Erst wenn ein Klient Vertrauen zum Therapeuten entwickelt hat, verfügt er über einen Verbündeten, mit dem gemeinsam er sich an die Konfrontation mit seinen Traumata heranwagen kann. Wird versucht, direkt an traumatischen Erinnerungen zu arbeiten, bevor das dazu notwendige Vertrauen entwickelt ist, befindet sich der Klient in der unglücklichen Lage, (oft neuerlich) allein mit seinen Traumata konfrontiert zu werden. Es ist dann meist nicht nur unmöglich, das Trauma aufzulösen, sondern dieses kann sogar noch erheblich verstärkt werden.

Regulierung von Schmerz und Affekt

Zwar setzt sich Allan Schore (1994) nicht direkt mit der Vertrauensthematik auseinander, doch enthält sein umfangreiches Werk über die frühe Bindungsentwicklung viele Hinweise für den Aufbau von Vertrauen bei Traumaklienten des Typs IIB. Schore weist darauf hin, dass zwischen Mutter (oder Ersatzmutter) und Kind eine Bindung entstehen muss, damit das Kind lernen kann, seine Emotionen zu beeinflussen. Diese Fähigkeit nimmt seiner Meinung nach durch die Interaktion des Kindes mit der Mutter im Laufe der Zeit zu und umfasst drei wichtige Phasen: Einklang (attunement), Entfremdung (misattunement) und Wiederherstellung des Einklangs (reattunement) (Schore 1994). Generell findet die Interaktion zwischen Kind und Mutter durch Blickkontakt statt. Solange sich dieser in einem für das Baby erträglichen Bereich bewegt, hält das Kind den Kontakt zur Mutter aufrecht *(attunement)*. Wird das Erregungsniveau zu hoch – entweder durch freudige Erregung oder durch Wut oder Missfallensbekundungen von seiten der Mutter –, unterbricht das Kind den Kontakt *(misattunement)*. Sinkt das Erregungsniveau des Kindes auf ein erträgliches Maß, stellt es den Kontakt zur Mutter wieder her – wobei es nun gewöhnlich ein höheres Erregungsniveau toleriert als vorher *(reattunement)* (Schore 1994). Diese Interaktion ist die Grundlage für die Entstehung einer Bindung und wahrscheinlich entscheidend für die Entwicklung der Fähigkeit des Kindes (und des späteren Erwachsenen), Stress, Emotionen und Schmerz zu regulieren.

> Als die sechsjährige Tony hinfiel und sich das Bein verletzte, tat ihr das sehr weh. Außerdem hatte sie große Angst, als man sie in die Unfallambulanz brachte, um die Wunde zu nähen, und ihre Mutter vor der Tür warten sollte. Tony wurde hysterisch. Schließlich erlaubte der Arzt der Mutter, sich in den Türrahmen des Behandlungsraums zu stellen, so dass das Kind sie sehen konnte. Tony erinnert sich noch gut daran, dass ihr Entsetzen und ihr Schmerz erheblich beim Anblick der Mutter abnahmen. Während der Arzt an ihrem Bein arbeitete, hielt Tony Blickkontakt zur Mutter.

Diesem Beispiel und dem Sachverhalt, der ihm zugrunde liegt, lassen sich viele Implikationen für die therapeutische Beziehung entnehmen. Die meisten Therapeuten sind sich über die affektregulierende Wirkung von Beziehungen im klaren. Instabile Klienten nehmen oft immer wieder Kontakt zum Therapeuten auf, wenn sie sich in starken Erregungszuständen befinden, und sie beruhigen sich oder weinen erleichtert, wenn sie den Therapeuten im Wartezimmer erblicken oder am Telefon den Klang seiner Stimme hören. Auf viele Klienten wirkt schon beruhigend, zwischen den Sitzungen die Stimme ihres Therapeuten auf dessen Anrufbeantworter zu hören.

Einklang (attunement), Entfremdung (misattunement) und Wiederherstellung des Einklangs (reattunement)
Bei manchen Traumaklienten des Typs IIB befindet sich der Therapeut in einer Zwickmühle. Vertrauen zum Therapeuten kann sich nach einem Konflikt (bei Wahrnehmung oder Verdacht eines Verrats oder einer anderen Art trennender Aktivität) entwickeln, sofern dem die Wiederherstellung der Beziehung folgt – Entfremdung und Wiederherstellung des Einklangs. Bei hohem Konfliktrisiko ist es ratsam, den Klienten darauf vorzubereiten, dass er sich zeitweise vom Therapeuten verletzt oder verraten fühlen wird. Durch eine ausdrückliche Vorbereitung auf solche Eventualitäten können dieselben zu konstruktiven Erlebnissen werden.

Frank hatte noch nie in seinem Leben einen anderen Menschen gekannt, auf den er sich verlassen konnte. Seine beiden Eltern waren Alkoholiker gewesen, und sein Vater war zu allem Überfluss auch noch gewalttätig. Frank legte großen Wert auf seine Unabhängigkeit und fürchtete sich vor jeder Nähe und Intimität. Außerdem war er emotional sehr instabil. Er hatte große Schwierigkeiten, eine Arbeitsstelle zu behalten, weil er zu Wutanfällen neigte.

Die erste Phase seiner Therapie zielte darauf, seine Stabilität zu erhöhen. Die Entwicklung von sowohl körperlichen als auch psychischen Ressourcen (siehe nächstes Kapitel) spielte am Anfang unserer Zusammenarbeit eine wichtige Rolle. Doch Ressourcen für den zwischenmenschlichen Kontakt waren bei ihm schwer zu finden. Frank hatte zu anderen Menschen generell nur geringes Vertrauen. Ich war von Anfang an davon überzeugt, dass bei ihm die Gefahr einer vorzeitigen Beendigung der Therapie wegen eines Konflikts (Entfremdung) groß war. Doch sprach ich dieses Thema erst an, nachdem wir uns ein wenig besser kennengelernt hatten. In einer der ersten Therapiesitzungen sagte ich ihm, im Laufe der Behandlung werde er möglicherweise so wütend auf mich werden, dass er die Therapie abbrechen wolle. Er bestätigte dies, denn genau dieses Problem hatte er schon dreimal mit

Therapeuten gehabt. Ich erklärte ihm Schores Konzepte *Einklang, Entfremdung* und *Wiederherstellung des Einklangs* und fügte hinzu, der Zustand der Entfremdung trete nicht nur zwangsläufig ein, sondern sei sogar erforderlich. Andernfalls sei es nicht möglich, den Einklang wiederherzustellen, doch genau dies sei zur Stärkung der Beziehung notwendig. Ich fragte ihn, was er in jenen Situationen, in denen es ihm nicht gelungen sei, seine Wut auf die früheren Therapeuten aufzulösen, gebraucht hätte. Er behauptete, jene Therapeuten hätten jede Verantwortung für seine Gefühle abgelehnt, sie seien nicht bereit gewesen, zu sehen, was sie angerichtet hatten, und, was für ihn am wichtigsten war: Sie hätten sich für das, was sie getan hatten, auch nicht entschuldigt. Indem ich mit ihm über diese kritische Situation sprach, bevor ich sie selbst mit ihm durchlebte, erfuhr ich viel über seine Persönlichkeit und über seine psychischen Verletzungen. Er gestand mir auch, dass der Schmerz, den sein Vater ihm durch Gewalttätigkeit zugefügt hatte, ihm weitaus weniger ausmache als der Mangel an Reue des Vaters über sein Verhalten. Der Vater hatte sich bei Frank nie wegen seiner Gewaltausbrüche entschuldigt.

Als ich einige Wochen später eine Therapiesitzung wegen Krankheit verlegen musste, wurde Frank wütend und fühlte sich im Stich gelassen. Er sagte den folgenden Termin von sich aus ab und hinterließ auf meinem Anrufbeantworter die Nachricht, er werde mich anrufen, falls und zu welchem Zeitpunkt er die Arbeit fortsetzen wolle. Da wir uns mit dieser Situation bereits beschäftigt hatten, waren meine Chancen, Kontakt zu ihm aufzunehmen und ihn an das, worüber wir vorher gesprochen hatten, zu erinnern, recht gut. Ich schlug ihm vor, zumindest noch einmal zu mir zu kommen, damit wir über das, was passiert war, sprechen könnten. Er willigte ein, war aber immer noch sehr wütend. Während der Sitzung tobte er lange. Als er sich schließlich zu beruhigen schien, riskierte ich es, mich dafür zu entschuldigen, dass es mir nicht möglich gewesen war, für ihn da zu sein, als er mich gebraucht hatte. Er reagierte darauf skeptisch und fragte mich, ob ich das wirklich so meinte und ob ich mich nicht nur deshalb entschuldigte, weil er mir vorher von seinen früheren Erlebnissen erzählt hätte. Als ich ihm erklärte, dass ich den Schmerz unter seiner Wut sehen und hören könnte und dass es mir aufrichtig leid tue, dass ich nicht hätte für ihn da sein können, weinte er. Nachdem er sich wieder beruhigt hatte, nahm er meine Entschuldigung an und arbeitete danach weiter regelmäßig mit mir. Dies war unsere erste, aber keineswegs letzte gemeinsame Erfahrung mit Entfremdung und Wiederherstellung des Einklangs.

Eine andere Art von Entfremdung kann entstehen, wenn ein Klient die Erinnerung an einen Täter auf den Therapeuten überträgt und anfängt, sich in seiner Gegenwart zu fürchten. In solchen Fällen muss der Therapeut dem Klienten helfen, die reale Beziehung zu ihm zu überprüfen und diese von der Erinnerung an den Täter zu unterscheiden. Wenn man einen Klienten in einer solchen übertragungsbedingten Entfremdung »schmoren« lässt, kann sich dies sehr nachteilig auf den Therapieprozess auswirken und die Angst des Klienten derart verstärken, dass er sich bei niemandem sicher fühlen kann.

Wie Sie sehen, gibt es viele Möglichkeiten der Traumabehandlung. Die therapeutische Beziehung ist in einer Traumatherapie je nach den individuellen Bedürfnissen des Klienten mehr oder minder wichtig. Eine sorgfältige Einschätzung des Typs, dem ein Klient zuzurechnen ist, und dessen, wie es um seine aktuelle Funktionsfähigkeit bestellt ist, trägt bei zur Entscheidung darüber, welchen Stellenwert die therapeutische Beziehung im konkreten Fall hat.

SICHERHEIT

Sicherheit in der Lebenssituation des Klienten

Das erste Erfordernis jeder Traumatherapie ist Sicherheit (Herman 1992). Dies gilt nicht nur für die Therapiesituation, sondern auch für das Leben des Klienten. Ein Trauma kann nicht aufgelöst werden, solange ein Klient in einer unsicheren und/oder traumatisierenden Umgebung lebt. Die Auflösung eines Traumas erfordert das Loslassen der Abwehr, denn durch sie ist das Trauma verfestigt worden. Wenn Traumatisierte weiterhin in einer unsicheren oder traumatisierenden Situation leben, sind sie nicht in der Lage oder es ist für sie nicht ratsam, ihre Abwehr aufzugeben. In solchen Fällen muss zunächst dafür gesorgt werden, dass der Klient in einer sicheren Situation leben kann und/oder dass er sich sicher fühlt. Dies ist in vielen Fällen eine Frage des gesunden Menschenverstandes. Beispielsweise muss eine Frau, die von ihrem Mann geschlagen worden ist, von diesem getrennt werden; ein Klient, der in seinem Haus überfallen wurde, sollte zusätzliche Tür- und Fensterverschlüsse installieren lassen; und ein Vergewaltigungsopfer kann sich möglicherweise erst mit seiner Erinnerung an die Vergewaltigung auseinandersetzen, wenn der Täter verurteilt worden ist und eine Gefängnisstrafe absitzt.

Die Sicherheit im Leben eines Klienten lässt sich auch erhöhen, indem man möglichst viele Trigger identifiziert und diese (zeitweilig) entfernt. Manchmal protestieren Klienten gegen die Entfernung von Triggern und beharren in solchen Fällen darauf, dass sie lernen müssten, mit ihren Ängsten zu leben. Doch manchmal brauchen sie die Erleichterung, die durch das Entfernen der Trigger eintritt, um überhaupt lernen zu können, mit ihren Ängsten zu leben. Durch die zeitweilige Entfernung eines Triggers wird dessen Wirkung verringert und manchmal sogar völlig aufgelöst, so dass er später ohne negative Folgen wieder in das Leben des Klienten integriert werden kann.

Rodney litt unter häufigen Depersonalisierungsepisoden. Er verlor dabei buchstäblich das Gefühl für seine eigene Haut – eine sehr beängstigende Erfahrung. Ich schlug ihm vor, er solle versuchen, dieses Gefühl mit Hilfe einer kalten Dusche wiederherzustellen (der Temperaturunterschied kann das Empfinden der Körperperipherie wecken – eine Auseinandersetzung mit den Grenzen der Haut finden Sie in Kapitel 7). Zwar hatte er gegen diese Ideen prinzipiell nichts einzuwenden, doch zögerte er, sie tatsächlich auszuprobieren, weil er, wie er mir gestand, schreckliche Angst vor dem Duschen hatte. »Oh!« antwortete ich, »was machen Sie denn dann statt dessen?« – »Ich halte einfach die Luft an und dusche dann so schnell wie möglich«, antwortete er. Dieser Tortur unterwarf er sich jeden Tag! Mich interessierte zunächst weniger,

weshalb er so große Angst vor dem Duschen hatte; mir ging es vor allem
darum, diesen täglichen Schrecken aus seinem Leben zu entfernen und
ihm dadurch eine gewisse Erleichterung zu verschaffen. Durch weiteres
Nachfragen fand ich heraus, dass er keine allgemeine Angst vor Wasser
oder davor, sich zu waschen, hatte, sondern nur vor dem Duschen. Ich
fragte ihn, ob er sich die Haare in der Küche im Spülbecken waschen
und ein Schaumbad nehmen könne. Er sagte, beides sei ihm problemlos
möglich. (Wäre das Baden für ihn generell ein Problem gewesen, hätte
es wesentlich mehr Einfallsreichtum erfordert, ihm unter Berücksichtigung der Hygieneerfordernisse zu helfen.) Wir kamen überein, dass er
mindestens drei Wochen lang nicht duschen würde. Nach vier Wochen
berichtete er, er dusche nun wieder täglich. Zwar gefiel ihm dies immer
noch nicht sonderlich, aber er litt nicht mehr darunter. Die kurzzeitige
Entfernung dieses Triggers hatte ausgereicht, um seine Wirkung auf den
Klienten zu verringern.

Sicherheit in der Therapiesituation

Keine Traumabehandlung sollte stattfinden, bevor eine tragfähige Beziehung
zwischen Klient und Therapeut entstanden ist. Natürlich kann ein Klient
einem Therapeuten, den er gerade neu kennenlernt, nicht völlig vertrauen;
und das wäre auch nicht ratsam. Eine Vertrauensbasis muss für diese Arbeit
vorhanden sein, und beide Seiten brauchen etwas Zeit, um sich aneinander zu
gewöhnen. Manchmal lassen sich therapeutische Misserfolge auf den verfrüh-
ten Einsatz von Techniken – manchmal schon während der ersten Sitzung –
zurückführen. Es sollten mindestens eine, besser noch zwei oder drei Sitzungen
stattfinden, bevor Techniken der Traumatherapie angewandt werden, damit
der Klient genügend Zeit hat, den Therapeuten kennenzulernen und Vertrauen zu ihm zu entwickeln. Allerdings lässt sich in dieser Hinsicht keine all-
gemeingültige Faustregel aufstellen. Manche Klienten brauchen Jahre, bis ihre
Beziehung zum Therapeuten so stark ist, dass sie sich zur direkten Arbeit an
ihren traumatischen Erinnerungen in der Lage fühlen.

ENTWICKLUNG UND WIEDERANEIGNUNG VON RESSOURCEN

Je mehr Ressourcen einem Klienten zur Verfügung stehen, um so leichter ist es, ihn zu behandeln, und um so günstiger fällt die Prognose aus. Bei der Anamnese sollte nicht nur nach Traumata, sondern auch nach Ressourcen Ausschau gehalten werden. Die entdeckten Ressourcen sollten evaluiert und fehlende entwickelt werden, bevor man mit der schwierigen Arbeit der Traumabehandlung beginnt – wobei natürlich zu bedenken ist, dass einige Ressourcen erst während der Traumaarbeit selbst entwickelt werden können. Es gibt fünf Hauptarten von Ressourcen: *funktionelle, körperliche, psychische, zwischenmenschliche* und *spirituelle*.

Zu den *funktionellen Ressourcen* zählen die praktischen, beispielsweise ein sicherer Ort, an dem man leben kann, ein zuverlässiges Auto, Zusatzschlösser usw. Außerdem ist es manchmal notwendig, Klienten während einer Traumatherapie Ressourcen in Form von schützenden Verträgen anzubieten. Diese Idee stammt aus der Transaktionsanalyse (Goulding & Goulding 1997). Ein Traumaklient wird häufig mit Situationen konfrontiert, in denen sich die in der Therapie untersuchten Probleme spiegeln. Dies ist eine zwar geheimnisvolle, aber doch recht verbreitete Erscheinung: Ein Klient, der an einem Trauma arbeitet, das er infolge eines Autounfalls erlitten hat, erlebt einen Fast-Unfall. Eine Frau, die an den Nachwirkungen einer Vergewaltigung arbeitet, wird in der Dunkelheit verfolgt. Die populäre Bezeichnung für dieses Phänomen ist »Synchronizität«. Sicherheitsverträge können in solchen Fällen nützlich sein. Beispielsweise kann es sinnvoll sein, einen Klienten, der nach einem Autounfall an seiner PTBS arbeitet, einen Vertrag abschließen zu lassen, in dem er sich verpflichtet, besonders achtsam Auto zu fahren, oder eine Klientin, die aufgrund eines Überfalls ein Trauma erlitten hat, durch einen Vertrag zu besonderer Vorsicht bei Nacht zu verpflichten.

Körperliche Stärke und Agilität sind Beispiele für *körperliche* Ressourcen. Manche Klienten profitieren von Krafttraining mit Gewichten, wodurch der Muskeltonus erhöht wird. Für andere sind Techniken, die den Körper in der Ausführung schützender Bewegungen schulen, beispielsweise ein Training in

einer Selbstverteidigungstechnik, eine nützliche Ergänzung der Traumatherapie. Generell wird durch die Stärkung körperlicher Ressourcen bei vielen
Klienten das Selbstvertrauen gestärkt.

Daniel litt unter starken Ängsten, seit er ein heftiges Erdbeben überlebt
hatte. Er war hypervigilant, schlief schlecht und hatte sogar Schwierigkeiten zu baden. Er hatte das Gefühl, ständig auf das nächste Erdbeben
gefasst sein zu müssen. Während er sprach, fiel mir ein Widerspruch in
seiner Haltung auf. Er schien sich bequem in seinem Stuhl zurückzulehnen, doch standen seine Füße in einer Position auf dem Boden, als wolle
er im nächsten Augenblick losrennen. Als ich ihn darauf hinwies,
bestätigte er, dass er sich nie entspannen könne; er sei ständig darauf
gefasst, unter dem nächsten Tisch oder Türsturz Schutz suchen zu müssen. Außerdem war in diesem Moment seine Herzfrequenz stark erhöht,
und seine Hände waren mit kaltem Schweiß bedeckt. Ich fragte ihn, ob
er eine dieser Defensivhaltungen geübt habe. Das hatte er nicht. Daraufhin empfahl ich ihm, genau dies nun zu tun und dem Impuls seiner
bereits fluchtbereiten Füße zu folgen. Er stürzte zur Tür meines Behand-
lungsraums, öffnete sie und duckte sich unter den Türsturz. Nachdem er
diese Übung dreimal wiederholt hatte, fragte ich ihn, ob sein Herzschlag
immer noch beschleunigt sei und ob seine Hände weiterhin kalten
Schweiß produzierten. Beide Körperreaktionen waren abgeklungen. Ich
empfahl Daniel, die Übung während der Arbeit und zu Hause zu wiederholen, um die besten Möglichkeiten, sich in Sicherheit zu bringen,
herauszufinden. In der folgenden Woche war seine ständige Vigilanz
erheblich zurückgegangen, denn mittlerweile hatte er die Bewegungen,
durch die er sich im Fall eines Erdbebens in Sicherheit bringen konnte,
in seinem Körper verankert.

Zu den *psychischen* Ressourcen zählen unter anderem Intelligenz, Humor, Neugierde, Kreativität (einschließlich künstlerischer und musikalischer Talente)
und fast alle Abwehrmechanismen. Es wirkt stärkend, Abwehrmechanismen als
jene positiven Bewältigungsstrategien anzusehen, die sie ursprünglich einmal

waren. Sie alle sind positive Ressourcen. Ausnahmen bilden nur Abwehrmechanismen, die andere Menschen schädigen. Jeder Abwehrmechanismus war einmal ein (gewöhnlich erfolgreicher) Selbstschutzversuch. Problematisch sind nicht die Abwehrmechanismen selbst, sondern ihre Einseitigkeit und Begrenztheit. Jeder Abwehrmechanismus beraubt uns der Möglichkeit, uns auch für das Gegenteil zu entscheiden (Rothschild 1995b). Dazu drei Beispiele:

1. Der Abwehrmechanismus des Rückzugs ist an und für sich nicht problematisch. Wer von uns müsste sich nicht gelegentlich zurückziehen? Von Nachteil ist allerdings, wenn man sich nur zurückziehen und sich niemals auf den Kontakt mit anderen einlassen kann. Andererseits befindet sich ein Mensch, der Angst vor der Einsamkeit hat und deshalb ständig die Gesellschaft anderer sucht – jemand, der das Alleinsein nicht genießen kann – in einer ebenso misslichen Lage.
2. Menschen, die unter Stress jederzeit ihre Wut zum Ausdruck bringen, können sich zwar wehren, aber manchmal nur, indem sie andere von sich wegtreiben. Obwohl ein Mensch, der Wut nicht ausdrücken kann, Entfremdung von anderen vermeidet, fällt es ihm möglicherweise schwer, sich nötigenfalls zu verteidigen. Beide Strategien sind Ressourcen.
3. Viele würden einen Menschen beneiden, der beim Zahnarzt so stark dissoziieren kann, dass er bei einer schmerzhaften Behandlung keine Betäubung braucht. Natürlich kann eine unbemerkte Dissoziation dieser Stärke in anderen Bereichen des Alltagslebens Probleme verursachen. Man muss solchen Klienten helfen, ihre Dissoziation unter Kontrolle zu bekommen, was bedeutet, dass sie weiterhin in der Lage sind, sie zu nutzen, wenn dies für sie von Vorteil ist (beispielsweise beim Zahnarzt), dass sie aber auch in der Gegenwart bleiben können, wenn dies für sie sicherer und nützlicher ist (beispielsweise beim Autofahren).

Der beste Umgang mit einem einschränkenden Abwehrmechanismus besteht nicht darin, ihn zu beseitigen, sondern darin, sein Gegenteil zu entwickeln, um ein Gleichgewicht herzustellen und die Möglichkeit der Wahl zu schaffen.

Eine solche positive Sichtweise ist Klienten, die sich ihrer Abwehrmechanismen schämen, oft sehr nützlich.

Das aktuelle soziale Netz eines Klienten, zu dem sein ehelicher oder nichtehelicher Partner, andere Familienmitglieder und seine Freunde zählen, bildet das Zentrum seiner *zwischenmenschlichen Ressourcen*. Auch die Erinnerung an wichtige frühere Kontakte zu Menschen kann positive Gefühle und Empfindungen aktivieren. Erinnerungen an Freunde, Eltern, Großeltern, Lehrer und Nachbarn können die therapeutische Arbeit sehr unterstützen. Auch Tiere gehören in diese Kategorie. Haustiere sind häufig machtvolle Ressourcen, insbesondere Tiere, die Klienten im Augenblick besitzen, aber auch solche, die sie früher einmal besessen haben.

Alex' Enthusiasmus für das Bergsteigen endete blitzartig, als sie einen schweren Sturz erlitt. Sie kam mit zahlreichen Prellungen und einem gebrochenen Arm davon. Vier Jahre nach dem Unfall wurde sie immer noch von Bildern ihres Sturzes verfolgt, und manchmal wachte sie mitten in der Nacht schweißüberströmt auf. Während sie mir dies erzählte, erbleichte sie und fing an, schneller zu atmen. Ihr Mann hatte kein Mitleid mit ihr. Er war immer gegen diesen Sport gewesen, und als er von dem Unfall gehört hatte, war er wütend geworden. Die Tatsache, dass der Unfall Alex immer noch verfolgte, gab ihm die Sicherheit, dass sie nicht mehr klettern würde. Während wir uns mit den Nachwirkungen des Unfalls beschäftigten (in Kapitel 8 wird erklärt, weshalb zuerst mit den Nachwirkungen eines Traumas gearbeitet wird), erinnerte Alex sich daran, dass sie sich nach dem Unfall von ihrem Mann völlig verlassen gefühlt hatte. Seine Reaktion war für sie schlimmer gewesen als ihre körperlichen Verletzungen. Nach ihrer Entlassung aus dem Krankenhaus hätte sie liebevolle Zuwendung und Pflege gebraucht, doch er war zu verärgert gewesen, um ihr dies bieten zu können. Er sorgte zwar dafür, dass ihre Grundbedürfnisse erfüllt wurden, war aber nicht in der Lage, ihr die Unterstützung zu geben, die sie gebraucht hätte. Ich fragte sie: »Wie haben Sie das überlebt?« Alex antwortete: »Wissen Sie, ich glaube, ohne meinen Golden Retriever hätte ich es nicht gekonnt. Solo

blieb Tag und Nacht bei mir und entfernte sich höchstens einmal ganz
kurz.« Ich forderte sie auf, sich Solos Aufmerksamkeit zu vergegenwärtigen. Wo legte er sich hin? Wie fühlte sich sein Fell in ihrer Hand an?
Konnte sie sich an seine Wärme erinnern? Als Alex sich an ihren Kontakt zu Solo erinnerte, beruhigte sie sich und weinte leise. Es berührte
sie, sich an die Liebe des Hundes zu ihr zu denken. Ihre Atmung nor-
malisierte sich, und die Farbe kehrte in ihr Gesicht zurück.

Spirituelle Ressourcen umfassen den Glauben an eine höhere Macht, die Orientierung an einer religiösen Führergestalt, die regelmäßige religiöse Praxis
und die Kommunikation mit der Natur. Manchmal ist es für Therapeuten, die
selbst an etwas anderes glauben, schwierig, die spirituellen Ressourcen eines
Klienten zu nutzen. Es lohnt sich, mit dieser Gegenübertragungsreaktion fertig
zu werden, denn spirituelle Ressourcen können die Heilung von Traumata sehr
günstig beeinflussen. Außerdem ist für Traumaopfer, die sich von ihren religiösen Überzeugungen im Stich gelassen fühlen, die Wiederherstellung ihrer
unterbrochenen Beziehung zur Spiritualität ein entscheidender Schritt auf
dem Weg zur Heilung.

Manchmal ist es nützlich, PTBS-Klienten zu helfen, sich die Tatsache ihres
Überlebens und die Art ihres Weiterlebens nach dem Trauma zu vergegenwärtigen. Jeder Traumaüberlebende hat an seinem eigenen Überleben mitge-
wirkt, selbst wenn diese Mitwirkung im Erstarren oder in einer Dissoziation
bestand. Mit Hilfe dieser Übung merken viele erst, über wie viele Ressourcen
sie tatsächlich verfügen. Das Resultat kann sehr nützlich sein. Im ungünstig-
sten Fall verhindert die Erinnerung der Klienten an ihre Ressourcen, dass sie in
Verzweiflung versinken.

Der fünfzigjährige Arnold stand kurz vor einer stationären Behandlung.
Nach einem traumatischen Erlebnis in seinem Beruf war sein psychischer Zustand immer schlechter geworden, und er glaubte mittlerweile,
er sei ein hoffnungsloser Fall und völlig hilflos. Er meinte, er werde mit
seiner Situation so schlecht fertig, dass er sich nur noch in einer Klinik
behandeln lassen könne. Seine Frau zwang ihn, mit mir einen Termin zu

vereinbaren, und sie brachte ihn auch zum vereinbarten Zeitpunkt mit dem Auto zu mir, weil er so große Angst hatte, dass er sich nicht in der Lage fühlte, allein zu mir zu kommen. Während des Erstgesprächs klagte Arnold über all die Fähigkeiten, die er verloren hatte: Er konnte nicht mehr arbeiten, hatte seine Freunde verloren, alle gaben ihn auf, er hatte ständig große Angst, er konnte nichts für sich tun. Diese letzte Bemerkung griff ich auf und berichtete meine Beobachtung: »Ich sehe, dass Sie gut rasiert sind. Wer hat Sie heute rasiert?« – »Wieso? Ich natürlich«, antwortete er. »Und wer hat Sie angezogen?« fragte ich weiter. »Ich selbst«, antwortete er ein wenig misstrauisch. Ich fuhr fort: »Und wer hat Sie beim Frühstück gefüttert?« Er versicherte: »Ich habe nicht viel gegessen.« Ich entgegnete: »Das ist in Ordnung, aber wer hat Ihnen das, was Sie gegessen haben, gegeben?« – »Natürlich habe ich es mir selbst genommen!« antwortete er, mittlerweile ein wenig ungehalten. Am Ende der Sitzung hatte Arnold etwas mehr Mut. Vollkommen überzeugt von seiner generellen Hilflosigkeit, hatte er übersehen, dass er immer noch sehr gut für die Erfüllung seiner Grundbedürfnisse zu sorgen vermochte. Natürlich brachte diese eine Intervention Arnold noch nicht die Heilung, aber sie war ein wichtiger erster Schritt, der es ihm ermöglichte, den Klinikaufenthalt zu vermeiden.

OASEN, ANKER UND DER SICHERE ORT

Oasen

Viele Traumaklienten profitieren von Aktivitäten, die sie von ihren Traumata ablenken. Was diese Funktion jeweils erfüllt, ist unterschiedlich, doch haben Aktivitäten, die dies leisten, gewisse Gemeinsamkeiten. Eine Oase muss eine Aktivität sein, die Konzentration und Aufmerksamkeit erfordert. Fernsehen und Lesen erfüllen die Funktion gewöhnlich nicht besonders gut, weil man dabei leicht in die eigenen Gedanken abdriften kann. Anders verhält es sich mit noch nicht automatisierten Beschäftigungen. Beispielsweise erfüllt Stricken diese Funktion bei einigen, allerdings nicht bei Menschen, die schon ihr ganzes Leben lang stricken – es sei denn, sie wählen ein besonders schwieriges Muster. Einigen hilft es, ein Auto zu reparieren, andere profitieren von Gartenarbeit, und viele empfinden Computerspiele oder Arbeit in einer abgeschiedenen Situation als nützlich. Worauf die Wahl auch immer fallen mag, der Wert einer Oase ist an Körpergewahrsein (siehe nächstes Kapitel), Verringerung von Hyperarousal und deutlichem Abnehmen des inneren Dialogs zu erkennen.

Anker

Das Konzept der Anker entstammt dem Neurolinguistischen Programmieren (NLP) (Bandler & Grinder 1979) und wurde von mehreren Traumatherapien übernommen. Im Grunde ist ein Anker eine konkrete, beobachtbare Ressource (im Gegensatz zu einer verinnerlichten Ressource wie Selbstvertrauen). Ein Anker sollte möglichst dem Lebenszusammenhang des Klienten entstammen, weil dann die damit verknüpften, in Körper und Geist gespeicherten positiven Erinnerungen genutzt werden können. Beispiele hierfür sind bestimmte Personen (eine Großmutter, ein bestimmter Lehrer, ein Partner), Tiere (das Lieblingshaustier), Orte (das eigene Haus, ein Platz in der Natur), Objekte (ein Baum, ein Boot, ein Stein) oder Aktivitäten (Schwimmen, Wandern, Gartenarbeit). Ein Anker ist geeignet, wenn er dem Klienten ein (körperliches und emotionales) Gefühl der Erleichterung und des Wohlbehagens vermittelt.

Bei der Traumaarbeit sollte jeder Klient mindestens einen Anker etablieren, der in schwierigen Situationen während der therapeutischen Arbeit jederzeit zur Stabilisierung genutzt werden kann. Anker können auch durch Einführung einer der zuvor genannten Ressourcen geschaffen werden.

Mir war aufgefallen, dass Cynthias Verhalten sich veränderte, als sie mir während des Erstgesprächs von ihrer besten Freundin erzählte. Sie hatte meine Praxis in einer fast reumütigen, ängstlichen und misstrauischen Haltung betreten. Sie hatte zusammengekrümmt, ängstlich und bleich dagesessen. Doch als sie über ihre Freundin sprach, wuchs sie sichtlich; ihr Kopf richtete sich auf, und ihre Brust weitete sich. Ihre Wangen nahmen eine gesunde rote Färbung an, und sie atmete freier. Ich markierte meine Notizen über ihre Freundin mit einem Stern. Im weiteren Verlauf des Gesprächs wurde sie ziemlich bleich, als sie mir von den vielen Traumata erzählte, die sie erlebt hatte. Sie berichtete, ihr Herz poche. Daraufhin unterbrach ich sie und schlug ihr vor, noch einmal auf einige Dinge, über die sie vorher berichtet hatte, zurückzukommen. »Wie hieß Ihre Freundin doch gleich? Ich habe vergessen, mir den Namen aufzuschreiben. Erzählen Sie mir mehr über sie.« Das bloße Nennen des Namens der Freundin verringerte Cynthias starken Erregungszustand. Während wir über die Freundin sprachen, kehrte die Farbe in ihr Gesicht zurück, und sie sagte, ihr Herzschlag habe sich wieder normalisiert. Nachdem sie sich auf diese Weise entspannt hatte, fiel es ihr leichter, mir über ihre Traumata zu berichten.

Anker können auch benutzt werden, um einem traumatischen Ereignis eine andere Bedeutung zu geben – wodurch nicht die Tatsachen verändert werden, sondern der Eindruck, den sie beim Betroffenen erzeugen.

In einer späteren Sitzung in Cynthias Therapie konnte ich meine Erkenntnisse über ihre beste Freundin noch einmal nutzen. Während Cynthia über eine Misshandlung durch ihre Mutter berichtete, zitterte sie. Sie hatte große Angst gehabt und war zu klein gewesen, um sich wehren zu können. Ich fragte sie: »Wie wäre dieser Vorfall verlaufen, wenn Ihre beste Freundin dabei gewesen wäre?« Cynthia antwortete: »Das wäre nicht möglich gewesen, weil ich sie damals noch gar nicht kannte!« Ich fuhr fort: »Ja natürlich, aber wenn Sie sie schon gekannt hätten und sie die Situation miterlebt hätte, was hätte dies dann geändert?« – »Sie hätte meine Mutter davon abgehalten, mich zu schlagen. Sie ist nämlich größer, als meine Mutter jemals war, und hätte sie leicht zurückhalten können!« – »Wenn Sie sich jetzt an jenen Vorfall erinnern und sich vorstellen, dass Ihre Freundin anwesend ist, wie empfinden Sie dies dann in Ihrem Körper?« – »Ich fühle mich ruhiger. *(Sie fängt an zu weinen.)* Ich wünschte, sie *wäre* damals dabeigewesen. Es war so schrecklich!« Die Tränen flossen und hatten eine heilende Wirkung. Cynthia trauerte zum ersten Mal über all die schrecklichen Erlebnisse.

Wenn man einen Anker etabliert und insbesondere, wenn er aus dem derzeitigen Leben des Klienten stammt, kann dies zwar nicht die Realität verändern, aber die Situation in einem anderen Licht erscheinen lassen und helfen, das in der Vergangenheit erlebte Trauma vom Leben in der Gegenwart zu trennen.

Einen Anker zu etablieren ist leicht. Wird das Hyperarousal zu stark, wechselt der Therapeut einfach das Thema. »Wir unterbrechen dies nun für einen Augenblick. Erzählen Sie mir etwas über [Einfügen des Ankers].« Die Verbindung kann durch das Nennen von mit dem Anker verbundenen sensorischen Signalen vertieft werden. Eine der größten Schwierigkeiten bei der Arbeit mit Ankern ist, dass man sich daran gewöhnen muss, den »Fluss« des Klienten zu unterbrechen. Ist erst einmal klar, wie förderlich Anker sind, entwickeln Therapeut und Klient mehr Toleranz gegenüber solchen Unterbrechungen. Anker ermöglichen, die Arbeit an schwierigen Erinnerungen fortzusetzen, indem man von Zeit zu Zeit das Niveau des Hyperarousals verringert, statt es eskalieren zu lassen. Bei jeder Benutzung des Ankers wird das Arousal verringert. Fährt der Klient anschließend mit der Traumaarbeit fort, geschieht dies auf einem niedrigeren Erregungsniveau als vor der Unterbrechung. So kann eine traumatische Erinnerung vollständig verarbeitet werden, ohne dass unterdessen das Hyperarousal außer Kontrolle gerät.

Arbeit am Trauma → Hyperarousal → Anker → Absinken des Arousals

Die Nutzung von Ankern spielt in der ausführlichen Beschreibung einer Therapiesitzung am Ende von Kapitel 6 eine wichtige Rolle.

Der sichere Ort

Der sichere Ort ist ein spezieller Anker. Er wurde zunächst in der Hypnose benutzt, um die bei der Arbeit an traumatischen Erinnerungen auftretende Belastung zu verringern (siehe z. B. Napier 1996). Ein sicherer Ort ist ein aktueller oder erinnerter Ort des Schutzes (Jørgensen 1992). Zu diesem Zweck

sollte möglichst ein realer irdischer Ort gewählt werden, den der Klient irgendwann in seinem Leben kennengelernt hat. Mit der Erinnerung an einen solchen Ort ist somatische Resonanz verbunden – Anblicke, Gerüche, Geräusche
usw., die mit ihm assoziiert werden, werden allesamt als sensorische Erinne-
rungsspuren aufgezeichnet – was bedeutet, dass sie sehr leicht zugänglich und
deshalb für den Klienten sehr nützlich sind. Er kann sich seinen sicheren Ort
in Zeiten hoher Belastung und großer Angst vergegenwärtigen, und dieser
kann ebenso wie jeder andere Anker benutzt werden: um während einer
Therapiesitzung das Arousal zu verringern.

Und wenn das alles nicht funktioniert?

Manche Klienten erwecken den Eindruck, sie seien nicht in der Lage, sich
beruhigende Bilder von Ankern und sicheren Orten vorzustellen und dieselben zu nutzen. Möglicherweise wird bei ihnen das imaginierte Bild auf irgendeine Weise kontaminiert und vermittelt deshalb nicht mehr das eigentlich
damit assoziierte Gefühl der Sicherheit. Dies kann so sein, wenn der betreffende Klient glaubt, die Phantasie habe die Kontrolle über ihn, statt dass er die
Phantasie kontrolliere. Erinnert sich beispielsweise ein Klient, der einen ihm
positiv gesinnten Großelternteil als Anker gewählt hat, plötzlich an eine Ent-
täuschung mit diesem Menschen, oder jemand wird von der Angst überfallen,
ein sicherer Ort im Wald könnte gefunden und von Feinden besetzt werden,
muss der Therapeut zunächst ein offenes Gespräch mit dem Klienten führen
und ihn dann daran erinnern, dass es sich um eine Phantasie handelt und er die
Dinge so gestalten kann, wie er möchte. Anschließend muss er ihm erklären,
dass er keinen absolut perfekten Anker benötigt, sondern dass es ausreicht,
wenn dieser seine Funktion erfüllt. Ein in der Phantasie entwickelter sicherer
Ort oder eine ebenso entstandene sichere Person lassen sich auf Weisen beeinflussen, wie es bei realen Orten und Menschen nicht möglich ist. Beispielsweise kann ein Anker auf die besten oder auf ideale Erinnerungen an einen
Großelternteil beschränkt werden. Eine andere Strategie besteht darin, sich
die Existenz einer (sichtbaren oder unsichtbaren) Barriere um den sicheren Ort
im Wald herum vorzustellen sowie Wachen, die ihn beschützen (Bodynamic
1988-1992). Vorgestellte Verschönerungen, die die beruhigende Wirkung des

Ankers oder des sicheren Ortes verstärken, sind in solchen Fällen oft von Nutzen.

Eine geringe Toleranz gegenüber positivem Affekt kann die Nützlichkeit eines Ankers oder eines sicheren Ortes ebenfalls einschränken. Einige Klienten entwickeln starke Ängste, wenn sie sich positive Situationen oder Gefühlszustände vorstellen oder wenn sie sich tatsächlich in solchen Zuständen befinden. Manche PTBS-Klienten haben Schwierigkeiten, die Reaktionen des Nervensystems bei positiven Emotionen (Glück, Freude usw.) von solchen bei Angst zu unterscheiden; beispielsweise kann mit beiden Arten von Gefühlen eine Erhöhung der Herz- und Atemfrequenz verbunden sein. Durch Schulung des Körpergewahrseins (siehe nächstes Kapitel) lässt sich die Fähigkeit, dies zu unterscheiden, entwickeln, denn Angst ist gewöhnlich mit Erbleichen und einem Absinken der Hauttemperatur im Gesicht und in den Gliedmaßen verbunden, wohingegen Freude und Glück mit einer leichten Rötung des Gesichts und mit einem Anstieg der Hauttemperatur einhergehen.

Auf die Toleranz gegenüber positivem Affekt kann sich auch auswirken, dass ein Klient gute Gefühle fürchtet, weil er antizipiert, sie würden nicht von Dauer sein. Auch in solchen Fällen hilft ein gesteigertes Körpergewahrsein zu erkennen, dass kein emotionaler oder somatischer Zustand für alle Zeit bestehen bleiben wird. Wenn Menschen lernen, Ebbe und Flut somatischer Empfindungen zu verfolgen, wird ihnen möglicherweise auch klarer, dass emotionale Zustände auf gleiche Weise an- und abschwellen.

DIE BEDEUTUNG DER THEORIE

Der Sicherheit einer Traumatherapie kommt nicht zuletzt auch eine möglichst umfassende Kenntnis der Traumatheorie zugute. Wenn ein Therapeut weiß, was er tut und warum, unterlaufen ihm seltener Fehler. Theorie ist deshalb nützlicher als spezifische Techniken, weil diese versagen können, die Theorie uns jedoch praktisch nie im Stich lässt. Therapeuten, die sich sehr gut in der Traumatheorie auskennen, brauchen nicht einmal besonders viele Behandlungstechniken zu kennen, weil sie aufgrund ihres Verständnisses und ihrer Anwendung der

Theorie auf eine konkrete Situation, einen bestimmten Klienten und ein bestimmtes Trauma Ideen für Interventionen entwickeln können. Sie stimmen ihre Therapie auf die Bedürfnisse des Klienten ab, statt ihre Klienten zu nötigen, sich den Erfordernissen einer bestimmten Technik anzupassen.

Manchmal ist es genau die richtige Maßnahme, den Klienten selbst über die Traumatheorie zu informieren. Dies ist besonders nützlich, wenn Klienten unter zahlreichen Traumata leiden und noch nicht bereit sind für die Arbeit mit bestimmten Techniken. Hierzu zwei Beispiele.

Fred hatte sich eine Weile damit abgemüht, den Kontakt zu seinen unangenehmen physiologischen Reaktionen auf die Prügel, die er als Kind erhalten hatte, wiederherzustellen. Intellektuell war ihm klar, dass eine solche Verbindung existieren musste, aber er konnte sich einfach nicht daran erinnern. Eines Tages kam er sehr deprimiert zur Therapie. Er machte sich Sorgen, weil er Selbstmordgedanken entwickelt hatte, was er als ungewöhnlich bezeichnete. Als wir seine Gefühle und seine Körperbewusstheit untersuchten, äußerte er weinend: »Ich will ja eigentlich gar nicht sterben; ich fühle mich nur innerlich so tot.« In meinem Geist tauchte ein Bild auf. Ich fragte ihn, ob er schon einmal gesehen hätte, wie eine Maus von einer Katze gefangen wird. Da er in einer ländlichen Gegend aufgewachsen war, hatte er dies oft gesehen. Er erinnerte sich, dass die Maus sich in solchen Fällen tot stellte. Ich forderte ihn auf, sich das Verhalten der Maus zu vergegenwärtigen. Daraus entwickelte sich ein Gespräch über das autonome Nervensystem und die Theorie der Erstarrungsreaktion. Dies berührte ihn sehr, und schon bald stellte er zur Strategie der Maus, zu überleben, indem sie sich tot stellte, eine Beziehung her. Ihm fiel ein, dass er sich selbst viele Male tot gestellt hatte, wenn er geschlagen worden war. Nachdem ich ihm einige Minuten Zeit gelassen hatte, damit diese neue Information einsinken konnte, »klickte« es. Fred wurde klar, dass er absolut nicht selbstmordgefährdet war, sondern nur die Verbindung zu seiner »Maus« hergestellt hatte. Dies erleichterte ihn sichtlich. Die Sitzung wirkte auf die gesamte weitere Therapie wie ein Katalysator. Nachdem wir eine positive

Erklärung für sein »Totsein« gefunden hatten, hatte er nicht mehr so große Angst davor, andere Körperempfindungen zu identifizieren und ihre Verbindung zu früheren traumatischen Erlebnissen herzustellen. So schloss er mit zuvor beängstigenden Empfindungen Freundschaft.

Scott war Anfang Zwanzig. Er kam zur Therapie, weil es ihm an Selbstvertrauen fehlte. Eines seiner größten Probleme war, dass er schon mehrmals durch die Fahrprüfung gefallen war. Er fühlte sich wie ein Versager, weil alle seine Freunde die Prüfung bestanden hatten. Seine Eltern waren frustriert und verstanden sein Problem nicht. Dem Fahrlehrer war aufgefallen, dass Scott manchmal recht gut fuhr, in anderen Situationen jedoch nicht einmal einen Lastwagen neben sich bemerkte. Er war mit seinem Latein am Ende.

Auf eingehenderes Nachfragen hin beschrieb Scott sein Problem als etwas, das stark nach einer Art Dissoziation aussah. Er verlor gelegentlich völlig aus dem Blick, was er gerade tat und wohin er wollte. Als er dieses Phänomen beschrieb, fing er in der Therapiesitzung an, auf ähnliche Weise zu dissoziieren. Er wusste plötzlich nicht mehr, was er eigentlich hatte sagen wollen, wurde bleich und hörte meine Stimme wie aus weiter Ferne. Ich wechselte das Thema, knüpfte an etwas Positivem an, das er zuvor erwähnt hatte, sein Zustand stabilisierte sich, und er konnte zum Abschluss bringen, was er ursprünglich hatte sagen wollen.

Nachdem ich mich über Scotts Geschichte informiert hatte, die mehrere traumatische Erlebnisse umfasste, begann ich, ihm die Funktion des ANS und das Phänomen der Dissoziation zu erklären. Scott wurde sofort klar, dass er dissoziiert hatte, und er spekulierte über die Gründe dafür. Die Wirkung war erstaunlich. Schon in der nächsten Sitzung sah er sich nicht mehr als Tölpel und unfähiger Autofahrer. Ihm war klar geworden, dass er nicht deshalb ein Problem mit dem Autofahren hatte, weil irgend etwas mit ihm grundsätzlich nicht in Ordnung war, sondern weil einige seiner früheren Erfahrungen immer noch ungünstig auf ihn wirkten. Er erklärte dies auch seinen Eltern und Freunden, und diese nahmen Scotts Initiative größtenteils wohlwollend auf. Erstaunlicherweise gelang es ihm, die von mir vermittelte Information und die Erfahrung, dass er die Dissoziation während der Therapiesitzung unter Kontrolle gebracht hatte, zu nutzen, um seine Tendenz zum Dissoziieren während des Autofahrens zu verringern. Er richtete seine Gedanken auf etwas Positives und konnte sich dann auf die Straße konzentrieren. Dies gelang ihm so gut, dass er schon bald darauf die Fahrprüfung bestand. Nicht nur er, sondern auch sein Fahrlehrer, seine Eltern und seine Freunde staunten über diese Entwicklung.

Und als sich Scotts Wahrnehmung seines Problems veränderte, indem er dessen Zusammenhang mit seinen traumatischen Erlebnissen als Kind erkannte, veränderte sich auch seine Selbstwahrnehmung. Er sah sich nun als jemanden, der sich mit seinen früheren Erlebnissen aus-einandersetzen musste, und empfand sich nicht mehr als Tölpel. Diese Veränderung ermutigte ihn, auch andere Ziele in Angriff zu nehmen, sowohl körperliche als auch zwischenmenschliche, die er vorher für unerreichbar gehalten hatte.

Natürlich sind so dramatische Veränderungen nicht die Regel. Doch ist die Theorie in vielen Fällen der Schlüssel, der eine Fülle von Ressourcen erschließt.

INDIVIDUELLE UNTERSCHIEDE RESPEKTIEREN

Man kann die Zahl therapeutischer Irrtümer verringern, indem man nie erwar-tet, dass eine bestimmte Intervention bei auch nur zwei Klienten gleich wirken wird. Wenn eine Technik nicht zum erhofften Erfolg führt, sollte der Fehler in falschem Timing oder in der Wahl oder Anwendung der Technik gesucht werden, nicht jedoch beim Klienten. Vielleicht ist das, was dieser spezielle Klient benötigt, noch nicht entdeckt worden. Diese Sichtweise hält Thera-peuten davon ab, Klienten ihren »Widerstand« vorzuwerfen. Außerdem sollte jeder Therapeut, der PTBS behandelt, mehr als eine Behandlungsmethode beherrschen. Dies erleichtert die Umsetzung des wichtigen Grundsatzes, dass die Therapie den Bedürfnissen des Klienten angepasst werden sollte, nicht umgekehrt. Natürlich muss der Therapeut auch auf Situationen vorbereitet sein, in denen die beste Technik keine Technik ist. Manchmal besteht die effektivste Intervention darin, einfach mit dem Klienten zusammenzusein und über »unwichtige« Dinge zu sprechen.

ZEHN VORAUSSETZUNGEN FÜR EINE SICHERE TRAUMATHERAPIE

In der folgenden Liste werden die wichtigsten Voraussetzungen einer sicheren Traumatherapie, so wie sie in diesem Kapitel beschrieben wurden, noch einmal zusammengefasst.

1. Dies ist das Allerwichtigste: Sorgen Sie dafür, dass sich der Klient in der Therapie und außerhalb von ihr in einer sicheren Situation befindet.
2. Stellen Sie einen guten Kontakt zum Klienten her, denn das ist eine Voraussetzung für die Arbeit an traumatischen Erinnerungen oder für die Anwendung irgendwelcher Techniken – selbst wenn es Monate oder Jahre dauert, dieses Ziel zu erreichen.
3. Klient und Therapeut müssen Sicherheit im Benutzen der »Bremse« entwickeln, bevor sie das »Gaspedal« benutzen.
4. Identifizieren und erweitern Sie die inneren und äußeren Ressourcen des Klienten.
5. Sehen Sie Abwehrmechanismen als Ressourcen an. Versuchen Sie niemals, Bewältigungsstrategien bzw. Abwehrmechanismen »loszuwerden«. Arbeiten Sie statt dessen an der Entwicklung von zusätzlichen Möglichkeiten.
6. Verstehen Sie das Traumasystem als »Druckkochtopf«. Arbeiten Sie stets daran, den Druck zu verringern, niemals daran, ihn zu erhöhen.
7. Stimmen Sie die Therapie auf den Klienten ab, statt zu erwarten, dass der Klient sich an die Therapie anpassen wird. Um dies zu können, müssen Sie als Therapeut mit mehreren Theorie- und Behandlungsmodellen vertraut sein.

8. Bemühen Sie sich um ein fundiertes und umfassendes theoretisches Wissen – sowohl über die Psychologie als auch über die Physiologie des Traumas und von PTBS. Dies verringert die Gefahr von Irrtümern und ermöglicht es Ihnen, Techniken zu entwickeln, die auf die Bedürfnisse eines speziellen Klienten abgestimmt sind.

9. Seien Sie sich der individuellen Unterschiede Ihrer Klienten bewusst, und machen Sie ihnen keine Vorwürfe wegen mangelnder Kooperationsbereitschaft oder wegen des Fehlschlagens einer Intervention. Erwarten Sie niemals, dass ein und dieselbe Intervention bei zwei Klienten zum gleichen Ergebnis führt.

10. Der Therapeut muss darauf vorbereitet sein, manchmal – oder sogar im gesamten Verlauf einer Therapie – alle Techniken beiseite zu legen und einfach mit dem Klienten zu reden.

Prinzipien und Techniken zur Stärkung der Ressourcen von Klienten, zur Verlangsamung von Prozessen und zur Anwendung der Bremsen werden in den folgenden Kapiteln beschrieben.

6

DER KÖRPER
ALS RESSOURCE

Ein Toast
The soul may be a mere pretense,
the mind makes very little sense.
So let us value the appeal
of that which we can taste and feel.

Piet Hein

Die Vorteile, die es bringen kann, den Körper bei der Behandlung von Traumata und PTBS unabhängig vom Behandlungsmodell als Ressource zu nutzen, können gar nicht überschätzt werden. In diesem Kapitel werden Strategien und Interventionen zur Verbesserung der somatischen Ressourcen vorgestellt, die den Körper zum Verbündeten machen. Diese Möglichkeiten zu nutzen, erfordert keine Berührung. Die meisten Therapeuten werden die hier beschriebenen Ideen problemlos in ihre eigene Arbeitsweise einbeziehen können.

KÖRPERGEWAHRSEIN

Bei der Behandlung von Traumata und PTBS ist es äußerst nützlich, das Gewahrsein des Klienten vom Zustand seines Körpers zu nutzen – seine Wahrnehmung der präzisen Empfindungen, die aufgrund äußerer und innerer Reize entstehen. Das Bewusstsein der augenblicklichen sensorischen Stimuli ist unsere primäre Verbindung zum Hier und Jetzt und außerdem eine direkte Verbindung zu unseren Emotionen. Als therapeutisches Werkzeug ermöglicht das einfache Körpergewahrsein, traumatische Übererregung abzuschätzen, ihren weiteren Aufbau zu stoppen und sie sogar zu verringern sowie auch die

Vergangenheit von der Gegenwart zu trennen. Außerdem ist das Körpergewahrsein ein erster Schritt auf dem Weg zur Interpretation der somatischen Erinnerung.

Die Praxis der Konzentration auf Körperempfindungen und Körperprozesse ist nicht neu. Viele körperorientierte Therapien nutzen in mehr oder minder starkem Maße das Körpergewahrsein als Grundlage ihrer Methoden oder als Ergänzung zu diesen. Das Gewahrsein des Körperzustandes spielt schon in den alten östlichen Meditations- und Yogapraktiken eine Rolle. Als Werkzeug der westlichen Psychotherapie stellte der Gestalttherapeut Fritz Perls das Körpergewahrsein erstmals im Jahre 1942 in seinem Buch *Das Ich, der Hunger und die Aggression* vor. Im Jahre 1969 wurde diese Idee durch sein Buch *In and Out of the Garbage Pail* (dt.: *Wahrnehmung. Verworfenes und Wiedergefundenes aus der Mülltonne*) popularisiert. Übungen zur Förderung der Persönlichkeitsentwicklung, die auf Perls' Gewahrseinsprinzip basierten – wobei Veränderungen des präzisen sensorischen Gewahrseins der inneren und äußeren Umgebung verfolgt wurden – erschienen zwei Jahre später in dem Buch *Die Kunst der Wahrnehmung* von John Stevens.

Die Fokussierung der Aufmerksamkeit auf den Körper hat bei der psychotherapeutischen Behandlung von Traumata und PTBS nicht generell eine zentrale Rolle gespielt. Obgleich als erwiesen gelten kann, dass PTBS mit sehr belastenden Körperempfindungen und Vermeidungsverhalten einhergeht (APA 1994), wird nicht oft empfohlen, im Rahmen einer Strategie zur Traumabehandlung die Aufmerksamkeit auf Empfindungen und Bewegungen des Körpers zu richten.

Was ist Körpergewahrsein?

Etwas so Subjektives wie *Körpergewahrsein* zu definieren ist schwierig. Es folgt eine Definition, mit der wir uns in diesem Rahmen begnügen müssen:

> Körpergewahrsein beinhaltet das präzise, subjektive Bewusstsein der Körperempfindungen, die in Reaktion auf außerhalb wie innerhalb des Körpers auftauchende Reize entstehen.

Körpergewahrsein steht in enger Verbindung zu jenen Hinweisreizen des Sinnesnervensystems, mit denen wir uns bereits beschäftigt haben. Um den Zusammenhang noch einmal kurz zu skizzieren: Das durch Exterozeptoren verursachte Körpergewahrsein basiert auf Reizen, die von außerhalb des Körpers stammen (Berührungen, Geschmäcke, Gerüche, Geräusche und Anblicke). Das durch Interozeptoren verursachte Körpergewahrsein basiert auf Empfindungen, die innerhalb des Körpers auftreten (Bindegewebe, Muskeln und Eingeweide). Körpergewahrsein ist keine Emotion wie »Angst haben«. Emotionen lassen sich vielmehr anhand von Kombinationen bestimmter Körperempfindungen identifizieren:

flaches Atmen + erhöhte Herzfrequenz + kalter Schweiß = Angst

Begriffe, mit deren Hilfe sich die verschiedenen Körperempfindungen relativ präzise beschreiben lassen, sind unter anderem:

Atmung: genutzter Körperbereich, Geschwindigkeit und Tiefe; Position eines Körperteils im Raum; Hautfeuchtigkeit (trocken oder feucht); heiß, kalt; angespannt, entspannt; groß, klein; ruhelos, ruhig; Bewegung, Ruhe; Benommenheit; Schauer, Kribbeln; Druck, Zug; Rotation, Krümmung; Kontraktion, Ausdehnung; Pulsfrequenz, Herzschlag; Schmerz, Brennen; Vibrieren, Zittern; schwach, stark; schläfrig, wach; Gähnen; Tränen, Weinen; leicht, schwer; weich, hart; eng, locker; gekrümmt, gerade; im Gleichgewicht, instabil; aufrecht, gekrümmt; Magenkribbeln; zittrig; leer, voll.

Entwickeln des Körpergewahrseins

Viele Klienten haben bereits eine gute Vorstellung von ihren Körperempfindungen und können diese auch mitteilen. Bei ihnen können Sie das Körpergewahrsein von Anfang an als Ressource nutzen (siehe folgenden Abschnitt). Es gibt aber auch Klienten, die auf die Frage »Was spüren Sie momentan in Ihrem Körper?« nichts zu antworten wissen. Entweder spüren die Betreffenden ihre Körperempfindungen überhaupt nicht, oder sie spüren zwar etwas, doch fehlt ihnen das Vokabular zur Beschreibung ihrer Empfindungen. Andere haben so geringen Kontakt zu ihrem Körper, dass sie auf die obige Frage eine Antwort geben, die nichts mit der Frage zu tun hat, beispielsweise: »Es fühlt sich so an wie das, was ich Ihnen vorige Woche über meinen Chef erzählt habe ...«

Doch verzweifeln Sie nicht. Die meisten Klienten können lernen, ihre Körperempfindungen zu erkennen und genauer auf sie zu achten. Vielen wird diese neuartige Erfahrung sogar sehr gefallen. Die folgende Übung dient der Entwicklung eines grundlegenden Körpergewahrseins:

- *Zunächst einmal sollen Sie sich nicht bewegen. Achten Sie darauf, in welcher Position Sie im Augenblick sitzen.*
- *Welcher Empfindungen werden Sie sich bewusst? Überprüfen Sie Ihren gesamten Körper: den Kopf, den Hals, die Brust, den Rücken, den Bauch, das Gesäß, die Beine, Füße, Arme und Hände.*
- *Fühlen Sie sich wohl? – Bewegen Sie sich bitte noch nicht.*
- *Woran merken Sie, ob Sie sich wohl fühlen oder nicht? Welche Empfindungen signalisieren Ihnen Wohlgefühl und Unbehagen?*
- *Verspüren Sie einen Impuls, Ihre Haltung zu verändern? – Tun Sie dies noch nicht, sondern registrieren Sie den Impuls nur.*
- *Woher kommt dieser Impuls? Wenn Sie Ihre Haltung verändern wollten, welchen Teil Ihres Körpers würden Sie dann zuerst bewegen? – Tun Sie es aber noch nicht! Verfolgen Sie den Impuls zunächst zurück zu dem Unbehagen, das ihn treibt: Ist Ihr Hals angespannt? Gibt es irgendeinen Bereich Ihres Körpers, der taub zu werden beginnt? Sind Ihre Zehen kalt?*
- *Folgen Sie nun Ihrem Impuls, und verändern Sie Ihre Position. Was hat sich danach in Ihrem Körper verändert? Atmen Sie leichter? Ist ein Schmerz oder eine Verspannung verschwunden? Fühlen Sie sich wacher?*
- *Falls Sie keinen Impuls verspürt haben, Ihre Position zu verändern, fühlen Sie sich vielleicht einfach wohl. Versuchen Sie herauszufinden, welche Körperempfindungen Ihnen signalisieren, dass Sie sich wohl fühlen. Sind Ihre Schultern entspannt? Atmen Sie tief? Ist Ihr ganzer Körper warm?*
- *Verändern Sie Ihre Position nun unabhängig davon, ob Sie sich darin wohl fühlen oder nicht. (Tun Sie es noch einmal, falls Sie es vorher schon getan*

hatten.) Verändern Sie Ihre Sitzhaltung. Bewegen Sie sich irgendwo anders hin: Probieren Sie einen anderen Stuhl aus, stehen Sie auf, oder setzen Sie sich auf den Boden. Nehmen Sie die neue Position ein, und bleiben Sie darin. Dann stellen Sie erneut fest, ob Sie sich wohlfühlen oder nicht. Welche Körperempfindungen signalisieren Ihnen Anspannung, Entspannung, Wärme, Kälte, Schmerzen, Taubheit, Atemtiefe, Atembereich? Achten Sie diesmal auch darauf, ob Sie in dieser oder in der vorherigen Position wacher und aufmerksamer sind.

- *Probieren Sie eine dritte Position aus, und beurteilen Sie diese wie oben beschrieben.*
- *Machen Sie sich ein paar Notizen über Ihre Erfahrungen, und benutzen Sie dabei die Begriffe zur Identifikation von Körperempfindungen: Anspannung, Temperatur, Atmung usw. »Als ich auf meinem Sessel saß, fühlte ich mich in den Schultern angespannt, und meine Füße waren warm. Als ich meine Position veränderte und mich hinstellte, wurden meine Füße kalt, und meine Schultern entspannten sich ...«*

Die obige Übung kann an die Bedürfnisse bestimmter Klienten angepasst werden. Mit ihrer Hilfe werden viele lernen, ihre Körperempfindungen zu identifizieren. Fordern Sie nach Durchführung dieser Übung in nachfolgenden Therapiesitzungen den Klienten auf, seine aktuellen Körperempfindungen zu beschreiben; das trägt zur Stärkung und Weiterentwicklung dieser Ressource bei.

Wenn Klienten beim Überprüfen ihres Körpers nicht in der Lage sind, einzelne Empfindungen voneinander zu unterscheiden, helfen oft spezifische Fragen wie: »Was empfinden Sie im Augenblick in Ihrem Bauch?« – »Welche Temperatur haben Ihre Hände?« – »Merken Sie, wo Sie atmen?« usw.

Klienten, die den gesamten Bereich des Körpergewahrseins als fremd, beängstigend, verfrüht und/oder frustrierend empfinden, können sich ihm oft zunächst indirekt nähern. Eine Möglichkeit, das Körpergewahrsein zu fördern, besteht in solchen Fällen darin, sie zu fragen, was sie von der Raumtemperatur halten, ob das Kissen, auf dem sie sitzen, weich oder hart ist oder ob sie Durst haben und etwas trinken wollen. Eine andere Strategie zur Verbesserung des Körpergewahrseins ist die Erforschung des kinästhetischen Empfindens:

»Können Sie mir ohne hinzuschauen sagen, in welcher Position sich Ihre Beine (oder Hände) im Augenblick befinden?«

Angie versuchte, sich von ihrem Mann, der sie misshandelte, fernzuhalten. Manchmal tauchte er bei ihr auf, und sie ging dann mit ihm. Erst später wurde ihr in solchen Fällen klar, dass es ein Fehler gewesen war, sich wieder auf ihn einzulassen. Die kritischen Situationen waren für sie so, als würde sie in einen anderen Bewusstseinszustand überwechseln. Dass sie ihrem eigenen Verhalten gegenüber machtlos war und nicht einmal beschreiben konnte, wie sie diesen Zustand empfand, belastete sie ungeheuer; sie fühlte sich deswegen dumm und schämte sich. Sich ihres Körpers bewusst zu sein war für Angie generell schwierig, aber sie war trotz ihrer Angst bereit, den Versuch zu wagen, ihr Körpergewahrsein zu entwickeln. Weil sie schnell frustriert war, wenn sie nicht die »richtige« Antwort gab, beschloss ich, sie nicht spezifisch nach Körperempfindungen zu fragen. Statt dessen erkundigte ich mich: »Spüren Sie den Stuhl unter Ihrem Gesäß?« Sie spürte ihn. Ich fuhr fort: »Wie fühlt er sich an?« Sie konnte beschreiben, wie sich die Konsistenz des Kissens anfühlte und dass der Stuhl wackelte, weil eines seiner Beine kürzer war als die übrigen. »Fühlen Sie sich ängstlicher, weniger ängstlich oder genauso ängstlich wie bei Ihrer Ankunft hier?« Sie empfand etwas weniger Angst. So weit, so gut. Ich konnte nun ein wenig mehr riskieren. »Sie spüren jetzt den Stuhl unter sich. Glauben Sie, wenn Ihr Mann in der Nähe wäre, könnten Sie den Stuhl auch spüren?« Während sie die Frage beantwortete, nahm ihr Interesse deutlich zu: »Nein, ich glaube nicht, dass ich das könnte. Ich glaube nicht, dass ich auch nur irgend etwas spüre, wenn ich in seiner Nähe bin.« Damit hatte sie zum ersten Mal einen Aspekt ihres veränderten Zustandes beschrieben: das Fehlen jeglicher Empfindung. Schon nach dieser kurzen Begegnung mit ihrem eigenen Körper fing Angie an zu begreifen, dass ihre Empfindungslosigkeit in Gegenwart ihres Mannes es ihr erleichterte, sich ihm zu fügen. Dies war für sie ein winziger Schritt auf dem Weg zur Wiedererlangung der Kontrolle über ihr Leben.

Einige Traumasymptome lassen sich manchmal schon allein mit Hilfe des Körpergewahrseins eliminieren. Zwar wird durch eine solche Intervention nicht unbedingt das Trauma aufgelöst, aber es kann ein wichtiger Schritt auf dem Weg zur Wiederherstellung der normalen Funktionsfähigkeit sein. Und wenn ein Klient dieses Ziel erreicht, hat er wesentlich mehr Möglichkeiten, auf den weiteren Verlauf seiner Therapie Einfluss zu nehmen.

Carl litt an periodisch auftretenden Flashbacks und häufigen Panikattacken, seit er als Jugendlicher zwei schlechte LSD-Trips erlebt hatte. Er hatte sich erfolglos um medizinische Hilfe bemüht. Mit 25 Jahren entschloss er sich, es mit einer Psychotherapie zu versuchen. Nach ein paar Sitzungen konnte er beschreiben, was die aktuellen Panikattacken ausgelöst hatte. Er fand heraus, dass dem Beginn eines Flashbacks eine bestimmte Empfindung im Bauch vorausging. Sobald er diese Empfindung bemerkte, befürchtete er das baldige Einsetzen eines weiteren Flashbacks und geriet deshalb in Panik. Dass die Flashbacks in ihrer Häufigkeit abnahmen, half ihm nicht. Die Empfindung im Bauch beunruhigte ihn und löste die Panikattacken aus.

Wir sprachen über verschiedene Möglichkeiten, an das Problem heranzugehen. Die Therapie konnte 1. auf die Situation im Hier und Jetzt fokussieren (die Empfindung im Bauch und die Panikattacken) oder 2. sich mit der Vergangenheit beschäftigen (den schlechten LSD-Trips). Carl wollte sich mit seinen Erinnerungen an die LSD-Trips nicht beschäftigen, er war aber bereit, an seiner augenblicklichen Situation zu arbeiten. Daraufhin arbeiteten wir an der Entwicklung seines Körpergewahrseins und untersuchten die Empfindung in seinem Bauch, insbesondere, wann sie auftrat. Ich forderte Carl auf, zum Detektiv zu werden und sich über die genauen Umstände des Auftretens der Empfindung klar zu werden – über den Zeitpunkt, die Situation, die Dauer usw. Im Laufe der nächsten Wochen wurde ihm klar, dass die Empfindung gewöhnlich an Tagen, an denen er unter Verstopfung litt, am späteren Morgen auftrat. Wenn er morgens Stuhlgang hatte, trat die Empfindung nicht auf, und auch die Panikgefühle blieben aus. Damit war klar, was zu tun war. Carls nächste Aufgabe bestand darin, sich über seine morgendlichen Aktivitäten und die jeweilige Zusammensetzung seines Frühstücks klarzuwerden, um auf diese Weise festzustellen, was an Tagen, an denen er nicht in Panik geriet, anders war. Dies war leicht. Wenn er morgens nach dem Aufwachen vor dem Aufbruch zur Arbeit mindestens eineinhalb Stunden Zeit hatte, ging es ihm gut. An Tagen, an denen er in Panik geriet, wachte er so spät auf, dass ihm nur noch eine halbe Stunde blieb, um sich fertigzumachen und zu frühstücken. Er kippte dann nur eine Tasse Kaffee herunter und aß nichts. Ich äußerte ihm gegenüber die Vermutung, dass an solchen Tagen der nicht durch die Aufnahme von Protein und Kohlehydraten gemäßigte Koffein-Kick in Verbindung mit dem Absinken des Blutzuckerspiegels aus dem gleichen Grunde wahrscheinlich seine ohnehin bestehende Tendenz zu Panikanfällen verstärkte. Kurz darauf blieben die Panikattacken völlig aus. Carl beschloss, die Therapie an diesem Punkt zu unterbrechen, weil er sein Ziel erreicht hatte. Doch da unsere Arbeit so erfolgreich gewesen war, nahm er sich fest vor, sie im Laufe des Jahres fortzusetzen, um an seinen Ängsten wegen der Flashbacks und an den Nachwirkungen der negativen LSD-Trips zu arbeiten.

Warnung: Es gibt Situationen, in denen es kontraindiziert ist, das Körpergewahrsein von Klienten zu schulen. Zwei Beispiele dafür (und es gibt sicherlich weitere) sind: 1. Einige Traumata schädigen die körperliche Integrität so stark, dass jeder Versuch, den Kontakt zu den Körperempfindungen zu verstärken, die Herstellung des Kontakts zu den Traumata so stark beschleunigt, dass dadurch überwältigende Gefühle und die Gefahr einer Dekompensation entstehen können. 2. Manche Klienten fühlen sich dazu gedrängt, ihren Körper »korrekt« zu empfinden, und entwickeln deshalb eine Art Leistungsangst. In solchen Fällen muss auf die Entwicklung des Körpergewahrseins verzichtet und statt dessen, wie im vorigen Kapitel beschrieben, an den Grundlagen gearbeitet werden – am Sicherheitsgefühl, an der therapeutischen Beziehung, an der

Stärkung innerer und äußerer Ressourcen und am Finden von Oasen. Wenn die Klienten ruhiger werden, fällt es ihnen gewöhnlich leichter, sich mit den zuvor so beängstigenden Körperempfindungen zu beschäftigen.

MIT EMPFINDUNGEN FREUNDSCHAFT SCHLIESSEN

Wie im obigen Fall empfinden PTBS-Klienten und insbesondere diejenigen, die zu Angst und Panikattacken neigen, ihre aktuellen Körperempfindungen oft als gefährlich, weil diese sie an ihr früheres Trauma erinnern. Wenn die Betreffenden ungefährliche Empfindungen nicht von gefährlichen zu unterscheiden vermögen, halten sie zuweilen alle Empfindungen für gefährlich. Durch ein zeitlich gut abgestimmtes und wohldosiertes Training des Körpergewahrseins kann man solche Klienten dazu anleiten, sich auf die positive Funktion von Körperempfindungen zu besinnen.

Empfindungen helfen uns beispielsweise zu erkennen, ob wir müde, hungrig, satt, durstig, glücklich oder traurig sind, ob uns kalt oder warm ist und ob wir uns wohl fühlen. Wenn Klienten sich vor Körperempfindungen generell fürchten oder sich wünschen, keine Empfindungen zu haben, kann man ihnen vorschlagen, sich vorzustellen, welche Folgen es hätte, keinen Schmerz und keine Angst signalisierenden Empfindung spüren zu können. Dies löst manchmal einen regelrechten Aha-Effekt aus. *Wie würden Sie erkennen, ob ein Topf zu heiß oder zu kalt ist? Sie könnten sich verbrennen, ohne es zu merken. Woran würden Sie merken, welches Maß an Körpertraining Sie sich zumuten sollten? Sie würden sich ständig verletzen. Wie würden Sie erkennen, dass es nicht ratsam ist, allein auf einer verlassenen Straße zu gehen oder sich einem Hund auf der Straße zu nähern, wenn Sie keine Angst empfinden würden?* Wohl jedem, der sich diese und ähnliche Fragen stellt, wird schnell klar, dass sein Leben sehr gefährlich würde, wenn er diese Empfindungen und Emotionen nicht wahrnehmen könnte.

Durch eine wohldosierte Schulung des Körpergewahrseins können Klienten sich allmählich mit ihren Körperempfindungen vertraut machen. Gewöhnlich merken sie dabei, dass ihre Angst in dem Maße abnimmt, wie ihre Wahrnehmung von Körperempfindungen besser wird.

Körpergewahrsein als Voraussetzung für die Identifikation von Emotionen

Vielleicht erinnern Sie sich noch, was in Kapitel 3 über Damasios Theorie der somatischen Marker gesagt wurde. Ihr zufolge ist mit jeder Emotion eine bestimmte Konstellation von Körperempfindungen verbunden. Dabei können bestimmte Körperempfindungen bei mehreren Emotionen auftreten. Wenn Klienten ihre Emotionen weder richtig identifizieren noch benennen können (der klinische Begriff hierfür ist *Alexithymie*), ist die Entwicklung ihres Körpergewahrseins von unschätzbarem Wert.

Um Klienten beizubringen, wie sie Emotionen identifizieren können, müssen Therapeuten Situationen nutzen, in denen sie beim Klienten Anzeichen für eine Emotion bemerken: im Gesichtsausdruck, in der Haltung oder im Klang der Stimme. In solchen Augenblicken sollte das laufende Gespräch oder eine gerade stattfindende Interaktion unterbrochen und der Klient gefragt werden: »Was spüren Sie in diesem Moment in Ihrem Körper?« Oder spezifischer: »Ist Ihnen aufgefallen, dass sich soeben Ihre Atmung verändert hat (oder dass Hitze in Ihr Gesicht aufgestiegen ist oder wie schwer es Ihnen gerade eben gefallen ist, zu schlucken)?« Die Wahrnehmung von Körperzuständen kann auf diese Weise allmählich verbessert werden, bis der Klient schließlich in der Lage ist, mehrere gleichzeitig wahrzunehmen. Ist dies erreicht, kann man ihn fragen, ob er diese Empfindungen aus früheren Situationen in seinem Leben kennt, und wenn ja, welche Emotion er in solchen Augenblicken empfunden hat. Eine weitere Möglichkeit ist, die Erfahrung zu externalisieren; das heißt, dass man fragt, was eine andere Person spüren würde, wenn sie die gleichen Körperempfindungen hätte.

DER KÖRPER ALS ANKER

Das Gewahrsein der augenblicklichen Körperempfindungen kann einen Menschen in der Gegenwart, im Hier und Jetzt verankern und es ihm erleichtern, die Vergangenheit von der Gegenwart zu trennen. Dies ist bei der Arbeit an Traumata und an PTBS sehr wichtig, weil in solchen Fällen der von

Erinnerungen an vergangene Ereignisse ausgehende Sog sehr stark sein und eine schwerwiegende Dekompensation verursachen kann. Den Körper zu spüren ist eine in der Gegenwart stattfindende Aktivität. Man kann sich zwar an eine Empfindung erinnern, doch selbst diese spürt man jetzt. Natürlich müssen manche Klienten auf diesen Sachverhalt noch einmal ausdrücklich hingewiesen werden, wenn die Empfindungen einen Flashback auslösen.

Körpergewahrsein kann als Anker oder als Beschleuniger fungieren

Der nun folgende dritte Teil der Geschichte von Charly und dem Hund veranschaulicht, wie Körpergewahrsein als Anker genutzt werden kann.

> Entscheidend bei dem Bemühen, Charly zu beruhigen und ihn aus seinem Erstarrungszustand zu befreien, war, dass ihm geholfen wurde, auf sein Körpergewahrsein zu fokussieren. Ich forderte ihn mehrmals auf, die Aufmerksamkeit auf seinen Körper zu richten, indem ich beispielsweise sagte: »Was geschieht in diesem Moment in Ihrem Körper? Und was spüren Sie sonst noch?« Seine Beine waren steif, seine Atmung verhalten, sein Mund trocken, und sein Herz pochte heftig. Da Charlys Körperempfinden glücklicherweise gut entwickelt war, konnten wir es als wichtige Ressource nutzen. Ich machte ihn immer wieder auf die gleichen Körperbereiche aufmerksam und forderte ihn auf, auch geringfügige Veränderungen seiner Empfindungen bezüglich der Beine, der Atmung, des Herzens und des Mundes zu registrieren. Je länger er seinen Körper auf diese Weise immer wieder durchspürte, um so ruhiger wurde er. Seine Beine wurden zunehmend locker, und seine Atem- und Herzfrequenz näherten sich allmählich dem Ruhezustand; nur das Gefühl der Trockenheit im Mund verschwand nicht.

Zum Ankern muss der Klient seinen Körper relativ schnell durchtasten. Er sollte zwar nicht hasten, aber auch nicht zu lange auf eine bestimmte Empfindung fokussieren. Außerdem müssen Fragen, die das Ankern fördern sollen, in der Gegenwartsform gestellt werden. Ziel ist, den Klienten im Hier und Jetzt zu halten. Dieses schnelle Bewusstmachen von Körperempfindungen dient dazu, einen Teil des akuten Drucks abzubauen. Beim gegenteiligen, bewusst langsamen Vorgehen, das dem Klienten die Zeit lässt, jeweils lange bei einer bestimmten Empfindung zu verweilen, besteht die Gefahr, dass noch mehr Erinnerungen als die bereits aktivierten geweckt werden. *(Dies wäre bei Charly kontraindiziert gewesen, da er nicht bereit und in der Lage war, mit mehr als einer Erinnerung gleichzeitig fertig zu werden. Sein Druckkochtopf hatte schon den Maximaldruck erreicht.)*

Im Gegensatz zu dem, was viele Menschen erwarten, wird die Angst von Klienten gewöhnlich schwächer, nicht stärker, wenn sie aufgefordert werden, mit dieser schnellen Abtastmethode ihre Körperempfindungen zu registrieren und zu beschreiben. Haben sie sich an die Methode erst einmal gewöhnt, berichten sie oft, es erleichtere sie während der Traumatherapie, auf die augenblicklichen Empfindungen zu fokussieren. Das Körpergewahrsein kann für sie zu einer sicheren Verbindung zur Gegenwart werden.

Das Körpergewahrsein kann, wie bereits beschrieben, zur Verstärkung von Ankern und sicheren Orten benutzt werden: Je stärker die mit ihnen assoziierten positiven Körperempfindungen sind, um so stärker ist auch die beruhigende Wirkung, die von ihnen ausgeht.

DER KÖRPER ALS MASSSTAB

Die Beobachtung der Körperempfindungen des Klienten, insbesondere derjenigen, die über den Zustand des autonomen Nervensystems (ANS) Aufschluss geben (siehe Abb. 3.1, S. 66), liefert zuverlässige Information für die Detailstrukturierung der Therapie.

Anzeichen für Hyperarousal (Überaktivierung des ANS) zu erkennen kann man leicht lernen. Allerdings ist dazu wie zum Erlernen anderer Fertigkeiten Übung notwendig. Indem der Therapeut beobachtet, was in einem Klienten vor sich geht, sichert er sich einen wertvollen, objektiven Maßstab für das Arousal-Niveau. Ebenso nützlich kann sein, dem Klienten selbst beizubringen, wie er eine ANS-Aktivierung erkennt, denn dadurch wird sein Körpergewahrsein gestärkt, er lernt sich selbst besser kennen und erlangt ein höheres Maß an Kontrolle.

Der Zustand des ANS ist nicht der einzige nützliche Maßstab für die Traumatherapie. Auch andere Körperphänomene liefern sehr aufschlussreiche Information: Angespanntheit, Magenbeschwerden, Veränderungen der Seh- oder Hörfähigkeit usw. Manchmal ist es nützlich, sich auf eine bestimmte Empfindung zu konzentrieren und deren Veränderungen im Laufe der Therapie zu verfolgen (siehe die detaillierte Fallbeschreibung am Ende dieses Kapitels).

Einschränkungen

Mit Hilfe eigener Beobachtungen und des sensorischen Feedbacks, das der Klient selbst über den Zustand seiner ANS gibt, können Traumatherapeuten ihre Interventionen am besten an die aktuelle Situation anpassen. Allerdings ist die Interpretation solcher Beobachtungen nur innerhalb gewisser Grenzen sinnvoll.

Die Beobachtung des Hauttonus liefert wichtige Anhaltspunkte über den Zustand des ANS, weil Therapeuten die Haut, insbesondere die des Gesichts, gewöhnlich besonders gut beobachten können. Natürlich ist dies bei hellhäutigen Menschen leichter, doch errötet und erbleicht auch dunkle Haut. Man muss nur das Auge ein wenig darin schulen, die Unterschiede zu erkennen. Dunkle Haut errötet natürlich nicht auf die gleiche Weise wie helle, vielmehr wird sie durch die verstärkte Blutzufuhr dunkler. Ebenso wird dunkle Haut, wenn sie »erbleicht«, nicht kalkweiß, sondern sie wirkt aufgrund verringerter Blutzufuhr eher grau als braun.

Therapeuten, deren Sehvermögen eingeschränkt ist, sind in ihren Möglichkeiten, das ANS-Arousal zu beobachten, stark eingeschränkt. Doch können sich einige Einschränkungen der sensorischen Wahrnehmungsfähigkeit auch als Vorteile erweisen. Der Klient muss dann die Information, die sein Therapeut nicht beobachten kann, selbst liefern und erhält dadurch Gelegenheit, das Beobachten und Berichten von Empfindungen zu üben. Ein ähnliches Problem taucht bei Klienten auf, deren Hyperarousal durch Augenkontakt verstärkt wird. In solchen Fällen empfiehlt es sich, dem Klienten eine Weile den Rücken zuzukehren oder den Blick von ihm abzuwenden. Wenn Sie dies tun, sollten Sie die Situation nutzen und beispielsweise sagen: »Es ist für mich in Ordnung, Sie nicht anzuschauen. Aber da ich Sie dann nicht sehen kann, brauche ich Ihre Hilfe. Sagen Sie mir, welche Temperatur Ihr Gesicht im Moment hat.« (Eine erhöhte Gesichtstemperatur zeigt ein Erröten an, wohingegen eine Kälteempfindung auf der Gesichtshaut auf Blässe hindeutet.) »Wo spüren Sie Ihren Atem am stärksten? Bewegt sich Ihre Brust auf und ab, oder bewegt sich Ihr Bauch stärker vor und zurück?« Klienten sind in solchen Situationen gewöhnlich sehr hilfsbereit, auch wenn ihr Körpergewahrsein ansonsten nur schwach entwickelt zu sein scheint.

Beurteilen und Steuern von Hyperarousal

Eine Beurteilung des ANS-Arousals durch Beobachtung und mit den Angaben des Klienten über seine Körperempfindungen kann die Zuverlässigkeit der populären SUD-Skala (Subjective Units of Disturbance Scale, Wolpe 1969) erhöhen. Dabei gibt der Klient seine Einschätzung des eigenen emotionalen Zustandes unter Bezugnahme auf eine von 1 bis 10 reichende Skala an, auf welcher der Wert 1 für völlig ruhig und 10 für die höchstmögliche emotionale Belastung steht. Die eigene visuelle Beobachtung des ANS-Zustandes und die Angaben des Klienten über sein Empfinden ergänzen die Selbsteinschätzung des Klienten anhand der SUD-Skala. Beispielsweise geben Klienten durchaus nicht selten einen niedrigen SUD-Wert an, obwohl ihre Herzfrequenz offensichtlich hoch ist oder ihre Hände feucht sind (Zeichen für starkes ANS-Arousal). Eine solche Diskrepanz kann auf eine untergründige Angst hindeuten, die auf irgendeine Weise dissoziiert wird. Der SUD-Wert und die Beobachtung des ANS-Zustandes liefern Therapeuten im übrigen auch wichtige Informationen darüber, wann ein Klient gegenüber dem laufenden Therapieprozess eine zustimmende Haltung hat und wann nicht.

Wenn Sie die Anzeichen erst einmal zu erkennen und zu deuten gelernt haben, werden Sie feststellen, dass eine gute Steuerung in einer Therapie nur dann möglich ist, wenn Sie diese Information in Ihre Entscheidungen einbeziehen. Das folgende Beispiel veranschaulicht, was in dieser Hinsicht schiefgehen kann.

Grette war als kleines Kind vergewaltigt worden. Aufgrund dessen hatte sie in der Folgezeit unter zahlreichen emotionalen Problemen gelitten. Als sie Anfang Dreißig zur Therapie kam, war sie stark dekompensiert und hatte große Angst davor, sich mit ihren Erinnerungen an die Vergewaltigung auseinanderzusetzen. Nachdem ich viele Sitzungen auf ihre Stabilisierung, die Entwicklung einer therapeutischen Beziehung und ähnliches verwendet hatte, fand sie eines Tages den Mut, über das Vorgefallene zu berichten. Ich hörte ihr gleichzeitig bewegt und wie gelähmt zu. Hocherfreut darüber, dass sie sich endlich bereit fühlte, sich mit ihrem Trauma auseinanderzusetzen, wartete ich neugierig, was sie offenbaren würde. Aufgrund meines starken Interesses vergaß ich jedoch eine meiner wichtigsten Faustregeln: Manchmal ist es besser, die Neugierde im Zaum zu halten. Außerdem versäumte ich es, Grettes ANS-Reaktion im Blick zu behalten und ihr von Zeit zu Zeit zu helfen, »auf die Bremse zu treten«. Zwar registrierte mein peripheres Gewahrsein, dass sie allmählich erbleichte und ihr Gesicht immer starrer wirkte, doch ich ließ sie weitererzählen. Am Ende der Sitzung waren ihre zuvor lebhaften Gesichtszüge wie zu einer Maske erstarrt. Sie behauptete, alles sei in Ordnung, sie fühle sich nur ein wenig »komisch«. Kurz nachdem sie mich verlassen hatte, schlug die Angst zu. In der darauffolgenden Woche erhielt ich immer wieder panische Telefonanrufe von ihr.

Um Grettes Zustand während ihres Berichts unter Kontrolle zu halten, hätte ich nur ihr zunehmendes Hyperarousal und die zunehmende Anspannung in ihrem Gesicht zu registrieren brauchen. Gelegentliche Pausen, der Rückgriff auf einen Anker, einen sicheren Ort oder eine andere Ressource, bevor das Hyperarousal zu stark geworden wäre, und die Therapiesitzung hätte zu einem völlig anderen Resultat geführt. Es wäre leicht gewesen, Pausen einzulegen und »auf die Bremse zu treten«. Und selbst wenn sie unter diesen Umständen ihre Geschichte nicht vollständig hätte erzählen können, wären die Schwierigkeiten in der Woche danach wesentlich geringer gewesen.

Durch konsequente Beobachtung des Klienten und beherztes Eingreifen bei einem zu starken Anstieg des ANS-Arousals kann man verhindern, dass es zu einer Dissoziation, zum Erstarren oder zu einer emotionalen Überlastung kommt. Durch regelmäßige Unterbrechungen, »Abbremsen« und die Stärkung von Ressourcen lässt sich der Erregungszustand auf ein erträgliches Maß verringern. Fortgesetzte Interventionen dieser Art während der gesamten Therapiesitzung ermöglichen es Klienten, mit geringerem Unbehagen an ihren schrecklichen Erinnerungen zu arbeiten.

Durch Beobachtung der Klienten und Fragen danach, was ihnen an ihrem Körper auffällt, lässt sich der ANS-Zustand relativ leicht feststellen. Es folgt eine Auflistung der Anzeichen für verschiedene Erregungsgrade vom Arousal bis zum Hyperarousal:

- *Das System ist entspannt* – hauptsächlich moderate Aktivierung des parasympathischen Nervensystems (PNS). Atmung ist leicht und tief, Herzfrequenz niedrig, Hauttonus normal.
- *Leichtes Arousal* – Anzeichen einer leichten bis moderaten PNS-Aktivierung in Verbindung mit einer leichten Aktivierung des sympathischen Nervensystems (SNS). Atem- oder Herzfrequenz können beschleunigt sein, die Hautfärbung bleibt normal; die Haut kann bleich und etwas feucht werden, ohne dass Atem- und Pulsfrequenz erhöht sind, usw.
- *Moderates Hyperarousal* – hauptsächlich Anzeichen für eine starke Erhöhung des SNS-Arousals: Beschleunigung von Herz- und Atemfrequenz, Erbleichen usw.
- *Starkes Hyperarousal* – hauptsächlich Anzeichen für eine Erhöhung des SNS-Arousals: stark beschleunigte Herz- und Atemfrequenz, Erbleichen der Haut, kalter Schweiß usw.
- *Gefährliches Hyperarousal* – Anzeichen für eine sehr starke Aktivierung sowohl des SNS als auch des PNS, beispielsweise: bleiche (oder weniger stark gefärbte) Haut (SNS) in Verbindung mit einer sehr niedrigen Herzfrequenz (PNS); stark geweitete Pupillen (SNS) in

Verbindung mit starkem Erröten (PNS); sehr niedrige Herzfrequenz (PNS) in Verbindung mit stark beschleunigter Atmung (SNS); sehr langsame Atmung (PNS) in Verbindung mit einer sehr stark erhöhten Herzfrequenz (SNS), usw.

Wenn das gesamte System entspannt ist, zeigt dies an, dass der Klient sich ruhig fühlt und die Therapie in einer ihm angenehmen Geschwindigkeit verläuft. Leichtes Arousal zeigt Freude und/oder erträgliches Unbehagen an. Ein primär entspanntes oder leicht erregtes PNS kann auf Emotionen wie Traurigkeit, Wut oder Trauer hinweisen. Die meisten Klienten sind so stabil, dass sie leichtes Arousal verkraften können. Moderates Arousal kann bedeuten, dass der Klient Schwierigkeiten hat, mit dem, was in der Therapie vor sich geht, fertig zu werden, und dass er starke Angst bekommt; in einem solchen Fall könnte es an der Zeit sein zu bremsen. Bei starkem Arousal ist es ganz sicher an der Zeit, den Prozess zu verlangsamen.

Bei gefährlichem Arousal befindet sich der Klient in einem stark traumatisierten Zustand, und der Prozess droht außer Kontrolle zu geraten. Wahrscheinlich erlebt er irgendeine Art von Flashback (in Form von Bildern, Körperempfindungen, Emotionen oder einer Kombination dieser Faktoren), was zu Panik, einem Zusammenbruch oder tonischer Immobilität führen kann. Starkes Arousal kann auch in Verbindung mit starken Emotionen wie heftiger Wut, Entsetzen oder Verzweiflung auftreten. Man muss dann durch Nutzung des Körpergewahrseins und/oder durch Anwendung der im nächsten Kapitel beschriebenen Strategien bremsen. Bevor ein Therapeut einen Klienten, der sich in diesem Zustand befindet, nach Hause schickt, oder bei ihm mit der Erforschung oder Verarbeitung von Traumaerinnerungen fortfährt, muss die Situation stabilisiert werden. Dass eine Stabilisierung eingetreten ist, zeigt entweder ein deutliches Absinken der SNS-Aktivierung oder eine primär parasympathische Aktivierung. Die intensive Beobachtung der körperlichen Anzeichen für ANS-Arousal ist unter anderem deshalb so wichtig, weil man nur auf diese Weise einen sehr traumatischen (und möglicherweise retraumatisierend wirkenden) Zustand vermeiden und den Therapieprozess verlangsamen kann.

Während Bob in einer Therapiesitzung an einem Trauma arbeitete, erröteten sein Gesicht und der obere Bereich seines Brustkorbs stark, was im V-Ausschnitt seines T-Shirts zu erkennen war. Er berichtete über Hitzeempfindungen im Gesicht und Rumpf und über eine erhöhte Herz- frequenz. Außerdem sah ich, dass er sehr schnell und flach atmete – Anzeichen für eine starke Aktivierung des SNS und des PNS. Der Klient fühlte sich offensichtlich sehr unwohl. Wir bremsten den Prozess ab,

Abbildung 6.1: Vorgehensweisen bei der Traumatherapie und ihre Wirkung

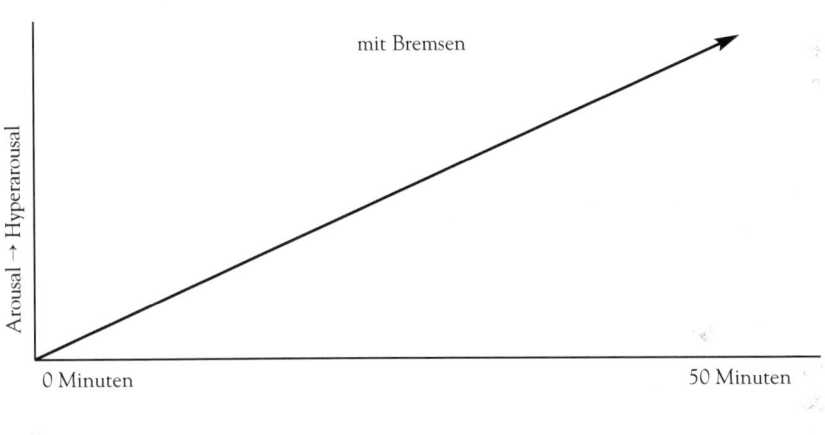

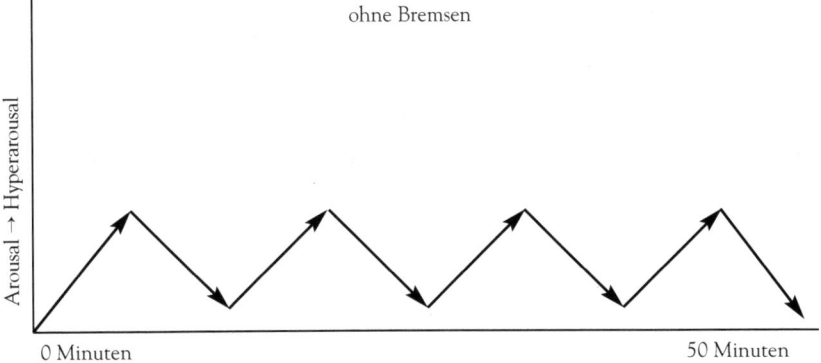

indem wir zu einem Thema wechselten, das ihn an seine Stärken und Ressourcen erinnerte. Sobald er sich etwas beruhigt hatte (Gesichtsfarbe, Atmung und Herzfrequenz hatten sich fast wieder normalisiert), kehrte er zu dem schwierigen Thema zurück. Auf diese Weise wechselten wir einige Sitzungen lang zwischen dem traumatischen Material und beruhigenden Aktivitäten hin und her, doch schließlich war Bob und auch mir klar, dass das Trauma aufgelöst war. Als wir uns schließlich erneut dem traumatischen Material zuwandten, blieben Herzfrequenz, Gesichtsfarbe und Körpertemperatur im PNS-Bereich, und die Atmung wurde tiefer und langsamer – alles Zeichen für eine normale PNS-Aktivierung. Bob spürte und ich sah, dass sein SUD-Wert auf null gesunken war.

Das Bremsen und Absenken des Arousal-Niveaus hat nicht nur den Zweck, die Traumaarbeit zu unterbrechen und ein Gefühl der Sicherheit zu vermitteln, sondern wie das obige Beispiel veranschaulicht, ermöglicht dies außerdem, die therapeutische Arbeit auf einem generell niedrigen Arousal-Niveau auszuführen. Ohne gelegentliches Bremsen würde das Arousal immer weiter ansteigen (siehe Abbildung 6.1).

Steuerung der Traumaschilderung
Je mehr Details ein Klient über die Umstände eines traumatischen Erlebnisses berichtet, um so größer ist die Gefahr von Hyperarousal. Durch Beobachtung des ANS und durch rechtzeitige Unterbrechung der Traumaarbeit wird dieser Prozess für den Klienten wesentlich erträglicher und verdaulicher. Auch das Einteilen einer Traumaschilderung in die folgenden drei Abschnitte kann dazu beitragen, dass der Prozess unter Kontrolle bleibt: 1. Benennen des Traumas, 2. Skizzieren des Traumas durch Aufzählen der wichtigsten Vorfälle, 3. Detailbericht über jeden Vorfall jeweils einzeln.

Zunächst wird der Klient aufgefordert, das Trauma nur zu benennen (z. B.: *»Ich bin durch einen Bombenanschlag, der von einem Terroristen verübt wurde, verletzt worden.«*). Beobachten Sie den körperlichen Zustand des Klienten, und fordern Sie ihn auf, darüber Auskunft zu geben. Falls das Hyperarousal schon besteht, sollte der Klient aufgrund seines psychophysischen Zustandes nicht weiter über seine Traumageschichte berichten, sondern stabilisierende Maßnahmen, Erhöhung des Muskeltonus, Aufbau von Vertrauen und die Vermittlung eines Gefühls der Sicherheit sollten Priorität haben.

Falls der Klient das Erlebte allgemein beschreiben bzw. benennen kann, ohne dass dadurch sein Arousal signifikant steigt, oder falls es möglich ist, auftauchende Emotionen durch eine nicht allzu ausufernde Katharsis zu neutralisieren, und das Arousal daraufhin absinkt, kann der Klient als nächstes die Hauptaspekte des traumatischen Erlebnisses beschreiben, ohne in die Einzelheiten zu gehen:

>>Es gab eine Explosion.<<

>>Ich wurde von einem Splitter getroffen und auf den Boden geworfen.<<

>>Die Sanitäter hielten mich für tot und beachteten mich deshalb nicht.<<

>>Nachdem es mir gelungen war, um Hilfe zu rufen, kam jemand zu mir und kümmerte sich um mich.<<

>>Im Krankenhaus wurde meine Mutter hysterisch und schimpfte, es sei ja wohl typisch für mich, dass ich so dämlich sei, mich in dieser Gegend der Stadt herumzutreiben.<<

Manchmal fällt es Klienten schwer, die einzelnen Phasen ihres Erlebnisses nur summarisch zu benennen. Sie verheddern sich statt dessen in Details. Der Therapeut muss sie dann unterbrechen, noch einmal auf den Umfang der gestellten Aufgabe hinweisen und etwas gegen ein sich eventuell anbahnendes Hyperarousal unternehmen. Selbst wenn ein Klient von sich aus die ganze Geschichte in einem Zug erzählen möchte, ist dies nicht unbedingt anzuraten. Wenn der Betreffende darauf besteht, ist es zwar manchmal am besten, ihm seinen Willen zu lassen, in anderen Fällen aber nicht. Besser sollte man ihm den Grund für die Aufteilung der Schilderung erklären und ihn dann auffordern, auf seine Reaktionen zu achten. Die Reaktionen des ANS und anderer somatischer Faktoren zu verfolgen, liefert gute Anhaltspunkte für die Strukturierung der Arbeit. In keinem Fall sollte man schneller arbeiten, als das ANS verkraftet. Außerdem sollte das Arbeitstempo so gewählt werden, dass der Klient die Möglichkeit hat, seine Reaktionen und deren Ursachen zu verstehen.

Ist der Klient schließlich bereit – was sofort oder erst nach vielen Jahren der Fall sein kann –, erzählt er jeden Vorfall detailliert, wobei er selbst und der Therapeut das Arousal-Niveau ständig im Auge behalten:

> »Es gab eine ohrenbetäubende Explosion. Ich spürte sie, bevor ich sie hörte. Ich hatte keine Zeit, Angst zu bekommen, weil alles so schnell ging. Alle schrien – ich konnte zwar wegen des Knalls nichts hören, aber ich sah, wie andere Anwesende mit einem Ausdruck des Entsetzens den Mund öffneten. Ich versuchte, mich zu bewegen, konnte es aber nicht. Ich wäre fast ohnmächtig geworden ...«

Während dieses Teils der Arbeit sollte der Therapeut den Klienten regelmäßig unterbrechen und die Stärke seines ANS-Arousals überprüfen. Wenn zuvor ein Anker etabliert wurde, kann dieser in den Pausen zur Reduzierung des Arousals benutzt werden, denn dadurch wird es dem Klienten erleichtert, seinen Bericht fortzusetzen. Viele Klienten geben an, diese Strategie vermittle ihnen ein Gefühl der Kontrolle über ihre Erinnerungen, die sie vorher nicht hatten.

DER KÖRPER ALS BREMSE

Der folgende Fall, den ich bereits einmal in einem Artikel (Rothschild 1993) erwähnt habe, veranschaulicht, wie man mit Hilfe von einfachem Körpergewahrsein Hyperarousal verringern und eine Panikattacke stoppen kann.

> Eine junge Frau wurde mir wegen Panikattacken und Agoraphobie zur Therapie überwiesen. Anfangs konzentrierte sich unsere Arbeit darauf, ihr Körpergewahrsein und ihr Bewusstsein ihrer Grenzen zu stärken und ihr beim Aufbau eines Freundeskreises zu helfen. Die Arbeit am Körpergewahrsein bestand in der systematischen Steigerung ihrer Toleranz

gegenüber Körperempfindungen, vor denen sie sehr große Angst hatte. Wir sprachen über verschiedene Probleme und kehrten dazwischen immer wieder zu ihren Körperempfindungen zurück, um festzustellen, wie sie sich in Reaktion auf die einzelnen Themen veränderten. Wenn sie Angst bekam, blieben wir bei den damit verbundenen Empfindungen, bis sie wieder verschwanden. Nach kurzer Zeit war sie in der Lage, eine eigene Wohnung zu beziehen und in deren Nähe eine Arbeit anzunehmen.

Nach fünf Monaten kam sie eines Tages zur Therapie und erklärte, sie habe in der vergangenen Woche während der Arbeit die schlimmste Panikattacke ihres gesamten Lebens gehabt. Sie beschrieb deren Verlauf mit präzisen Angaben über ihre begleitenden Körperempfindungen: wo die Angst begonnen hatte und wie sich Atmung, Herzfrequenz, Muskeltonus und Körpertemperatur verändert hatten. Sie beendete ihren Bericht mit den Worten: »Mir wurde überall warm, und dann hörte es auf.« Der Anfall hatte nur eine oder zwei Minuten gedauert. Sie war ungeheuer stolz auf sich. Zum ersten Mal in der langen Zeit, in der sie unter derartigen Attacken litt, hatte sie dem Verlauf des Geschehens bis zum Schluss folgen können. Dass das möglich und eine Panikattacke in Wirklichkeit so kurz war, war ihr vorher nicht klar gewesen. Meines Wissens hat sie seither zwar noch gelegentlich Angstzustände, aber keine Panikattacken mehr erlebt.

DER KÖRPER ALS TAGEBUCH:
EMPFINDUNGEN VERSTEHEN

Aufgrund seines sensorischen Speicherungs- und Nachrichtenübermittlungssystems verfügt der Körper über Schlüssel zu einer Vielzahl von Ressourcen, mit deren Hilfe traumatische Erlebnisse erkannt, beurteilt und aufgelöst werden können.

Auslöser für traumatische Reaktionen (Trigger) zu identifizieren ist für die Traumatherapie eine der größten Herausforderungen. Äußere Reize können bei Klienten eine Traumareaktion auslösen, ohne dass dies irgend jemand beabsichtigt hätte. Klienten, die Opfer einer solchen Reaktion geworden sind, können sich oft nicht erklären, was diese ausgelöst haben könnte. Deshalb ist es unter Umständen sehr wichtig, die betreffende Reaktion bis zu ihrem Ursprung, dem Faktor, der sie ausgelöst hat, zurückzuverfolgen. Das folgende Protokoll ist nützlich für die Identifikation von Triggern:

- Achten Sie darauf, was Sie im Augenblick in Ihrem Körper empfinden. Registrieren Sie dies so genau wie möglich, insbesondere Störungen der Atem- und Herzfrequenz sowie der Körpertemperatur.
- Denken Sie nach, wann Sie sich das letzte Mal ruhig gefühlt haben – dies ist Punkt A.
- Stellen Sie anschließend fest, wann ungefähr Sie zum erstenmal gespürt haben, dass irgend etwas nicht in Ordnung war – dies ist Punkt B.
- Wechseln Sie nun zwischen den Punkten A und B hin und her, und machen Sie sich Notizen zu allen Aspekten Ihrer Umgebung in beiden Situationen: Menschen, Gespräche, Objekte, Verhaltensweisen. Versuchen Sie sich auch zu erinnern, woran Sie bei jedem Schritt zwischen den beiden Zeitpunkten gedacht haben. Achten Sie beim Fokussieren auf die einzelnen Aspekte auf Ihre Körperempfindungen.
- Stellen Sie sich bezogen auf jedes Element die Frage: »Ist das, was mich aufgeregt / geängstigt / belastet hat?« Und achten Sie gleichzeitig auf Ihre körperlichen und emotionalen Reaktionen.
- Wahrscheinlich werden Sie das auslösende Element am verstärkten Auftreten beunruhigender Körperempfindungen und/oder am Stärkerwerden von Emotionen erkennen.

Dieses Protokoll eignet sich nicht in jeder Situation, es hat sich aber bei vielen meiner Klienten als sehr nützlich erwiesen, insbesondere bei jenen, die unter Panikattacken und Angstanfällen litten.

Sarah wendete dieses Verfahren an, nachdem sie sich einen sie sehr belastenden Film angeschaut hatte. Verwirrt stellte sie fest, dass ihr Herz noch den ganzen Abend nach dem Film heftig pochte. Ihr war zwar aufgefallen, dass der unangenehme Zustand während der Filmvorführung begonnen hatte (davor war sie ziemlich ruhig gewesen), doch sie verstand nicht, was sie so beunruhigt hatte und warum. In ihrer Therapie hatte sie gelernt, sich vor dem Zubettgehen hinzusetzen und sich die Geschichte des Films laut zu erzählen. Einfach zu schlafen wäre in ihrem stark erregten Zustand ohnehin schwierig gewesen. Gegen Ende ihrer Erzählung kamen ihr die Tränen, und sie fing an zu zittern. Der Grund ihrer Beunruhigung verblüffte sie zwar ein wenig, erschien ihr aber sofort plausibel – ein vernachlässigter Teil ihrer persönlichen Geschichte, der durch den Film beleuchtet worden war. Sie vermutete, dass sie den richtigen Punkt gefunden hatte, denn als sie zu weinen aufhörte, hatte sich ihr Puls wieder normalisiert und blieb auch weiter normal. Dann machte sie sich eine Notiz, um später in der Woche in der Therapie auf das Erlebte zurückzukommen. Nachdem sie noch eine Tasse Kamillentee getrunken hatte, konnte sie gut schlafen.

Durch simples Körpergewahrsein und durch Hin- und Herwechseln zwischen Punkt A (vor dem Film) und Punkt B (nach dem Film) gelang es Sarah, den Grund für ihre Beunruhigung zu finden. Es handelte sich um eine Erinnerung an ein unaufgelöstes Problem, das zu einem früheren Zeitpunkt in ihrem Leben entstanden war. Durch die Identifikation des Triggers kam ihre Angst zum Stillstand, und es gelang ihr, sich bis zu ihrer nächsten Sitzung einige Tage später von dem Problem nicht mehr behelligen zu lassen.

Mit Hilfe von Empfindungen kann man auch den Sinn somatischer Erinnerung ergründen. Dies wird in vielen Fällen durch langsames Durchspüren des Körpers gefördert. Dabei verweilt der Klient jeweils eine Minute lang oder noch länger bei jeder einzelnen Empfindung und beobachtet, ob und wie sie sich verändert. Ein Beispiel:

Die sechzigjährige Donna trauerte immer noch über den schon fünf Jahre zurückliegenden Tod ihres Ehemannes nach 35 Jahren Ehe. Dies war für sie ein großer Schock gewesen. Er hatte während der Fahrt in einem Auto, an dessen Steuer sie saß, einen Herzinfarkt erlitten. Sie hatte daraufhin versucht, so schnell wie möglich zu einer Notaufnahme zu fahren, doch er war auf dem Weg dorthin gestorben. Natürlich hatten wir auf die Verarbeitung dieses Vorfalls und ihrer Trauer darüber viel Zeit verwendet. Außerdem litt sie stark unter chronischen Schmerzen in der rechten Hüfte. Diese Beschwerden waren ungefähr ein Jahr nach dem Tod ihres Mannes erstmals aufgetreten. Obwohl sie zahlreiche Orthopäden, Chiropraktiker und Akupunkteure aufgesucht hatte, hatte ihr niemand wirklich helfen können, und der Schmerz war für sie zu einem ständigen Begleiter geworden. Sie hatte beschlossen, auch mich wegen dieses Problems um Hilfe zu bitten. Deshalb ließ ich sie auf die Hüfte fokussieren und die damit verbundenen Empfindungen und Schmerzen so präzise wie möglich beschreiben – von welcher Art sie waren, wo genau sie auftraten, ob sie stetig oder pochend waren usw. Inspiriert durch Peter Levines SIBAM-Modell (das in Kapitel 4 beschrieben wird), untersuchte ich auch andere Aspekte ihres Bewusstseins. Während sie weiter auf den Schmerz in der Hüfte fokussierte, fragte ich sie nach anderen Körperempfindungen. Es stellte sich heraus, dass ihr Herz um so schneller schlug, je stärker sie auf den Hüftschmerz fokussierte. Ich bat sie auch, auftauchende Emotionen zu benennen. Sie hatte Angst. Ich ließ sie nur jeweils wenige Minuten bei jeder Empfindung verweilen: Schmerz, Herzfrequenz, Angst. Währenddessen bohrte sich ihr rechter Fuß immer tiefer in meinen Teppich. Es dauerte nicht lange, bis sie tief Luft holte und dann schluchzend sagte: »Ich bin so schnell gefahren, wie ich konnte. Ich habe das Gaspedal bis zum Boden durchgetreten. Es war ein altes Auto, und ich habe es einfach nicht noch mehr beschleunigen können!« Damit war klar, dass ein wichtiger Teil ihres Hüftproblems die Erinnerung an das Durchtreten des Gaspedals während jener schrecklichen Autofahrt war. Da sie die Spannung in ihrem Bein bereits vier Jahre festgehalten hatte, gelang es uns zwar nicht völlig, ihr körperliches Problem zu heilen, doch der Schmerz nahm zumindest ab, und seine Behandlung mit medizinischen Mitteln schlug nun besser an. Außerdem wirkte sich unsere Arbeit positiv auf den Trauerprozess aus. Es gelang ihr, einen Teil der Schuldgefühle aufzulösen, von denen sie nach wie vor geplagt wurde, weil es ihr nicht gelungen war, schnell genug zum Krankenhaus zu kommen.

DIE SOMATISCHE ERINNERUNG ALS RESSOURCE

Der Begriff *somatische Erinnerung* (auch *Körpererinnerung*) wird gewöhnlich mit der Erinnerung an beängstigende traumatische Erlebnisse in Verbindung gebracht. Doch erinnert sich der Körper auch an positive Gefühle. Das Gewahrsein der eigenen Körperempfindungen kann als Super-Highway in die Vergangenheit fungieren, als Werkzeug, das Klienten hilft, nicht nur die Verbindung zu vergessenen Traumaerinnerungen, sondern auch zu vergessenen Ressourcen wiederherzustellen.

Die Erinnerung daran, wie sicher und gut man sich in Großmutters Küche gefühlt hat – wobei angenehme Körperempfindungen eine wichtige Rolle spielen –, kann für die Funktionsfähigkeit in der Gegenwart noch wichtiger sein, als die Erinnerung an ein beängstigendes Ereignis zu reaktivieren. Manchmal hilft eine positive somatische Erinnerung einem Menschen, ein augenblickliches Problem aufzulösen, ohne sich mit der beängstigenden traumatischen Erinnerung, die jene Schwierigkeiten verursacht hat, auseinandersetzen zu müssen. Entschließt sich der Klient dann, an dem traumatischen Vorfall zu arbeiten, kann die vorangegangene erfolgreiche Nutzung der positiven Erinnerung zur Linderung des Entsetzens beitragen.

> Tom musste seinen Chef um eine Gehaltserhöhung bitten. Er konnte es sich nicht leisten, weiter für das gleiche Gehalt zu arbeiten. Und er hatte diese Auseinandersetzung schon viel zu lange hinausgezögert. Toms Vater war ein ziemlicher Tyrann gewesen, der seinen Sohn schon beim leisesten Anzeichen einer Aggression geschlagen hatte. Bei der

Vorstellung, sich im Beruf für seine Interessen einsetzen zu müssen, wurde Tom schwach vor Angst. Wir gelangten gemeinsam zu der Überzeugung, dass es im momentanen Stadium der Therapie für ihn nützlicher sei, seine Ressourcen zu verstärken, als an den Problemen, die er mit seinem Vater gehabt hatte, zu arbeiten.

Ich forderte Tom auf, darüber nachzudenken, ob es in seinem Leben irgendeine Situation gegeben habe, in der er sich selbstsicher gefühlt und damit Erfolg gehabt hatte. Seinen größten diesbezüglichen Triumph hatte er vor fünf Jahren erlebt, als er seinen ganzen Mut zusammengenommen und eine Frau, die ihm gefiel, gebeten hatte, mit ihm auszugehen. Sie war später seine Frau geworden, und er liebte sie immer noch sehr. Ich half Tom, sowohl seine körperlichen als auch seine geistigen Erinnerungen daran zu aktivieren, wie groß seine Angst gewesen war, bevor er sich ein Herz gefasst und die Verehrte um die Verabredung gebeten hatte, und wie siegreich und stolz er sich danach gefühlt hatte. Während er sich vergegenwärtigte, wie er nach jenem ersten Treffen von ihrer Haustür weggegangen war, vollführte er einige leichte Bewegungen. Ich lenkte seine Aufmerksamkeit darauf und fragte ihn, ob er sie bemerkt hätte. Das hatte er zwar nicht, doch nachdem ich ihn darauf hingewiesen hatte, kamen sie ihm zu Bewusstsein. Ich forderte ihn auf, die Bewegungen zu wiederholen und sie dann leicht zu übertreiben. Er erkannte sie sofort. Er war nach jenem ersten Date die Treppe des Apartmenthauses, in dem seine spätere Frau lebte, hinabgetänzelt, und seine Füße konnten sich noch schwach an jenen Freudentanz erinnern. Wie hatte er sich beim Tanz seiner Füße gefühlt? Großartig! Froh, zuversichtlich und entspannt.

Dann kam das Entscheidende. Er sollte sich vorstellen, wie er seinen Chef auf die Gehaltserhöhung ansprach und dabei mit den Füßen tänzelte. Zwar fühlte er sich immer noch ängstlich, aber nicht mehr so stark wie vorher, und die Vorstellung, sich einer Herausforderung zu stellen, versetzte ihn in einen Zustand freudiger Erregung. Natürlich wäre es nicht ratsam gewesen, Tom den ganzen Weg zum Büro des Chefs tanzen zu lassen. Deshalb arbeiteten wir daran, die Tanzbewegungen zu subtilen Drehungen der Zehen und der Ferse zu verfeinern, die er, ohne Aufsehen zu erregen, während des Gesprächs mit seinem Chef ausführen konnte, im Sitzen ebenso wie im Stehen.

Nach dem Gespräch mit dem Chef in der folgenden Woche bekam er seine Gehaltserhöhung – zwar nicht in der von ihm angestrebten Höhe, aber doch in einem Rahmen, der für ihn akzeptabel war. Und er war danach sehr stolz auf sich. Er hatte in jener Situation zwar zunächst große Angst gehabt, aber durch die subtilen Tanzbewegungen mit den Füßen hatte er sich sowohl sein erfolgreiches Werben um seine Frau als auch ihre Liebe und Unterstützung vergegenwärtigt, und dies alles hatte ihm geholfen, in dem Gespräch mit dem Chef für seine Interessen einzutreten.

Die Nutzung des Körpers als Ressource in der Traumatherapie

Das folgende Transkript einer Therapiesitzung veranschaulicht, wie man Körpergewahrsein, Bremsen und Anker nutzen kann, um die bei der Arbeit an traumatischen Erinnerungen entstehende Belastung zu verringern. Therapeuten werden an diesem Beispiel erkennen, in welcher Hinsicht die von ihnen bevorzugten Disziplinen von besonderem Nutzen wären: bei der Ausdehnung der Exposition, bei der Arbeit mit bilateraler Stimulation, beim Vorschlag, die Erinnerung aus der Entfernung zu betrachten, usw. Erläuterungen zur Intention des Therapeuten und/oder theoretische Erwägungen sind in Klammern gesetzt und durch Kursivschrift gekennzeichnet.

(Gail ist Mutter zweier Kinder und selbst in den Vierzigern. Sie hatte sich schon seit einiger Zeit vorgenommen, sich mit einem Autounfall auseinanderzusetzen, den sie im Alter von 18 Jahren miterlebt hatte. Erst jetzt fühlt sie sich dazu in der Lage. G = Gail, T = Therapeutin.)

T: Ist es für Sie okay, wie wir sitzen? (Ich sitze auf einem Sessel, während G sich für einen Platz auf dem Boden entschieden hat.)
(Herstellen einer sicheren Situation durch Eingehen auf Grenzen, Körperhaltung und Distanz.)
G: Nein. Sie sitzen zu weit weg von mir, und wir befinden uns nicht auf gleicher Höhe.
T: Wie möchten Sie die Situation verändern? *(G kommt näher und wechselt vom Boden auf einen Sessel.)*
(Man sollte Klienten wann immer möglich gestatten, die Situation nach ihren Vorstellungen zu gestalten.)
G: Dieser Abstand gefällt mir.
T: Woher wissen Sie, dass er Ihnen gefällt?
(Verbinden des Körpergewahrseins mit einer kognitiven Beurteilung.)
G: Weil ich nicht das Gefühl habe, mich vor- oder zurückzulehnen.
T: Okay. Was erwarten Sie von dieser Sitzung?
(Kontrolle des Klienten über die Situation: Arbeit an dem, woran G arbeiten will.)
G: Ich möchte an dem Autounfall arbeiten, den ich miterlebt habe, als ich noch ein Teenager war. Er macht mir immer noch sehr zu schaffen.
T: Was empfinden Sie in Ihrem Körper, wenn Sie dies sagen? Es klingt, als hätten Sie sich etwas fest vorgenommen.
G: Ich habe Angst.
T: An welcher Körperempfindung erkennen Sie, dass Sie Angst haben?
(Verbinden des Körpergewahrseins mit Emotionen.)
G: Meine Hände fühlen sich klamm und verschwitzt an, und hier drinnen *(deutet auf die Brust)* fühle ich mich ziemlich zappelig. Ich denke: »Will ich das wirklich tun?« Und ich fühle mich auch um die Schultern zappelig.
T: Möchten Sie es denn wirklich tun?
G: Jaaa!! *(lächelt)*
T: Wie spüren Sie den Teil, der es will? Derjenige, der zum Ausdruck kommt, wenn Sie lächeln und sagen: »Jaaa!!«

(Verstärkung des Teils, der bereit ist, sich der Konfrontation mit dem Trauma zu stellen.)

G: Dieser Unfall hat mir in vielerlei Hinsicht ziemlich zugesetzt, und ich möchte nicht, dass er sich weiterhin auf mein Leben auswirkt.

T: Was empfinden Sie in Ihrem Körper, wenn Sie dies sagen? Fühlt sich das Zappeln noch genauso an?

G: Nein, es ist schwächer geworden.

T: Sie fühlen sich also in der Lage, mit dem Teil in Kontakt zu sein, der dies durcharbeiten will?

G: Ja.

T: Spüren Sie auch den Teil, der es nicht will?

(Anerkennen und einbeziehen beider Realitäten Gs: des Teils, der die Konfrontation mit dem Trauma sucht und es durcharbeiten will, und des Teils, der dies nicht will. Dies gilt für fast jeden Menschen und für fast jedes Trauma. Traumaarbeit mag lohnend sein, aber besonders spaßig ist sie sicher nicht.)

G: Ich spüre, dass mein Herz schneller schlägt. Ich habe Angst. Ich denke nach. Ich weiß nicht, was dies bedeutet. Ich weiß nicht, was es bedeutet.

T: Okay. Wissen Sie denn, weshalb Sie jetzt daran arbeiten wollen? Warum ist es Ihnen wichtig, dies jetzt zu tun?

(Hier wird der Teil von G, der sich mit dem Unfall auseinandersetzen will, angesprochen. Wenn der Prozess schwieriger wird, wird er ein wichtiger Verbündeter sein.)

G: Ich habe immer wieder Angst, dass Menschen verletzt werden. Ich weiß, dass das bei mir so ist, wenn meine Kinder abenteuerlustig werden. Ich bekomme dann Angst, dass sie ihre Grenzen nicht erkennen und sich deshalb verletzen könnten. Genau das ist bei dem Autounfall passiert. Ich habe damals eine Einschränkung nicht ernst genommen. Ich weiß jetzt, dass es damit zusammenhängt. Ich kann etwas daran ändern! Mir ist klar, dass dieser Unfall einen starken Einfluss auf mein Leben hat, und ich habe jetzt das Gefühl, dass ich mich damit auseinandersetzen kann.

T: Sie haben eben gesagt: »Ich kann etwas daran ändern!«

G: So fühlt es sich an. Ich kann etwas daran ändern. Ich habe das Gefühl, dass es in meiner Macht steht, etwas daran zu ändern.

T: Sagen Sie diesen Satz noch einmal: »Ich kann etwas daran ändern!« Und spüren Sie, wie sich das in Ihrem Körper anfühlt.

(Gs Vertrauen darauf, dass sie nun bereit ist, sich mit dem Unfall auseinanderzusetzen, wird durch Herstellung der Verbindung zu ihrem Körpergefühl verstärkt.)

G: Ich habe das Gefühl, dass ich die Kraft habe, etwas daran zu ändern.

T: Wo spüren Sie diese Kraft in Ihrem Körper?

G: Hier *(deutet auf die Brust)*.

T: Am gleichen Punkt wie vorher die Zappeligkeit?

G: Ja.

T: Wie fühlt sich das dort an?

G: Gut. Es fühlt sich wirklich gut an, dass ich die Kraft habe, etwas zu tun.

T: Und Sie spüren diese Kraft hier *(ich deute auf meine Brust)*, also nur links?

G: Ja.

T: Okay, dann wollen wir nun weitermachen. Wenn wir durch die Arbeit an einen Punkt kommen, an dem Sie sich sehr unwohl fühlen: ängstlich, steif *(erstarrt)* oder wie auch immer, wie könnten wir dann eine Pause einlegen? Gibt es ein Thema, auf das ich Sie dann ansprechen kann, aus dem Sie Kraft schöpfen können und das bei Ihnen gute Gefühle erzeugt?

(Etablieren eines Ankers für den Fall, dass die Traumaarbeit zu belastend wird.)

G: Die Natur, Bäume, ein Spaziergang im Wald.

T: Würden Sie gern einen ganz bestimmten Weg gehen?

G: An einem klaren Bach mit vielen Steinen, Bäumen …

T: Denken Sie an einen bestimmten Ort?

G: Ja. Es gibt einen solchen Ort, den ich sehr mag.

T: Was empfinden Sie in Ihrem Körper, wenn Sie darüber sprechen?

(Bei der Verbindung und Wiederverbindung mit dem Anker sollten so viele Körperempfindungen wie möglich einbezogen werden: Sehen, Hören, Riechen, Schmecken, Berührung, Bewegung, Haltung.)

G: Ich fühle mich sehr gut *(lacht)*. Ich spüre, dass ich lache.

T: Ich glaube, wir können jetzt ein wenig mehr riskieren. Meinen Sie das auch?

(Wieder überlasse ich G die Entscheidung, obwohl ich das Geschehen lenke.)

G: Ja.

T: Okay. Als erstes möchte ich von Ihnen eine sehr kurze Beschreibung des Unfalls hören – nicht die Details.

(Indem ich in diesem Moment nur eine sehr periphere Verbindung zum Trauma herstelle, verhindere ich, dass G zu tief in die Erinnerung versinkt. Ich gehe nur so tief, wie die kognitiven, körperlichen und emotionalen Ressourcen, über die G verfügt, reichen.)

G: Ich war noch keine Zwanzig. Ich fuhr. Das Auto geriet auf einen unbefestigten Randstreifen. Ich verlor die Kontrolle darüber, und es drehte sich dreimal. Ich saß darin fest, bis mich jemand daraus befreite.

T: Was geschieht in Ihrem Körper, während Sie mir diese Zusammenfassung berichten?

G: Mein Herz schlägt viel schneller. Meine Handflächen fangen wieder an zu schwitzen. Ich spüre hier *(deutet auf den Kopf)* etwas.

(Schon bei der kurzen Zusammenfassung des Geschehenen kommt es bei G zu einem starken Anstieg des ANS-Arousals.)

T: Sehen Sie mich noch?

G: Ja … aber nicht mehr so klar wie vorher.

T: Irgend etwas ist mit Ihren Augen passiert. Ich kann es sehen.

(Ich hatte gesehen, dass Gs Augen nicht mehr fokussiert waren.)

G: Ich habe das Gefühl, weiter von Ihnen entfernt zu sein.

T: Ist mit diesem Gefühl, weiter entfernt zu sein, irgendeine Körperempfindung verbunden?

G: Nein. Es ähnelt mehr einer Art Tunnelgefühl.

T: Bezieht sich das auf Ihre Augen? Ist es so, als würden Sie sich in einen Tunnel zurückziehen?

G: Ja.

(G könnte kurz vor einer Dissoziation und/oder vor der Erstarrungsreaktion stehen. Es ist an der Zeit, zum Anker zurückzukehren.)

T: Wo war doch gleich der Ort, an dem Sie so gern spazierengehen?

G: *(Benennt und beschreibt eine Landschaft an einem Fluss.)*

T: Gibt es dort Felsen oder Bäume, die Sie besonders mögen?

G: Die Felsen sind aus Granit, und sie sind sehr groß. Ich gehe gern über die Felsen und setze mich auf die in der Mitte des Flusses. Dann umfließt mich das Wasser.

T: Wie fühlen Sie sich jetzt in Ihrem Körper?

G: Völlig anders. Ich spüre ein sanftes Prickeln in meinen Armen.

T: Ist das angenehm?

G: Ja, und mir ist viel kühler.

T: Wie empfinden Sie unsere Distanz im Moment?

(Überprüfung, ob G wieder assoziiert ist.)

G: Ich bin jetzt wieder nähergerückt und sehe Sie klarer. Ich spüre das Lächeln auf meinem Gesicht.

T: Okay. Dann funktioniert es also?

(Ich versichere G und mir selbst, dass die Ankertechnik wirkt.)

G: Ja. *(Lacht)*

T: Ist es okay, wenn wir jetzt noch einmal zu dem Unfall zurückkehren?

(Ich steuere den Prozess, indem ich G nach der Pause wieder zu dem Trauma zurücklenke.)

G: Ja.

T: Was ist nach dem Unfall geschehen? Sie haben gesagt, Sie hätten im Auto festgesessen. Irgendwann sind Sie doch wieder herausgekommen. Wissen Sie wie?

(Ich ziehe es vor, das, was unmittelbar nach einem traumatischen Ereignis geschehen ist, zuerst zu untersuchen. Oft wirken die Ereignisse danach ebenso oder noch stärker traumatisierend als das traumatische Ereignis selbst. Und oft werden unter den Nachwirkungen traumatischer Ereignisse Entscheidungen getroffen und Veränderungen im Glaubenssystem vorgenommen. Eine ausführlichere Erklärung dieser Strategie finden Sie in Kapitel 8.)

G: Ja, ich war die ganze Zeit über bei Bewusstsein, aber ich kann mich nicht daran erinnern, wer mich aus dem Fahrzeug herausgeholt hat. Anschließend sind wir in einem Krankenwagen oder Polizeiauto gefahren. Mein Freund stellte immer wieder die gleichen vier Fragen. Ich merkte, dass er den Polizisten damit völlig verrückt machte *(lacht)*. In dieser Situation bin ich in eine Art Schock verfallen. Mir wurde übel und so. Der Polizist machte sich Sorgen darüber, dass ich innere Verletzungen haben könnte, aber er wurde ständig von meinem Freund abgelenkt.

T: War Ihr Freund in dem Auto?

(Eine neue Information taucht auf.)

G: Ja, aber ich saß am Steuer. Offiziell war ich noch Anfängerin. Ich stand kurz vor der Fahrprüfung.

T: Ich bin an Ihrem Satz »Aber ich saß am Steuer« hängengeblieben. Ist Ihnen das auch so gegangen?

(Ein Verdacht, den zu überprüfen sich lohnt. Oft sind Entscheidungen, Urteile oder Überzeugungen mit einem Verantwortungsgefühl verbunden.)

G: Ja. Es ist tatsächlich wichtig, weil wir vorhatten, zu wechseln. Aber ich war so gut gefahren, und das Fahren machte mir soviel Spaß, dass wir übereinkamen, dass ich weiterfuhr. Danach hatten wir den Unfall.

T: Wie fühlen Sie sich im Augenblick in Ihrem Körper?

G: Ich habe ein merkwürdiges Gefühl im Bauch. Es hängt mit der Entscheidung, dass ich weiterfahren sollte, zusammen. Wenn wir das nicht …

T: Was bedeutet es für Sie, dass Sie gemeinsam eine Übereinkunft getroffen hatten und sich dann entschieden, diese erste Abmachung zu ignorieren, und dass dies in dem Teil war, wo …

G: … es ging über die Zeitgrenze hinaus, auf die wir uns vorher geeinigt hatten …

T: … »jenseits der Grenze«, die Sie festgelegt hatten, hatten Sie den Unfall?

(Dem liegt die Erkenntnis zugrunde, dass oft erst der Sinn eines traumatischen Ereignisses verstanden werden muss, damit dieses in das Lebenskontinuum der betreffenden Person integriert werden kann.)

G: Wenn ich das sage, spüre ich Wut auf mich selbst, weil ich eine Grenze, die ich mir gesetzt hatte, ignoriert habe.

T: Was spüren Sie jetzt in Ihrem Körper?

G: Nicht viel. Es ist keine körperliche Wut. Eher so etwas wie Kritik. »Warum habe ich das getan?«

T: Ich würde mit Ihnen jetzt gern eine kleine Realitätsprüfung durchführen: Glauben Sie, dass das irgend etwas mit dem Unfall zu tun hatte? *(Realitätsüberprüfungen können sehr nützlich sein. Sie ermöglichen die Überprüfung der Sichtweise, der Schlussfolgerungen und der Urteile eines Klienten.)*

G: Total!

T: Warum?

G: Wir haben uns wohl kaum allein deshalb überschlagen, weil ich auf den Straßenrand gekommen bin. Ich wusste nicht, wie man ein rutschendes Auto wieder unter Kontrolle bekommt. Mein Freund hatte schon viel Fahrpraxis. Für ihn wäre es kein Problem gewesen, ein rutschendes Auto wieder unter Kontrolle zu bringen. Er wäre wahrscheinlich nicht einmal auf den Seitenstreifen gekommen. Es gab gar keinen Grund dazu. Ich war einfach abgelenkt und konnte mich nicht mehr richtig konzentrieren.

T: Wie fühlen Sie sich im Moment im Körper?

G: Okay.

T: Wie sieht es mit unserem Abstand aus?

T: Unser Abstand ist in Ordnung. Und ich sehe Sie klar. Das finde ich interessant.

T: Es klingt so, als würden Sie glauben, dass Sie abgelenkt waren und dass Sie nur deshalb auf den Seitenstreifen und ins Rutschen gekommen sind, weil Sie schon länger gefahren waren, als Sie sich eigentlich vorgenommen hatten. Hätte dies nicht auch passieren können, als die Zeit, die Sie vorher vereinbart hatten, noch nicht um war?

G: Natürlich hätte es auch in dieser Zeit passieren können. Aber der Teil der Strecke, wo der Unfall passiert ist, war auch wesentlich gefährlicher als der Teil vorher. Das hatte ich noch nicht gesagt. Auf der anderen Seite der Fahrbahn, auf der wir landeten, war ein steiler Abhang und an seinem Fuß ein reißender Bach. Auf dem Stück der Straße, wo ich vorher gefahren war, gab es keine Steilabhänge.

T: Und wie fühlen Sie sich jetzt in Ihrem Körper?

G: Mir ist ein bisschen schlecht. Es ist ja noch einmal gut gegangen, aber was hätte passieren können!

(Darauf muss ich noch zurückkommen. Einige von Gs Traumareaktionen könnten darauf beruhen, dass sie sich Dinge vorstellt, die hätten passieren können. Doch vorher muss ich auf die Übelkeit eingehen.)

T: Und was ist mit unserem Abstand?

G: Ich bin ein wenig weiter weggerückt, aber nicht so weit, wie ich schon einmal war. Sie sind dunkel geworden. Ihr Gesicht ist weiß geblieben, aber der Rest Ihres Körpers wirkt jetzt dunkel.

(Möglicherweise befindet sich die Klientin erneut am Rande einer Dissoziation. Es ist an der Zeit, zum Anker zurückzukehren.)

T: Sprechen wir doch erst einmal über einen anderen Fluss.

G: *(Lacht.)*

T: Wie hieß doch gleich der, den Sie so mögen?

G: *(Nennt den Namen erneut, und wir sprechen darüber, dass dieser schwer auszusprechen ist.)*

T: Welche Farbe haben die Felsen?

G: Sie sind weiß, haben graue Punkte und sind mit Moos bedeckt.

T: Gibt es dort auch Bäume?

G: Ja, Eichen. Einen Eichenwald. Ich habe dort wahrscheinlich mehr Zeit verbracht, wenn die Blätter abgefallen waren, als wenn sie noch an den Bäumen hingen. Ich bin im Winter oft dort spazierengegangen.

T: Zu welcher Tageszeit gehen Sie am liebsten spazieren?

G: Wann immer ich kann.

T: Bei Tageslicht? In der Dunkelheit?

G: Nur bei Tageslicht.

T: Sind irgendwelche Gerüche damit verbunden?

G: Es fällt mir schwer, mir Gerüche vorzustellen.

T: Wie fühlen Sie sich im Moment?

G: Mehr hier, aber immer noch ein wenig fern. Ich möchte Ihnen sagen, was ich tun kann. Gerüche kann ich Ihnen keine nennen, aber ich kann Ihnen etwas sagen, das ich spüre. Ich spüre die Feuchtigkeit.

T: Wo spüren Sie die Feuchtigkeit?

G: Auf der Haut meiner Arme und meines Gesichts und auf meinen Händen.

T: Wie ist unsere Distanz jetzt?

G: Viel besser.

(G erzählte mir bei einem späteren Treffen, wie wichtig es für sie war, die Verbindung zu den Sinnen herzustellen, zu denen sie Kontakt hatte, statt auf diejenigen zu fokussieren, zu denen sie keine Verbindung hatte. Bei jedem Menschen sind andere Sinne stärker entwickelt. Manche sind stärker visuell, andere stärker taktil und wieder andere in erster Linie auditiv veranlagt.)

T: Sind Sie bereit, noch ein wenig in jene Situation zurückzukehren?

G: Ja.

T: Wer ist für die Entscheidung verantwortlich?

(Die Verantwortung für etwas richtig zuzuordnen, ist für die Durcharbeitung eines Traumas oft entscheidend.)

G: Ich glaube, wir haben es gemeinsam beschlossen. Wir haben darüber gesprochen.

T: Wie fühlen Sie sich im Moment in Ihrem Körper?

G: Gut.

T: Bedeutet es für Sie etwas, dass Sie die Entscheidung gemeinsam getroffen haben?

(Ich will erreichen, dass G ihr vorheriges Urteil mit ihrer neuen Aussage verbindet.)

G: Eigentlich nicht. Ich denke mir, nach dem, was ich vorher gesagt habe, müsste es das eigentlich, aber es …

T: Was von dem, das Sie vorher gesagt haben, meinen Sie?

G: Dass ich manchmal wütend auf mich bin, weil ich meine Grenzen nicht ernst genommen habe.

T: Das hatte ich auch im Kopf. Wissen Sie, weshalb ich Sie danach gefragt habe?

(Ich frage Klienten oft, ob Sie wissen, weshalb ich ihnen eine bestimmte Frage gestellt habe. Dabei geht es mir nicht um ein Ratespiel, und wenn die Klienten die Antwort nicht finden, gebe ich sie selbst. Trotzdem ist die Frage oft eine wichtige Unterstützung für ihre kognitiven Prozesse.)

G: Weil ich nicht allein dafür verantwortlich war. Wir beide waren dafür verantwortlich. Die Entscheidung schien uns vernünftig. Und ich weiß tatsächlich nicht, ob dieser Teil der Strecke gefährlicher war als der davor. Beide sind auf ihre Weise gefährlich. Auf dem Teil, wo der Unfall passiert ist, war wesentlich weniger Verkehr. Auf dem Teil vor der Kreuzung war viel mehr los. Unterschiedlich gefährlich. Oh! Das fühlt sich gut an.

(Eine dramatische Veränderung des Sinns, den G mit dem Unfall verbindet.)

T: Wie fühlt sich dieses »gut« in Ihrem Körper an?

G: Entspannter. Die Entscheidung war einleuchtend.

(Da sich Gs Körperempfinden ebenfalls verändert hat, scheint die Veränderung des Urteils kongruent zu sein.)

T: Es war also nicht völlig daneben?

G: Es war nicht völlig daneben.

T: Wie fühlen Sie sich bei dem, was wir bisher getan haben?

G: Es ist sehr interessant. Jetzt ist das Ganze keine so große Sache mehr. Mir ist klar geworden, dass ich mir vorgeworfen habe, wenn ich nicht gefahren wäre, wäre auch der Unfall nicht passiert. Deshalb habe ich mich seither beim Autofahren nicht mehr wohl gefühlt. Das ist wichtig.

T: Ich glaube, das ist ein guter Schlusspunkt. Wir sollten die Arbeit an dieser Stelle beenden.

G: Ja, das fühlt sich für mich auch richtig an.

T: Wie sieht es mit unserem Abstand aus?

G: Wir sind beide hier.

T: Was macht Ihr Herz?

G: Es schlägt normal.

T: Und die Nervosität?

G: Sie ist weg.

T: Okay, dann hören wir jetzt auf.

Nach einer nützlichen Einsicht und der Reduzierung des ANS-Arousals auf eine primäre PNS-Aktivierung ist es problemlos möglich, die Sitzung zu beenden. Natürlich ist das Trauma noch nicht vollständig aufgelöst, doch die Ressourcen, mit deren Hilfe dieser Prozess zum Abschluss gebracht werden kann, sind geschaffen. Nachdem die Frage der Verantwortung geklärt ist, wird der Rest der Arbeit weniger Schwierigkeiten bereiten. Eine nachfolgende Sitzung mit Gail wird in Kapitel 8 beschrieben.

7

WEITERE SOMATISCHE TECHNIKEN ZUR GEWÄHRLEISTUNG EINES SICHEREN VERLAUFS VON TRAUMATHERAPIEN

DUALES GEWAHRSEIN

Duales Gewahrsein ist bei Nichttraumatisierten eine völlig normale Fähigkeit. Sie besteht darin, dass man das Gewahrsein auf mehrere Erfahrungsaspekte gleichzeitig richten kann. Wie das Körpergewahrsein entstammt auch das Konzept des gleichzeitigen Gewahrseins mehrerer Reize der Meditation und wurde bereits von der Gestalttherapie angewandt. Wir werden das duale Gewahrsein hier als Voraussetzung für die sichere Durchführung einer Traumatherapie nutzen und als Werkzeug, mit dessen Hilfe man verhindern kann, dass sich ein zu starkes Arousal aufbaut, und um eine Situation unter Kontrolle zu halten.

PTBS spaltet die Wahrnehmung

Die meisten von uns sind in der Lage, die vielen inneren und äußeren Sinnesreize, die unser Gewahrsein zu jedem beliebigen Zeitpunkt bedrängen, miteinander in Einklang zu bringen. Obgleich unsere Aufmerksamkeit gewöhnlich von einer Empfindung, Bewegung oder Aktivität zur anderen wechselt, können wir sie durchaus auf mehrere Aspekte gleichzeitig richten und auf diese Weise Körperempfindungen mit unserer aktuellen Umgebung und Aktivität in Einklang bringen. Wir können mit unseren Wahrnehmungen von einem Bezugspunkt zum anderen wechseln und verschiedene Informationen zu einem zusammenhängenden Ganzen vereinen, das wir als unsere derzeitige »Realität« bezeichnen. Sie spüren Schmerzen im Bauch und verarbeiten diese Empfindung mit Hilfe anderer verfügbarer Informationen und Wahrnehmungen, wodurch Ihnen dann beispielsweise plötzlich wieder einfällt, dass Sie zuviel zu Mittag gegessen haben. In einer anderen Situation veranlasst ein ähnlicher Schmerz Sie zu dem Schluss, dass Ihnen die Richtung des augenblicklichen Gesprächs oder der Klang der Stimme eines anderen Menschen nicht gefällt. Oder jemand erwähnt, dass er zum Zahnarzt geht, und dies erinnert Sie daran, dass auch Sie morgen einen Zahnarzttermin haben.

Ein Problem von PTBS-Kranken ist, dass sie sich angewöhnen, inneren Reizen unverhältnismäßig viel Aufmerksamkeit zu schenken und auf dieser Basis die Welt zu interpretieren. Die Betroffenen verlieren die Unterscheidungsfähigkeit. Sie assoziieren innere Empfindungen mit früheren Erlebnissen und beurteilen die augenblickliche Realität aufgrund dieser beschränkten Information. Die inneren Reize lassen die Bedeutung der Außenwahrnehmungen verblassen. Bei ihnen entfällt jener Ausgleich, der normalerweise zwischen dem, was wir in unserem Körper empfinden, und dem, was wir außerhalb des Körpers wahrnehmen, stattfindet. Die Fähigkeit, mehrere Reize gleichzeitig zu verarbeiten, wird dadurch ebenso eingeschränkt wie die Wahrnehmung selbst.

Die Folge können schwerwiegende Verzerrungen der Realitätswahrnehmung sein, die weitere Belastungen verursachen. Wird beispielsweise eine Empfindung mit dem Erleben von Gefahr assoziiert (wie es bei PTBS die Norm ist), können Wahrnehmungen jeder Art von ähnlichen Empfindungen die Betroffenen zu dem Schluss veranlassen, in der Umgebung sei irgend etwas Gefährliches im Gange. Reize oder Informationen anderen Inhalts werden nicht beachtet. Die Folge können Angst- oder Panikzustände sein. Werden Traumatisierte in ihrem Bemühen, Gefahren vorauszusehen, immer fanatischer – ein Zustand, der auch Hypervigilanz genannt wird –, sind sie dadurch in Wahrheit immer weniger in der Lage, reale Gefahren zu erkennen. Und wenn Menschen tatsächlich bestehende Gefahren nicht richtig erkennen können, verlieren sie auch das Gefühl dafür, wann eine Situation sicher ist. Für sie lauert überall Gefahr, und sie leben in unablässiger Furcht.

Es gibt verschiedene Begriffe, die diese Aufspaltung der Wahrnehmung innerer und äußerer Sinnesreize beschreiben, beispielsweise Selbst und beobachtendes Ich, *zentrales Selbst (core self)* und Zeuge, Kind und Erwachsener, innere und äußere Realität usw. Ich persönlich bevorzuge jedoch ein Begriffspaar, das von van der Kolk, McFarlane und Weisaeth (1996/2000, S. 179) geprägt wurde, nämlich das *erfahrende Selbst (experiencing self)* und das *beobachtende Selbst (observing self)*.

Die Entwicklung dualen Gewahrseins

Die Überwindung dieser Wahrnehmungsspaltung ist nicht nur notwendig für die Heilung von Traumata, sondern auch die Voraussetzung für die gefahrlose Durchführung jeder Traumatherapie. Klienten können sich nicht gefahrlos mit ihren traumatischen Erinnerungen auseinandersetzen, solange sie zu einem gleichzeitigen Gewahrsein von Vergangenheit und Gegenwart und zur Unterscheidung beider nicht in der Lage sind. Zumindest intellektuell müssen sie sich darüber im klaren sein, dass das Trauma, das verarbeitet werden soll, der Vergangenheit angehört, auch wenn es sich so *anfühlen* mag, als ob es in der Gegenwart stattfände. Ein Therapeut, der mit einem Klienten, welcher zu diesem dualen Gewahrsein nicht in der Lage ist, an einer traumatischen Erinnerung arbeitet, riskiert ein überbordendes Hyperarousal und möglicherweise sogar den Ausbruch eines Flashbacks. Außerdem ist dies fruchtbarer Boden für eine Retraumatisierung: für das Wiedererleben des Traumas mit all dem Schrecken, der Hoffnungslosigkeit und der Verzweiflung, die in der ursprünglichen Situation damit verbunden waren.

Durch die Entwicklung oder Wiederbelebung der Fähigkeit zu dualem Gewahrsein kann sich der Klient im Bewusstsein dessen mit einem Trauma auseinandersetzen, dass es in seiner augenblicklichen realen Umgebung kein Trauma gibt. Dies ist ein äußerst wichtiges Werkzeug für die Überwindung von Diskrepanzen zwischen dem erfahrenden und dem beobachtenden Selbst.

Die folgende Übung für Klienten veranschaulicht den Unterschied zwischen dem erfahrenden und dem beobachtenden Selbst und wie man zwischen beiden hin und her pendeln kann. Diese Übung kann man vor der Arbeit an Traumaerinnerungen einsetzen. Sie ermöglicht dem Klienten, diese neue Fähigkeit zu üben, und zeigt, ob er duales Gewahrsein aufrechterhalten kann und ob er bereit ist, sich mit schwierigerem Material auseinanderzusetzen. Die Übungsanweisungen sind an einen Klienten gerichtet.

- *Erinnern Sie sich an ein leicht belastendes Ereignis – an eine Situation, in der Sie leichte Angst oder Scham empfunden haben. Was spüren Sie in Ihrem Körper? Was geschieht in Ihren Muskeln? Was passiert in Ihrem Bauch? Wie verändert sich Ihre Atmung? Wird Ihr Herzschlag schneller oder langsamer? Wird Ihnen wärmer oder kälter? Falls sich Ihre Körpertemperatur verändert, ist diese Veränderung dann in allen Körperbereichen gleich oder unterschiedlich?*
- *Kehren Sie mit Ihrem Gewahrsein nun in den Raum zurück, in dem Sie sich im Moment befinden. Achten Sie auf die Farbe an den Wänden, auf die Struktur des Teppichbodens. Welche Temperatur herrscht? Was riechen Sie? Verändert sich Ihre Atmung, während Sie Ihr Gewahrsein auf einen anderen Bezugspunkt richten?*
- *Versuchen Sie nun, sich Ihrer momentanen Umgebung bewusst zu bleiben und gleichzeitig an jenes leicht belastende Erlebnis zu denken. Können Sie sich Ihrer augenblicklichen physischen Umgebung bewusst bleiben und sich gleichzeitig an jenes Ereignis erinnern?*
- *Richten Sie Ihr Gewahrsein zum Abschluss dieser Übung wieder auf Ihre momentane Umgebung.*

Die Nutzung des dualen Gewahrseins bei Panikattacken und Angstzuständen

Der Spaltung zwischen erfahrendem Selbst und beobachtendem Selbst Rechnung zu tragen hat vielen Klienten geholfen, mit Situationen fertig zu werden, in denen sie Gefahr liefen, in Angstzustände zu verfallen. Eine einfache Technik, dies zu erreichen, besteht darin, die Realität der gleichzeitigen Existenz beider Selbstanteile zu akzeptieren und dies auch hörbar zum Ausdruck zu bringen: »Ich empfinde hier starke Angst« (Realität des erfahrenden Selbst), und gleichzeitig um sich zu schauen, die reale Situation einzuschätzen und hinzuzufügen (falls dies zutrifft): »und ich bin im Augenblick in keiner echten Gefahr« (die Realität des beobachtenden Selbst). Die Konjunktion »und« ist in diesem Zusammenhang sehr wichtig, weil sie eine Verbindung zwischen den beiden Aussagen impliziert, wohingegen »aber« eine Negation der ersten Aussage beinhalten würde. Die Botschaft, um die es hier geht, lautet: »Beide Realitäten sind wichtig«, nicht: »Es gibt nichts, wovor man Angst zu haben bräuchte.« Durch das gleichzeitige Akzeptieren der beiden Perspektiven (derjenigen des erfahrenden und derjenigen des beobachtenden Selbst) lässt sich Angst oft schnell verringern. Allerdings ist unklar, warum das so gut funktioniert. Vielleicht eskaliert durch das Nichtakzeptieren der Realität des erfahrenden Selbst die Angst, und wenn dies nicht mehr der Fall ist, entspannt sich das gesamte System.

Anwendung des dualen Gewahrseins auf Flashbacks

Man sollte nicht versuchen, PTBS mit Hilfe von Flashbacks aufzulösen, denn das Erleben von Flashbacks verstärkt Empfindungen des Schreckens und der Hilflosigkeit. Psychotherapeutische Methoden, die sich für die Verarbeitung starker Traumata als ungeeignet erwiesen haben, versagen gewöhnlich auch bei dem Versuch, Flashbacks zu verarbeiten – andernfalls wären es keine Flashbacks. Eine Integration war und ist unter solchen Umständen nicht möglich. Das Wiedererleben eines Traumas samt den damit verbundenen Gefühlen der Hilflosigkeit und des Schreckens verstärkt die Traumawirkung nur. In vielen Fällen ist es sinnvoll, PTBS-Kranken zunächst beizubringen, ihre Flashbacks zu stoppen oder schon deren Ausbruch zu verhindern. Nachdem die Flashbacks unter Kontrolle gebracht sind, kann man die Klienten mit den Ressourcen versehen, die sie brauchen, um sich auf einer stabileren Basis mit ihren traumatischen Erinnerungen auseinanderzusetzen. Die traumatischen Erinnerungen können dann in verdaulicheren Portionen, eine nach der anderen, verarbeitet werden.

Problematisch an Flashbacks ist unter anderem, dass man sie nicht voraussagen kann. Man kann sich kaum auf sie vorbereiten, weil sie überall, jederzeit und sogar durch die Therapiesituation ausgelöst werden können.

Häufig entsteht in Traumatherapien eine schwierige Situation, wenn Klienten während einer Sitzung einen Flashback erleben, den Therapieraum mit der Traumasituation verwechseln und den Therapeuten für den Täter halten. Geschieht dies häufiger, kann es die Therapie gefährden. Es zeigt, dass das erfahrende Selbst des Klienten sich an dem Ort, wo dieser Hilfe sucht, gefährdet fühlt. Wird ein Therapeut als gefährlich wahrgenommen, kann er dem Klienten nicht helfen.

In solchen Fällen muss das beobachtende Selbst des Klienten aufgeweckt und in den Therapieraum zurückgeholt werden. Gewöhnlich lässt sich dies durch eine Autorität (aber nicht Wut) vermittelnde Aufforderung des Therapeuten erreichen, beispielsweise: »Schauen Sie, wo Sie jetzt sind. Welche Farbe hat diese Wand hier? Und welche Farbe hat der Teppich? Was für eine Art von Schuhen haben Sie im Augenblick an? Welches Datum ist heute?« usw.

Sobald das beobachtende Selbst (wieder) funktionsfähig ist, kann der Therapeut dem Klienten das folgende Protokoll zur Stoppung von Flashbacks beibringen. Es basiert auf den Prinzipien des dualen Gewahrseins und zielt auf die Vereinigung des erfahrenden und des beobachtenden Selbst. Meist vermag es traumatische Flashbacks ziemlich schnell zu stoppen.

Der Klient spricht, möglichst hörbar, die folgenden Sätze aus, wobei er die Lücken seiner konkreten Situation entsprechend füllt und sich an den in Klammern und Kursivschrift vermerkten Anweisungen orientiert:

- Im Augenblick empfinde ich _____ ,
  (*Füge den Namen der augenblicklichen Emotion ein, gewöhnlich Furcht.*)
- und ich spüre in meinem Körper _____ ,
  (*Beschreibe deine augenblicklichen Körperempfindungen; nenne mindestens drei.*)
- weil ich mich erinnere an _____ .
  (*Nenne nur die Art des Traumas, keine Einzelheiten.*)
- Gleichzeitig schaue ich um mich und stelle fest, wo ich jetzt bin im Jahr _____ ,
- hier in _____ ,
  (*Nenne den Ort, wo du bist.*)

- und ich sehe _____ ,
  (*Beschreibe einige der Dinge, die du jetzt und an diesem Ort siehst.*)
- und deshalb weiß ich, dass _____ ,
  (*Nenne wieder nur die Art des Traumas, sonst nichts.*)
- jetzt nicht / nicht mehr geschieht.

Ein Beispiel:

Ich wurde von einem Therapeuten wegen der Behandlung einer Klientin um Rat gebeten, die in einem Keller gefangengehalten worden war. Als sie kürzlich zum ersten Mal in sein neues Büro gekommen war, hatte sie festgestellt, dass dieses in einem Souterrain, also etwas unter Straßenniveau, lag. Die oberflächlich ähnliche Lage der neuen Praxis mitsamt dem Zugang zu ihr und dem Ort ihrer Gefangenschaft löste bei der Frau einen so starken Flashback aus, dass sie vor dem Therapeuten, dem sie bisher vertraut und mit dem sie schon seit zwei Jahren gearbeitet hatte, schreckliche Angst bekam. Sie dachte sogar daran, die Therapie abzubrechen, weil sie ihn mit demjenigen in Verbindung brachte, der sie in dem Keller gefangengehalten hatte. Ich riet dem Therapeuten, das duale Gewahrsein der Klientin zu reaktivieren, um ihr die Möglichkeit zu eröffnen, die neue Praxis vom Ort ihrer Gefangenschaft und den Therapeuten vom Verursacher ihres Traumas zu unterscheiden. In der folgenden Sitzung brachte der Therapeut ihr diese Unterscheidung zu Bewusstsein und half ihr, die Realität des erfahrenden Selbst ebenso anzuerkennen wie die des beobachtenden Selbst. Als sie das Protokoll zum Stoppen von Flashbacks anwendete, sagte sie: »Ich habe große Angst vor Ihnen, weil die Lage Ihrer neuen Praxis mich an meine Gefangenschaft erinnert, und deshalb habe ich auch Angst davor bekommen, dass Sie es seien, der mich gefangengehalten hat. Jetzt sehe ich Sie und weiß, dass Sie mein Therapeut sind. Außerdem sehe ich jetzt, dass Sie mir nichts Verletzendes antun und dass Sie dies auch nicht vorhaben. Und ich weiß, dass ich jederzeit weggehen kann, wenn ich will.« So gelang es der Klientin, die Vergangenheit von der Gegenwart zu trennen, und dies wiederum ermöglichte ihr, die therapeutische Beziehung und die Therapie fortzusetzen.

Das Protokoll zum Stoppen von Flashbacks kann auch so abgewandelt werden, dass sich Alpträume damit behandeln lassen, die traumatische Flashbacks sein könnten. In dieser Form wird das Protokoll manchmal vor dem Einschlafen wie ein Ritual angewendet, als Vorbereitung auf den erwarteten Alptraum:

- Ich werde in dieser Nacht aufwachen und _____ empfinden,
  (Füge den Namen der antizipierten Emotion ein, gewöhnlich Furcht.)
- und ich werde in meinem Körper _____ spüren,
  (Beschreibe die erwarteten Körperempfindungen; nenne mindestens drei.)
- weil ich mich an _____ erinnern werde.
  (Nenne hier nur die Art des Traumas, keine Einzelheiten.)
- Gleichzeitig werde ich um mich schauen und feststellen, wo ich jetzt,
  _____ ,
  (Nenne das laufende Jahr.)
- hier _____ bin,
  (Nenne den Ort, wo du sein wirst.)
- und ich werde _____ sehen,
  (Beschreibe einige der Dinge, die du jetzt und an diesem Ort siehst.)
- und daran werde ich erkennen, dass _____
  (Nenne erneut die Art des Traumas.)
- jetzt nicht / nicht mehr stattfindet.

Wacht die Klientin durch einen Flashback oder Alptraum auf, sollte das Protokoll in seiner ursprünglichen Form benutzt werden. Sie kann ihrem Partner oder einem Elternteil (einer Person, mit der sie zusammenlebt) beibringen, sie durch das Protokoll zu geleiten. Sie kann es aber auch selbst verlesen, bis ihr beobachtendes Selbst erwacht.

TONISIEREN VON MUSKELN:
ANSPANNUNG ODER ENTSPANNUNG?

Was gewöhnlich »Spannung« oder »Anspannung« genannt wird, basiert auf chronischen Muskelkontraktionen. Diese sind keineswegs generell schlecht. Wir brauchen sie, um uns aufrechtzuhalten und all die Bewegungen auszuführen, die wir im Laufe eines Tages machen. Wie bereits erwähnt wurde, kann ein Muskel nur eins: sich zusammenziehen. Wenn er sich nicht im kontrahierten Zustand befindet, tut er das, was wir gewöhnlich als »sich entspannen« bezeichnen. Doch genaugenommen tut ein entspannter Muskel überhaupt nichts.

Muskelanspannung wird heutzutage wie eine Bedrohung angesehen. Niemand will »angespannt« sein. Die Menschen geben heute Unsummen für Massagen, Kuren und Mittel aus, die entspannen, entspannen, entspannen. Über die positive Funktion der Muskelspannung wird nur selten gesprochen.

Muskelanspannung gilt als Selbstverständlichkeit und wird oft mit Verachtung bedacht. Da sie unangenehm ist, kann sie doch nichts Gutes sein! Von den positiven Aspekten der Muskelanspannung oder Muskelspannung ist kaum jemals die Rede. Doch wie wäre unser Leben ohne sie? Unser Körper würde zu einem Haufen Fleisch und Knochen zusammensinken. Unsere Muskelspannung ermöglicht uns, zu stehen und aufrecht zu sitzen. Ihr verdankt unser Körper seine Form, seine Anmut, seine Haltung und die Fähigkeit, sich von der Stelle zu bewegen. Ohne sie wäre es unmöglich, auch nur das Geringste zu tun. Sich ankleiden oder etwas essen, einen Stift in der Hand halten, einen Sport betreiben – all dies wäre unmöglich. Die Muskelspannung ermöglicht dem Baby den ersten Schritt ebenso wie die für die Sozialisation so wichtige Kontrolle über die Schließmuskeln. Falls Sie an der Bedeutung der Muskelspannung immer noch zweifeln sollten, möchte ich Sie bitten, einmal an Muskelschwundkrankheiten wie die *progressive Muskeldystrophie* und die *Duchenne-Aran-Krankheit* zu denken. Diese zeigen sehr deutlich, wie wichtig die Muskelspannung für uns ist. Wir brauchen sie in unserem gesamten Alltag.

Natürlich sind chronische Muskelverspannungen aufgrund ihrer Stärke manchmal unangenehm, und manchmal sind dann Massagen, heiße Bäder,

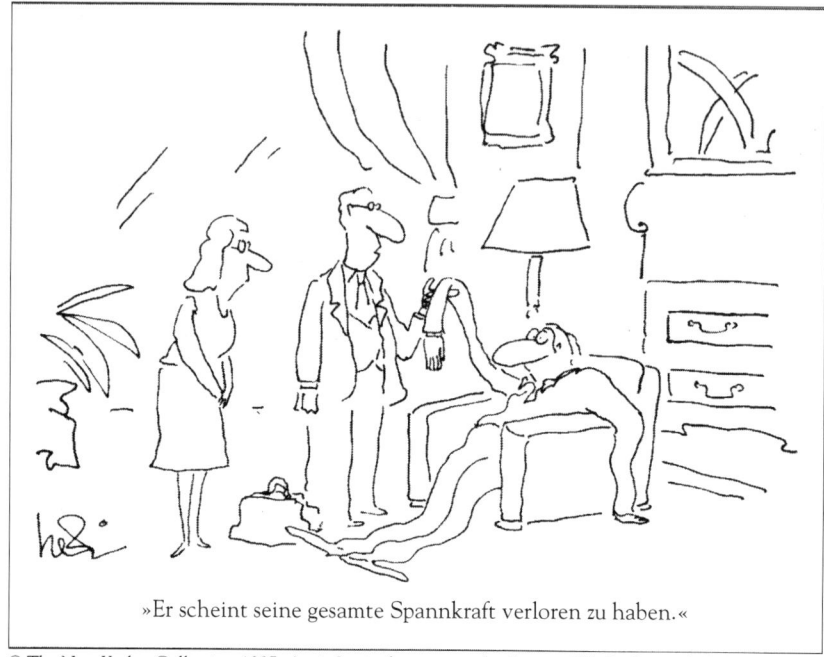

»Er scheint seine gesamte Spannkraft verloren zu haben.«

Muskeldehnung, progressive Muskelentspannung usw. tatsächlich sehr nützlich. Doch kann eine bewusst herbeigeführte Muskelentspannung bei PTBS-Kranken leicht eine Traumareaktion auslösen, Hyperarousal und Angst verstärken und die Gefahr von Flashbacks vergrößern. Untersuchungen über dieses Phänomen liegen leider noch nicht vor, wären jedoch wünschenswert. Allerdings wird in einigen Fachartikeln erwähnt, dass durch das Erlernen von Entspannungsmethoden das Angstniveau steigen kann (Heide & Borkovec 1983, 1984; Jacobsen & Edinger 1982; Lehrer & Woolfolk 1993).

Kollegen bestätigen im Rahmen informeller Gespräche, dass durch Entspannungsübungen bei vielen PTBS-Klienten die Angst noch stärker wird. In solchen Fällen ist der Aufbau von Muskelspannung oder deren Erhaltung

Entspannungsübungen vorzuziehen. Simples Körpergewahrsein ist ein zuverlässiger Maßstab dafür, was für einen bestimmten Klienten am besten ist. Wenn Klienten durch Entspannungsübungen ruhiger werden, profitieren sie möglicherweise davon. Steigt das Angstniveau durch Entspannung, sollten die Betreffenden ihre Muskeln besser bewusst anspannen. Möglicherweise gibt es so etwas wie eine generelle positive oder negative Reaktion auf Anspannung oder Entspannung im ganzen Körper. Ebenso könnte aber auch die Anspannung eines bestimmten Muskels eine positive Erfahrung und die eines anderen eine negative Empfindung hervorrufen – wobei sogar der gleiche Muskel auf der anderen Körperseite entgegengesetzt reagieren kann. Der Muskeltonus ist im Körper jedes Menschen an verschiedenen Stellen unterschiedlich (Bodynamic 1988-92). Mit Hilfe des Körpergewahrseins können wir herausfinden, wann die Anspannung oder Entspannung eines bestimmten Muskels sich positiv bzw. negativ auswirkt.

Natürlich klingt die Aussage, dass jemand entspannter sein könnte, wenn er mehr Muskelspannung hätte, wie ein Widerspruch in sich. Dennoch könnte zutreffen, dass Menschen mit höherem Muskeltonus Hyperarousal besser zu ertragen vermögen als Menschen mit geringerem Muskeltonus. Beispielsweise steigt mit der Muskelspannung das Selbstvertrauen, und das Gefühl, verletzlich und hilflos zu sein, wird verringert.

PTBS erzeugt unter anderem äußerst unangenehme Körperempfindungen. Viele PTBS-Kranke leiden unter starken Angst- und Panikgefühlen, die gewöhnlich mit ANS-Hyperarousal verbunden sind. Manche Klienten sprechen von einem sehr unangenehmen Kribbeln direkt unter der Haut, das sie mit dem Berühren der elektrischen Kontakte einer Steckdose vergleichen. Diese Erscheinungen gehen mit Schlafstörungen einher, unter denen viele PTBS-Kranke leiden. Es passiert ihnen immer wieder, dass sie sich abends müde oder sogar schläfrig ins Bett legen, sich zunächst auch entspannen, aber bald darauf wieder hellwach sind, wobei ihr Herz heftig und schnell pocht und sie in den Gliedmaßen ein merkwürdiges Kribbeln empfinden. Sind sie erst einmal in diesem Zustand, liegen sie viele Stunden lang wach.

Bewusstes Anspannen der Muskeln hilft vielen PTBS-Kranken, diese unangenehmen Empfindungen zu verringern, und manchmal gelingt es ihnen dadurch sogar, wieder einzuschlafen. Muskelanspannung, so wie sie hier gemeint ist, hat nichts mit sportlichen Übungen zu tun, denn diese wären bei manchen Klienten, die unter PTBS und Panikattacken leiden, kontraindiziert, weil sie die Herz- und Atemfrequenz erhöhen, die als Traumaauslöser fungieren können. Statt dessen ist in solchen Fällen ein allmählicher, gezielter Aufbau der Muskulatur vorzuziehen, was allerdings nur dann die gewünschte Wirkung hervorruft, wenn es in Verbindung mit Körpergewahrsein erfolgt: Man muss dabei die Aufmerksamkeit ganz allgemein auf Körperempfindungen und auf die einzelnen Muskeln, die gerade trainiert werden, richten (Bodynamic 1988-1992). Außerdem sollte das Training beendet werden, wenn die Muskeln zwar einen gewissen Erschöpfungsgrad erreicht haben, die Ausführung der Übung aber noch als angenehm empfunden wird. Bis zur völligen Ermüdung des Muskels zu üben ist für den Aufbau des Muskeltonus – der wiederum hilft, die Emotionen einzudämmen – nicht empfehlenswert. Übungen, die Empfindungen der Ruhe und Festigkeit stärken und die Präsenz steigern, sind von Nutzen, wohingegen alle Übungen, die Angst, Übelkeit, Desorientiertheit und dergleichen hervorrufen, gemieden werden sollten. Durch die Kräftigung der Muskulatur soll ein positives Erlebnis des Im-Körper-Seins erzeugt werden, weil dies dazu beiträgt, Hyperarousal und sämtliche Emotionen unter Kontrolle zu halten. Ein weiteres Ziel ist ein positives Erleben des Im-Körper-Seins, das den Wunsch, in diesem Zustand zu verweilen und mit der Übung fortzufahren, verstärkt. Auf diese Weise wird die Übung zu etwas, das in sich selbst eine Belohnung ist.

Joannie war sich sehr wohl dessen bewusst, dass sie sich nach Muskelspannung sehnte. Als junge Erwachsene war sie sehr verletzlich und impulsiv gewesen und ständig von einem Projekt zum nächsten gewechselt. Sie hielt es nie lange an einer Arbeitsstelle aus und litt unter periodischen Wutausbrüchen sowie einer lantenten allgemeinen Angst. Der Umzug in eine Gegend, in der Fahrradfahren eine der wichtigsten Fortbewegungsformen war, erwies sich für sie als Segen. Sie gewöhnte sich daran, mit dem Fahrrad große Entfernungen zurückzulegen. Dadurch wurden ihre Beine kräftiger, und erstaunlicherweise stabilisierte sich gleichzeitig auch ihr allgemeiner Zustand. All dies geschah, bevor sie den Entschluss fasste, sich in eine Psychotherapie zu begeben. Sie war sich durchaus darüber im klaren, dass der erhöhte Muskeltonus ihrer Beine der Grund ihrer wesentlich besseren Fähigkeit, sich zu konzentrieren und ihre Emotionen im Zaum zu halten, war. Doch wenn sie krank war oder Mitglieder ihrer Familie in einer anderen Gegend besuchte und deshalb eine Weile nicht fahrradfahren konnte, stellte sich ihre Labilität wieder ein.

Eine einfaches, tonisierend wirkendes Übungsprogramm beginnt mit Liegestützen. Durch sie wird der Tonus in den rückwärtigen Armmuskeln (Trizeps), den Brustmuskeln und den Rückenmuskeln (Trapezius und Rautenmuskeln) erhöht. Da für diese Übung keine besonderen Hilfsmittel erforderlich sind, kann sie zu Hause ausgeführt werden. Am besten stellt man sich dazu zwei Schritte von einer Wand entfernt hin, stützt sich mit den Armen darauf ab und drückt sich von ihr weg. Allmählich vergrößert man den Abstand der Füße zur Wand, bis man genug Kraft hat, um auf einer Treppe oder auf dem Boden Liegestütze auszuführen. Auch für Beinübungen, bei denen man die Beine in verschiedene Richtungen hebt (zur Stärkung der Schenkelstreckermuskeln, der Schenkelbindenspanner, der Kniesehnen und der Gesäßmuskulatur), benötigt man keine besonderen Hilfsmittel. Preiswerte Hanteln, Milchtüten oder Bücher können zur Stärkung der vorderen Oberarmmuskeln benutzt werden.

Das Tonisieren der Muskulatur wird nicht nur zur Stärkung der emotionalen Stabilität benutzt, sondern auch als Notfallmaßnahme, wenn Angstzustände zu stark werden oder sich zu Panikattacken auszuweiten drohen. Im folgenden werden Körperpositionen beschrieben, die man zum Anspannen bestimmter Muskeln nutzen kann. Den meisten Menschen wird zumindest eine davon helfen, ihre augenblicklichen Schwierigkeiten einzudämmen. Natürlich sollte man Positionen, die Angst verstärken, meiden.

Anspannen peripherer Muskeln

Wichtig: Jeder Muskel sollte nur so lange angespannt werden, bis er zu ermüden beginnt. Die Lockerung der Kontraktion muss langsam erfolgen. Es geht hier nicht um die Technik der progressiven Muskelentspannung, sondern darum, dass ein Teil der Anspannung aufrechterhalten bleibt. Probieren Sie eine Übung aus, und beurteilen Sie mit Hilfe Ihres Körpergewahrseins das Ergebnis, bevor Sie sich der nächsten Übung zuwenden. Falls die Kontraktion der Muskeln irgendeine unangenehme Reaktion hervorruft (Übelkeit, Benommenheit, Angst usw.), lässt sich diese gewöhnlich durch sanftes Dehnen des gleichen Muskels – durch Ausführen einer entgegengesetzten Bewegung (Bodynamic 1988-1992) – wieder beseitigen.

- *Seitliche Beinmuskulatur:* Im Stehen, Füße knapp schulterweit auseinander, die Knie sind locker (weder fixiert noch gebeugt). Nun drücken Sie die Knie so zur Seite, dass Sie von den Knien bis zu den Hüften eine Anspannung spüren (Bodynamic 1988-1992).
- *Linker Arm:* Sie sitzen oder stehen mit verschränkten Armen, wobei der rechte über dem linken liegt. Die rechte Hand bedeckt den linken Ellbogen. Zunächst leistet die rechte Hand Widerstand, und der linke Arm drückt vom Körper weg. Dabei spüren Sie im nach vorn gerichteten Teil des Oberarms von der Schulter bis zum Ellbogen eine Anspannung. Anschließend leistet die rechte Hand der Rückseite des Ellbogens Widerstand, und der linke Arm drückt nach links. Dabei spüren Sie im nach links gerichteten Teil des Oberarms von der Schulter bis zum Ellbogen eine Anspannung (Robyn Bohen, persönliche Mitteilung 1991).
- *Rechter Arm:* Sie sitzen oder stehen mit verschränkten Armen, wobei der linke über dem rechten liegt und die linke Hand den rechten Ellbogen bedeckt. Zuerst leistet die linke Hand Widerstand, während der rechte Arm vom Körper weggedrückt. Dabei spüren Sie eine Anspannung im nach vorn gerichteten Teil des Oberarms von der Schulter bis zum Ellbogen. Anschließend leistet die linke Hand der Rückseite des Ellbogens Widerstand, während der rechte Arm nach

rechts drückt. Sie spüren dabei im nach rechts gerichteten Teil des Oberarms von der Schulter bis zum Ellbogen eine Anspannung (Robyn Bohen, persönliche Mitteilung 1991).

- *Oberschenkel:* Sie sitzen auf einem Stuhl, und beide Füße stehen flach auf dem Boden. Verstärken Sie allmählich das auf den Füßen lastende Gewicht, bis Sie spüren, dass sich in Ihren Oberschenkeln eine Spannung aufbaut.

Bei einer Klientin wurde das Anspannen der Muskulatur zur Grundlage der Therapie:

Theresa war Mitte Dreißig, als sie zu mir kam. Sie litt unter PTBS und einer Borderline-Persönlichkeitsstörung. Sie war nicht arbeitsfähig und hatte allgemein große Schwierigkeiten, mit ihrem Alltag fertig zu werden. Sich Ziele zu setzen war für sie besonders schwer. Entweder fiel ihr nichts ein, oder sie sprudelte nur so über vor Hirngespinsten. Zu Beginn der Therapie erklärte sie, sie wolle irgendwann einmal in der Lage sein, einer regelmäßigen Arbeit nachzugehen, zu heiraten und eine Familie zu gründen. Ich bestärkte sie in ihrem Wunsch, wies sie jedoch darauf hin, dass es sicher einige Zeit dauern würde, dies alles zu erreichen. Ich fragte sie: »Was können Sie heute als kleinen Schritt auf Ihre Ziele hin tun?« Sie dachte eine Weile nach und überraschte mich dann mit der Antwort: »Ich brauche Rückgrat.« Dies meinte sie sowohl im übertragenen als auch im wörtlichen Sinne. Durch Nachfragen stellte ich fest, dass sie ihren Rücken als schwach empfand und dass sie nicht das Gefühl hatte, von ihrem Rückgrat aufrechtgehalten zu werden. Schon in dieser ersten Sitzung fingen wir an, unter Nutzung des Körpergewahrseins Theresas Rückenmuskeln zu stärken. Ich forderte sie auf, ihre gewohnte Haltung einzunehmen und sich dann allmählich aufzurichten, so dass sie größer wirkte. Dies geschah in einem so langsamen Tempo, dass sie die Veränderung der Muskelspannung und andere Körperempfindungen detailliert verfolgen konnte. Ich wollte sie dazu bringen, festzustellen, wo sie ihre Muskeln anspannen musste, um aufrecht zu sitzen. Das war harte

Arbeit. Sie wiederholte die Bewegung mehrmals – Zusammensinken, Aufrichten, Zusammensinken, Aufrichten. Ich trug ihr auf, diese Übung auch zu Hause auszuführen. In nachfolgenden Sitzungen bezogen wir uns immer wieder auf ihre neu entwickelte Muskelspannung in der Muskulatur an der Wirbelsäule – auf ihr »Rückgrat«. Allmählich wurde dieses für sie zu einer verlässlichen Stütze und Ressource – buchstäblich und im übertragenen Sinne –, mit deren Hilfe sie einige der Schwierigkeiten, die sie in ihrem Leben hatte, durcharbeitete.

KÖRPERGRENZEN

Es gibt viele Arten von Grenzen. In diesem Abschnitt geht es um *interpersonelle* und *konkrete Grenzen*, bei denen der Körper eine wichtige Rolle spielt.

Interpersonelle Grenzen

Falls Sie jemals »gewusst« haben, dass jemand hinter Ihnen stand, bevor Sie sich umdrehten, um nachzuschauen, oder falls Sie schon einmal das Gefühl hatten, jemand, mit dem Sie ein Gespräch führten, stünde zu nah, haben Sie eine interpersonelle (zwischenmenschliche) Grenze wahrgenommen. Dabei handelt es sich nicht um eine geheimnisvolle oder mystische Linie, sondern um etwas sehr Spürbares, das Menschen in unterschiedlichem Abstand erfahren. Ihre Grenze im zwischenmenschlichen Kontakt zeigt an, was Sie als Ihren persönlichen Raum empfinden. Eine der interpersonellen Grenzen ist der Punkt, an dem die Distanz zwischen Ihnen und einem anderen Menschen vom Angenehmen ins Unangenehme umschlägt. Eine andere Grenze ist das, was Wissenschaftler, die Tierverhalten erforschen, als kritische Distanz bezeichnen – der Punkt, an dem ein wildes Tier von vorsichtiger Wachsamkeit zum Angriff überwechselt. Der genaue Verlauf einer interpersonellen Grenze hängt nicht nur vom einzelnen Menschen, sondern auch von der konkreten Situation ab. Was zu einem bestimmten Zeitpunkt oder im Kontakt mit einer bestimmten Person eine unangenehme Distanz ist, kann zu einem anderen Zeitpunkt oder im Kontakt mit einer anderen Person recht angenehm sein.

Distanz in der Therapie

Manchmal taucht in einer Therapie ein Problem auf, dessen Ursprung nicht zu erkennen ist und das nicht lösbar zu sein scheint. Die folgende Konsultation veranschaulicht etwas, womit sich sowohl erfahrene Therapeuten als auch solche, die sich noch in der Ausbildung befinden, gelegentlich konfrontiert sehen. Die beschriebene Situation mag ein wenig extrem erscheinen, sie ist aber keineswegs ungewöhnlich. Der Klient, um den es dabei geht, bekam einige Stunden nach der Therapiesitzung Kopfschmerzen und musste sich übergeben. Weder er noch der Therapeut konnte sich den Grund erklären, und beide machten sich deshalb große Sorgen.

Als ich mit dem Therapeuten und dem Klienten zusammentraf, wurde mir zunächst die persönliche Geschichte des Klienten und der bisherige Verlauf der Therapie geschildert. Da der Therapeut Körperarbeit bevorzugte, vermutete ich zunächst, diese könnte zu provozierend gewesen sein. Man sagte mir jedoch, es sei gar nicht am Körper gearbeitet worden. Also gut. Ich fragte, ob das Material, an dem gearbeitet worden sei, zu traumatisch und für den Klienten zu provozierend gewesen sein könnte. Nein, sie hätten nur über Dinge aus dem Alltagsleben des Klienten gesprochen. Weil das Problem offenbar weder im inhaltlichen noch im methodischen Bereich lag, wendete ich meine Aufmerksamkeit der physischen Situation während der Therapie zu. Wie saßen Therapeut und Klient gewöhnlich? Um es zu demonstrieren, setzten sie sich auf Stühlen im Abstand von etwa einem Meter einander gegenüber.

Ich forderte den Klienten auf, sich seine Körperempfindungen zu vergegenwärtigen und darüber zu berichten. Er sagte, sein Herzschlag sei beschleunigt, an seinen Händen sei kalter Schweiß, und ihm sei leicht übel. Ich forderte ihn auf, seinen Stuhl etwas weiter zurückzustellen und dann zu überprüfen, ob sich irgend etwas verändert hätte. Er fühlte sich etwas besser. Daraufhin bat ich ihn auszuprobieren, ob es einen Abstand gebe, in dem die Symptome seines Unbehagens noch stärker nachließen. Er rückte mit seinem Stuhl noch weiter zurück und fühlte sich noch wohler, doch ein Rest Unbehagen blieb. Der Klient experimentierte weiter, bis die beiden Stühle schließlich drei Meter voneinander entfernt standen und diagonal gegeneinander versetzt waren, so dass sich Klient und Therapeut nicht mehr gegenübersaßen. Erst jetzt verschwanden alle Anzeichen für Arousal des sympathischen Nervensystems, und an ihre Stelle traten Anzeichen für parasympathisches Arousal.

Nach dieser Konsultation wurde dem Klienten nicht mehr schlecht. Er und der Therapeut achteten im weiteren Verlauf der Therapie genau auf ihre Sitzposition, und aufgrund dessen blieben Kopfschmerzen und Übelkeitsgefühle nach den Therapiesitzungen fortan aus.

Zwei Übungen zum Erforschen von Grenzen*

Obwohl die im folgenden beschriebenen Übungen vielen Lesern bekannt sein dürften, möchte ich sie für alle, die sie noch nicht kennen, beschreiben.

Die erste Übung zur Erforschung der interpersonellen Grenzen wird mit einem Partner ausgeführt. Ein Teilnehmer steht an einem festen Punkt, beobachtet die eigenen Körperempfindungen und sagt »stopp«, sobald er sich unwohl fühlt, während der Übungspartner sich nach Belieben im Raum bewegt. Die Übung sollte mehrmals wiederholt werden, wobei der stehende Partner sich in verschiedenen Winkeln zum sich bewegenden Partner positioniert – er wendet dem umhergehenden Partner das Gesicht, die rechte oder linke Schulter oder den Rücken zu. Dabei ist wichtig, dass der stehende Partner über das, was er in seinem Körper spürt, und über seine Emotionen spricht.

Diese Übung veranschaulicht die Schwierigkeiten, die viele Menschen damit haben, ihre Grenzen zu spüren und »nein« oder »stopp« zu sagen. Manchmal verändert sich der körperliche und emotionale Zustand des stehenden Partners

---

* Diese Übungen haben eine merkwürdige Geschichte, da mehrere Organisationen für sich in Anspruch nehmen, sie entwickelt zu haben. Entweder ist ihr wahrer Ursprung in Vergessenheit geraten, oder diese Gruppen haben etwa zur gleichen Zeit ähnliche Übungen entwickelt.

nicht, weshalb er auch nie »stopp« sagt und deshalb schließlich vom sich bewegenden Partner förmlich umgerannt wird. Passiert so etwas, befand sich der umhergehende Partner schon von Anfang der Übung an innerhalb der interpersonellen Grenzen des stehenden Partners. *Der stehende Partner kann seine Grenze nicht spüren, wenn der sich bewegende Partner diese Grenze schon zu Beginn der Übung überschritten hat.* Geschieht dies, sollte die Übung wiederholt und darauf geachtet werden, dass sich die beiden Beteiligten zu Beginn in größerer Distanz zueinander befinden. Dies gilt auch für das Alltagsleben. Sie können Ihren »Stopp«- oder »Nein«-Punkt nicht spüren, wenn Sie selbst oder andere diese Grenze bereits überschritten haben. Äußert also eine Klientin, die Distanz zwischen Ihnen und ihr sei für sie akzeptabel, sollten Sie sich überlegen, ob sich die Klientin tatsächlich wohl fühlt oder ob sie die Grenze zwischen Ihnen und ihr nicht spürt, weil der Abstand ohnehin schon zu gering ist. Im Zweifelsfall sollten Sie ein wenig mit der Distanz experimentieren und feststellen, wie sich dies auf Ihrer beider Befinden auswirkt. Die ursprüngliche Distanz können Sie dann immer noch wiederherstellen. Ein Beispiel:

> Während wir mit unserer zweiten Sitzung begannen, wirkte Thomas, als würde er den Atem anhalten. Ich fragte ihn, ob er es in Ordnung fände, wie wir säßen, und er bejahte dies. Aber er hielt den Atem immer noch an. Ich schlug ihm vor, mich ein wenig weiter von ihm weg zu setzen, weil ich wissen wolle, wie sich dies auswirke. Er war damit einverstanden. Nachdem ich etwas von ihm abgerückt war, atmete er sofort aus, und sein Atmen wurde danach leichter. Auch er bemerkte die Veränderung. Wir behielten diese Distanz während der gesamten weiteren Sitzung bei.

Für die zweite Übung zur Erforschung der interpersonellen Grenzen wird ein Faden oder eine Schnur benötigt. Die Übung eignet sich sowohl für die Einzel- als auch für die Gruppentherapie.

Der Klient nimmt einen Faden und zeichnet mit seiner Hilfe einen Kreis um sich, dessen Radius er so wählt, wie er sich eine angenehme Distanz zu anderen Menschen vorstellt. Er sollte beim Zeichnen des Kreises über seine Erfahrung sprechen und auch die Körperempfindungen erwähnen, die er bemerkt. Mit Erlaubnis des Klienten bewegt sich der Therapeut dann durch den Raum und überschreitet dabei immer wieder die Kreislinie (so wie wir alle es ständig bei anderen Menschen tun). Der Klient soll unterdessen seine somatischen und emotionalen Reaktionen verfolgen und ausdrücken, was er empfindet, während der Therapeut sich durch den Raum bewegt. Außerdem kann er seine auf dem Boden markierte Grenze jederzeit verändern. Zu beachten ist: Je größer der Kreisradius, um so wahrscheinlicher ist, dass andere die Kreislinie überschreiten, und um so häufiger und stärker hat der Klient das Gefühl, dass die Grenze, die er definiert hat, missachtet wird. Später kann man dem Klienten beibringen, seine Grenze neu zu ziehen – sowohl mit dem Faden als auch im übertragenen Sinne.

Wenn der Klient einverstanden ist, kann noch eine weitere Intervention ausgeführt werden: Der Therapeut bleibt irgendwann innerhalb des Kreises stehen und bewegt sich nicht mehr. Meist empfindet der Klient dann Unbehagen, und manchmal wird er sogar wütend. Der Therapeut hilft ihm dann, zu verstehen, dass seine Grenzen nicht mehr verletzt werden, wenn er den Kreis um sich verengt. Oft verhilft dies Klienten zu dem Gefühl, ihren persönlichen Raum nach ihren Vorstellungen und den jeweils aktuellen Gegebenheiten verändern zu können, was ihnen im beruflichen, gesellschaftlichen und persönlichen Alltag, in öffentlichen Verkehrsmitteln ebenso wie in Restaurants von Nutzen ist.

Die Haut als konkrete Grenze

Die Bezeichnung »dünnhäutig« ist für viele, die unter PTBS leiden, sehr passend. Traumatische Ereignisse gehen oft physisch oder psychisch »unter die Haut«.

Eine dreijährige Freundin von mir, Lane, hatte zahlreiche Traumata durch medizinische Behandlungen erlebt. Sie genoss es sehr, mit einem einzelnen anderen Kind zusammenzusein, doch die Gesellschaft mehrerer Kinder gleichzeitig konnte sie nicht ertragen. Bei einem jährlichen Familientreffen klammerte sie sich verzweifelt an ihre Eltern. Zwar fühlte sie sich gewöhnlich sicher, wenn ihre Eltern sich um sie kümmerten, doch reichte das diesmal nicht aus, weil die übrigen anwesenden Kinder immer ausgelassener wurden.

Dass es ihr so schlecht ging, betrübte mich sehr. Deshalb nahm ich vorsichtig Kontakt zu ihr auf, während sie sich völlig verängstigt an ihre Mutter klammerte. Ich fing an, sanft, aber mit fester Hand über ihren Rücken zu reiben, und sagte gleichzeitig: »Hier ist Lane. Spürst du Lane hier?« Daraufhin wurde sie ruhiger, entspannte sich und hörte auch auf zu wimmern. Solange ich meine Hand auf ihren Rücken hielt und sie so daran erinnerte, wo ihr physischer Körper war und wo sich seine Grenze befand, blieb sie gefasst. Sobald ich meine Hand zurückzog, nahm ihre Erregung wieder zu, selbst wenn ich meine verbalen Bemühungen fortsetzte. Wie ihre Mutter beobachtete auch ich fasziniert die dramatische Veränderung, die eintrat, wenn ich ihre Körpergrenze markierte. Uns beide beunruhigte, dass diese positive Veränderung sogleich wieder verschwand, wenn ich meine Hand zurückzog. Ein paar Tage später sprach ich mit Lanes Mutter über Möglichkeiten, Lanes Empfinden ihrer Körpergrenzen zu verstärken. Wir dachten uns zu diesem Zweck Spiele aus, die sie mit ihrer Tochter zusammen spielen konnte. Eines davon bestand darin, dass sie sich an den Händen, Armen, Beinen oder Füßen berührten und die Mutter Lane dann aufforderte, sich auf ihre Empfindungen auf der Haut zu konzentrieren: »Jetzt spür' Mami, und jetzt spür' Lane.« Nachdem Lane mit Hilfe solcher Übungen gelernt hatte, die Grenzen ihres Körpers besser zu spüren, konnte sie auch die Ausgelassenheit anderer Kinder besser ertragen.

Wie Helens Haut dicker wurde

Helen war Mitte Zwanzig, als sie zur Therapie kam. Ihre Kindheit war von sexuellem Missbrauch und körperlichen Misshandlungen gezeichnet gewesen. Natürlich litt sie unter zahlreichen Problemen und war sehr »dünnhäutig«. Weil sie als Stadtbewohnerin kein Auto besaß, wurde sie bei der Benutzung öffentlicher Verkehrsmittel oft von Ängsten geplagt. Nicht die Verkehrsmittel selbst ängstigten sie, sondern die dort ständig drohende Gefahr unabsichtlichen physischen Kontakts. Ihre

Furcht vor beiläufigen Berührungen trat selbst in der Therapiesituation zutage. Sie bemühte sich mit großer Sorgfalt zu verhindern, dass wir uns, wenn sie den Behandlungsraum betrat oder verließ, beiläufig an den Schultern berührten. Ich musste versprechen, ihr auf dem Weg zur Tür niemals freundschaftlich auf die Schultern zu klopfen. Ich hatte noch nie erlebt, dass eine Klientin Angst davor hatte, auch nur zufällig die Schultern eines anderen Menschen zu berühren.

Da mein wichtigstes Anliegen ist, für die Sicherheit des Klienten während und außerhalb der Therapiesitzung zu sorgen, schlug ich ihr vor, gemeinsam mit ihr nach einer Möglichkeit zur Verhinderung beiläufiger Berührungen zu suchen – ihr zu zeigen, wie sie solche Kontakte vermeiden oder unterbrechen konnte. Außerdem ging es mir darum, ihr zu vermitteln, wie sie vermeiden konnte, dass sich solche ungewollten Kontakte so anfühlten, als dringe jemand unter ihre Haut. Wir waren uns einig, dass man in Bussen, Zügen und Untergrundbahnen unvermeidlich manchmal mit anderen Menschen zusammenstößt.

Anfangs arbeitete Helen an der Stärkung ihres Muskeltonus, weil sie die Polsterung unter ihrer Haut verstärken wollte. Hochmotiviert stemmte sie einige Monate lang Gewichte, führte Liegestütz und Übungen zur Kräftigung der Bauchmuskulatur aus und ging täglich lange spazieren. Danach entwickelten wir ein Programm, durch das sie lernen sollte, sich unerwünschten Berührungen zu entziehen oder die Hand oder Schulter eines anderen Menschen von sich zu entfernen. Sie war überzeugt, dies unbedingt lernen zu müssen, und war bereit, einige Unannehmlichkeiten zu ertragen, um dieses Ziel zu erreichen. In diesem Fall machte ich eine Ausnahme von meiner Regel, Traumaklienten grundsätzlich nicht zu berühren, denn das Programm, das wir gemeinsam entwickelten, erforderte kurze Berührungen. Helen war der Meinung, dass die potentiellen Vorteile, die dies mit sich bringen konnte, die Gefahren überwogen. (Möglich wäre auch gewesen, sie zu bitten, die gleichen Übungen mit einer Vertrauensperson auszuführen oder eine Freundin mit zur Therapie zu bringen. Auf diese Weise hätten sich Berührungen zwischen uns völlig vermeiden lassen. Aber Helen hatte damals keine Freundinnen, mit denen sie so etwas hätte tun wollen. Ihre Angst davor, von anderen Menschen berührt zu werden, war so groß, dass sie sich nicht traute, mit jemandem Freundschaft zu schließen.)

Helen wählte die erste Übung selbst aus. Ich führte sie vor, und dann probierte sie sie aus. Wir standen eine Armlänge entfernt gegenüber, und als sie bereit war, legte sie ihre Hand auf meine Schulter. Dann drehte ich meinen Rumpf von ihrer Hand weg und trat so weit zurück, dass ich außer Reichweite war. Dies hatte zur Folge, dass ihre Hand hinabfiel. Nun war Helen an der Reihe. Als sie sich bereit fühlte, forderte sie mich auf, meine Hand auf ihre Schulter zu legen. Dann probierte sie eine ähnliche Drehung aus, trat einen Schritt zurück, und mein Arm fiel zur Seite.

Als nächstes stellten wir uns Schulter an Schulter nebeneinander. Ich forderte sie auf, zuerst nur zur Seite zu treten und so von meiner Schulter abzurücken. Nachdem sie dies ausprobiert hatte, empfahl ich ihr, stehenzubleiben und ihre Schultern einfach zum Zentrum ihres Körpers zurückzuziehen. Sie musste ihre Schulterbreite ein wenig verringern, damit der Abstand zwischen unseren Schultern größer wurde.

Dies alles mag simpel klingen, doch für Helen war es harte Arbeit. Anfangs hatte sie ziemlich große Angst, doch je mehr Aufgaben sie meisterte, um so ruhiger wurde sie und um so stärker wurde ihr Selbstvertrauen.

Für die dritte Übung stellten wir uns wieder einen Armweit gegenüber. Nachdem Helen mich aufgefordert hatte, meine Hand auf ihre Schulter zu legen, entfernte sie diese auf eine direktere Weise. Eine ihrer Methoden war, die Hand einfach mit ihrer entgegengesetzten Hand wegzustoßen; eine andere war, ihren Arm auf der betreffenden Körperseite im Kreis schwingen zu lassen und meinen Arm auf diese Weise sanft zu entfernen. Wir sprachen darüber, dass es wichtig sei, dies selbst dann, wenn sie wütend war, ruhig zu tun. Es ging um die Unterbrechung eines unerwünschten Kontaktes, nicht darum, einen Konflikt zu provozieren.

Mit diesen Übungen beschäftigten wir uns viele Wochen lang. Helens Möglichkeiten, ungewollten Kontakt abzuwehren, wurden allmählich besser, und im gleichen Maße wurde auch ihre »Haut« widerstandsfähiger und dicker. Dadurch wiederum wurde ihr Selbstvertrauen stärker, und sie kam in der Welt besser zurecht. Und weil sie sich besser in der Lage fühlte, mich daran zu hindern, etwas zu tun, was sie nicht wollte, wuchs auch ihr Vertrauen mir gegenüber. Schließlich ließ ihre extreme Vigilanz nach. Eines Tages überraschte sie mich mit der Bitte, mein Versprechen zurückzunehmen. Sie wollte nun, dass ich sie beiläufig berührte, wenn sie meine Praxis betrat oder verließ – mit einem Schulterklopfen oder dergleichen. Sie wollte feststellen, wie sich dies anfühlte, und dann selbst entscheiden, ob sie solche Berührungen akzeptieren konnte oder ob sie sich ihr entziehen wollte.

Die Haut – Wiederentdeckung der Körpergrenze

Traumata und PTBS entstehen oft durch Ereignisse, bei denen in irgendeiner Weise der Körper angegriffen wurde: durch einen Überfall, eine Vergewaltigung, einen Autounfall, einen chirurgischen Eingriff, Folter, Prügel usw. Der Verlust des Gefühls körperlicher Integrität kann einen Traumaverarbeitungsprozess so beschleunigen, dass er außer Kontrolle gerät. Indem das Empfinden der Haut als Grenze wiederhergestellt wird, lässt sich Hyperarousal häufig verringern und das Gefühl der Kontrolle über den eigenen Körper verstärken. Zur Verstärkung des Gefühls körperlicher Integrität empfehle ich Klienten oft, ihre Peripherie bzw. Grenze, die Haut, zu spüren. Dies kann auf verschiedene Weisen geschehen:

1. Fordern Sie den Klienten auf, sich mit den eigenen Händen kräftig (weder zu leicht noch zu stark) über seine gesamte Körperoberfläche zu reiben. Achten Sie darauf, dass es sich wirklich um ein Reiben der Oberfläche (der Haut bzw. der Kleidung, die die Haut bedeckt) handelt und nicht um ein Ergreifen oder Massieren von Muskeln. Falls Ihr Klient sich nicht gern selbst anfasst, kann er die gleiche Wirkung erzielen, indem er sich an einer Wand oder einer Tür reibt (oft erfüllt eine kalte Wand diesen Zweck besonders gut) oder ein Kissen oder Handtuch benutzt, um Kontakt zu seiner

Haut herzustellen. Dabei sind der Rücken und die Seitenflächen von Armen und Beinen besonders wichtig.

2. Manche Klienten fühlen sich schon zu stark provoziert, wenn sie ihre eigene Haut berühren oder wenn ihnen jemand anders dabei zuschaut. In solchen Fällen ist es manchmal sinnvoll, wenn man sie auffordert, ihre Haut zu empfinden, indem sie die Objekte spüren, mit denen ihr Körper in Kontakt ist. Fordern Sie die Betreffenden auf, zu spüren, wo ihre Gesäß-backen den Stuhl, auf dem sie sitzen, berühren, oder ihre Füße in ihren Schuhen oder wie ihre Handflächen auf ihren Oberschenkeln ruhen usw.

3. Wenn Klienten eine dieser Übungsvarianten ausführen, ist es manchmal von Nutzen, sie zu sich selbst sagen zu lassen: »Das bin ich«, »Da höre ich auf« usw.

Visuelle Grenzen

Manche Klienten empfinden es schon als zudringlich, wenn der Therapeut sie anschaut. Dies kann heftige Reaktionen auslösen. Oft leiden die Betreffenden unter massiven Gefühlen der Scham oder Peinlichkeit. Therapeuten können solche Probleme leicht aus der Welt schaffen, indem sie ihren Blick vom Klienten abwenden. Dies ist für die Betroffenen eine ungeheure Erleichterung. Falls die Therapeuten es gewöhnt sind, sich auf visuelle Hinweise zu verlassen, ist dies für sie sicher nicht angenehm, doch der potentielle Gewinn für die Klienten sollte sie dazu motivieren, dies in Kauf zu nehmen.

BERÜHRUNG ZWISCHEN KLIENT UND THERAPEUT

Menschen haben zweifellos ein universelles Bedürfnis nach Berührung und Kontakt. Das gilt auch für Traumatisierte, und für sie vielleicht sogar in noch stärkerem Maße als für andere Menschen. Wird dieses Bedürfnis jedoch in der Therapiesituation erfüllt, kann dies zu Komplikationen führen: Sowohl Über-tragungs- als auch Gegenübertragungsreaktionen von ungeheurer Stärke kön-nen dadurch ausgelöst werden. Bei stabilen Klienten (Typ I und Typ IIA) sind derartige Gefahren beherrschbar, doch bei Klienten des Typs IIB ist von

Berührungen von seiten des Therapeuten generell abzuraten. Beispielsweise werden Therapeuten, die sexuell missbrauchte oder körperlich misshandelte Klienten berühren, von diesen häufig mit dem Täter identifiziert. Natürlich ist solch eine Reaktion dem therapeutischen Prozess nicht gerade förderlich. Das folgende Beispiel zeigt, wie ich in dieser Hinsicht selbst Lehrgeld bezahlen musste:

> Kurt war in seinen Entwicklungsjahren missbraucht und vernachlässigt worden. Er beanspruchte in seiner Therapie bei mir viel Zeit und Aufmerksamkeit. Ich forderte ihn auf, an der Stärkung seines Körpergewahrseins zu arbeiten und sich über seine interpersonellen Grenzen klar zu werden, doch er stand dem skeptisch gegenüber. In mehreren Sitzungen klagte er, er brauche es, gehalten zu werden. Er war sich ganz sicher, dass er genau das von mir bräuchte. Als ich zögerte, ihm diese Bitte zu erfüllen, wurde er wütend. Schließlich beharrte er darauf, dass wir es doch einfach ausprobieren und dann sehen könnten, was dabei herauskomme. Entgegen meiner eigenen Einschätzung der Situation gab ich schließlich nach. Er wollte, dass ich meine Arme um ihn legte, während wir nebeneinander auf der Couch saßen. Statt den erlösenden Kontakt zu erleben, den er sich vorgestellt hatte, wurde seine Angst stärker. Er konnte sich nicht entspannen, war zuerst frustriert über sich selbst und dann über mich. Er glaubte, er fühle sich deshalb so verängstigt, weil ich etwas falsch gemacht hätte. Es war ihm nicht möglich, seine stärker werdende Angst davor, gehalten zu werden, mit den Missbrauchserfahrungen, die er in seiner Kindheit gemacht hatte, in Verbindung zu bringen. Er setzte mich mit dem Täter gleich. Auch in den folgenden Sitzungen gelang es mir nicht, den Konflikt aufzulösen, und schließlich brach er die Therapie bei mir vorzeitig ab.

Wenn man traumatisierten Klienten helfen will, ihre Berührungsbedürfnisse zu erfüllen, sollte man besser versuchen, ihnen beizubringen, diese Bedürfnisse im engsten Freundeskreis, innerhalb ihrer Familie oder in einer Therapiegruppe abzudecken. Allerdings sind sie wahrscheinlich nur dann in der Lage, innerhalb ihres sozialen Netzes um Berührung zu bitten und diese auch anzunehmen und zu nutzen, wenn sie die Fähigkeit entwickelt haben, ihre eigenen Grenzen zu erkennen und zu respektieren.

Aufgrund jahrelanger Inzesterfahrungen war Blair sich bezüglich ihrer Grenzen völlig unsicher. Sie wusste, dass sie Kontakt brauchte, und in dem Bemühen, dieses Bedürfnis zu erfüllen, ging sie oft über das hinaus, wobei sie sich wohl fühlte. Um ihr Bedürfnis nach Körperkontakt zu erfüllen, stürzte sie sich in die Promiskuität. Dadurch hatte sie sich bereits mehrmals Geschlechtskrankheiten zugezogen. Sie befand sich in einem Dilemma. Wenn sie die Grenzen respektierte, innerhalb derer sie sich eigentlich Kontakt zu anderen Menschen wünschte, überfiel sie die Angst, niemand werde sie jemals wieder berühren. Zwischen diesen beiden Extremen sah sie keine Kompromissmöglichkeit. Nachdem ich ihr geholfen hatte, ihr Körpergewahrsein zu entwickeln, schlug ich ihr vor, zu Hause ein Experiment durchzuführen. Sie erklärte sich dazu bereit. Ich riet ihr, einen Freund oder eine Freundin zu bitten, mit ihr zusammen ihre Berührungsgrenzen zu erforschen. Wir diskutierten über die Vor- und Nachteile verschiedener Möglichkeiten, und schließlich entschied sich Blair für zwei Personen, die sie fragen wollte. Als sich einer dieser Freunde bereit erklärte, instruierte ich Blair darüber, was zu tun war. Sie sollte sich permanent ihre Körperempfindungen vergegenwärtigen und auf Veränderungen achten, um in unserer nächsten gemeinsamen Sitzung mit mir darüber zu sprechen.

Durch das Experiment sollte Blair herausfinden, wie ihr Freund sie berühren konnte, ohne dass ihre Herz- und Atemfrequenz anstiegen – d. h., ohne dass sie Angst bekam. Zuerst erschien ihr das Ganze ein wenig albern. Sie war so daran gewöhnt, berührt zu werden, dass sie ein so vorsichtiges Vorgehen für überflüssig hielt. Als sie sich jedoch auf ihre Empfindungen konzentrierte, merkte sie, dass sie tatsächlich Angst bekam, als ihr Freund ihren Körper umfasste. Zum ersten Mal wurde ihr klar, dass ihr promiskuitives Verhalten es erforderte, sich gegenüber Körperempfindungen taub zu machen. Im weiteren Verlauf des Experiments stellte sie fest, dass sie sich am wohlsten fühlte, wenn jemand ihre Hand hielt. In den folgenden Wochen achtete Blair stärker auf ihre Körperempfindungen, wenn andere Menschen sie berührten. In den Therapiesitzungen beschäftigten wir uns jeweils mit ihren Entdeckungen, und ich gab ihre weitere Ratschläge, wie sie um die Berührung bitten konnte, die sie wünschte, und wie sie Berührungen abwehren konnte, die sie nicht wollte.

DER SANFTE ABSCHLUSS EINER THERAPIESITZUNG

Jeder Traumatherapeut weiß, dass es manchmal schwierig ist, eine Therapiesitzung, in der an Traumata gearbeitet wurde, zu beenden. Wie bereits erwähnt, können Traumaprozesse leicht eine gefährliche Eigendynamik entwickeln. Wenn der Verlauf einer Sitzung mit dem üblichen Zeitrahmen einer Therapiesitzung nicht harmoniert, kann dies sowohl den Therapeuten als auch den Klienten in Schwierigkeiten bringen. Die meisten der in diesem und den beiden vorangegangenen Kapiteln beschriebenen Prinzipien und Techniken können auch zur Bewältigung dieses Problems benutzt werden. Man kann mit ihrer Hilfe den Verlauf einer Sitzung beeinflussen und auch beenden.

Wenn Klienten lernen, den Verarbeitungsprozess abzubremsen, ist das sowohl für sie als auch für den Therapeuten von Vorteil. Der Therapieprozess wird für sie sicherer, wenn sie Vertrauen in ihre Möglichkeiten, ihn zu beeinflussen, entwickeln – in ihre Fähigkeit, die Verarbeitung ihrer traumatischen Erinnerungen in Gang zu bringen oder zu stoppen. Der Mut zur Arbeit an schwierigen Themen wächst gewöhnlich, wenn den Klienten klar ist, dass sie diese Arbeit jederzeit unterbrechen können. Haben Klient und Therapeut gemeinsam das Abbremsen des Verarbeitungsprozesses geübt, bevor sie sich traumatischem Material zuwenden, können sie später eine unerwünschte Beschleunigung der Verarbeitung jederzeit stoppen. Außerdem bewirkt die bewusste Zügelung des Arousal-Niveaus während der gesamten Therapiesitzung, dass der Verarbeitungsprozess gar nicht erst außer Kontrolle gerät. Wenn ein Therapeut mit den Ressourcen des Klienten vertraut ist, kann er diesen von Prozessen fernhalten, die er mit seinen Möglichkeiten nicht abstoppen könnte. Natürlich gibt es gelegentlich Situationen, in denen Therapeuten das Geschehen nicht richtig einschätzen und deshalb die festgesetzte Sitzungszeit einige Minuten überziehen müssen, damit der Prozess abgebremst werden kann. Bei adäquater Vorbereitung kommt dies jedoch nicht häufig vor.

Die beste Strategie, den zeitlichen Ablauf einer Sitzung zu gestalten, besteht manchmal darin, die Arbeit kurz vor Ablauf der festgesetzten Zeitspanne zu beenden. Deshalb ist es nützlich, nach »Stopp-Punkten« Ausschau zu halten – so wie es in Gails Sitzung am Ende des vorigen Kapitels geschah. Diese Funktion kann beispielsweise eine gelungene Integration, ein Aha-Erlebnis oder eine spontane Verringerung des Arousals erfüllen. Oft ergeben sich im Laufe einer Sitzung mehrere Möglichkeiten dieser Art, und gewöhnlich ist es besser, einen Klienten nach Hause zu schicken, obwohl die Sitzungszeit noch nicht ganz um ist, als zu riskieren, dass er sich zur festgesetzten Abschlusszeit unwohl fühlt oder sich in einem Zustand der Verwirrung befindet. Die Zeit, die nach Abschluss einer spezifischen Traumaarbeit noch bleibt, kann meist für ein Gespräch über die Integration der Traumatherapie in das Alltagsleben genutzt werden.

Im nächsten Kapitel geht es um die Anwendung des Körpergewahrseins und anderer somatischer Werkzeuge bei der Arbeit an Traumaerinnerungen.

8

DIE SOMATISCHE ERINNERUNG
WIRD ZUR PERSONLICHEN
GESCHICHTE

Unabhängig von den angewandten Techniken oder Behandlungsmethoden sollten die Ziele einer Traumatherapie immer sein:

1. Implizite und explizite Erinnerungen zu einem umfassenden Narrativ der Ereignisse und der Nachwirkungen des traumatischen Geschehens zu vereinen. Dies schließt das Verständnis der Körperempfindungen und Verhaltensweisen in diesem Kontext ein.
2. Symptome für ANS-Hyperarousal in Verbindung mit jenen Erinnerungen zu eliminieren.
3. Das traumatische Ereignis in die Vergangenheit einzugliedern: »Es ist vorbei. Das war vor langer Zeit. Ich habe es überstanden.«

Seit Mitte der achtziger Jahre des 20. Jahrhunderts sind mehrere Behandlungsmodelle für die Traumaarbeit entwickelt worden. Im Bereich der Traumatherapie ist sogar ein gewisses Konkurrenzstreben zu beobachten. Allenthalben ist die Erwartung anzutreffen, dass sich ein bestimmtes Therapiemodell als die Traumatherapie schlechthin herauskristallisieren wird. Doch sollte uns diese Einstellung bedenklich stimmen, weil sie unseren Klienten keinen guten Dienst erweist. Jede existierende Therapie hilft einigen Klienten und versagt in anderen Fällen. Jede Behandlungsmethode hat ihre Stärken und Schwächen. So wie es kein Allheilmittel für die Behandlung von Angst oder Depression gibt, gibt es auch kein Wundermittel für die Traumatherapie.

Manchmal ist das Entscheidende die therapeutische Beziehung, nicht irgendeine Technik oder irgendein Modell. Doch haben alle Methoden der Traumabehandlung zwei Dinge gemeinsam: Sie sind stark strukturiert und sehr direktiv.
Alle Methoden fordern die Orientierung an einem präzisen Protokoll. Dies
führt dazu, dass die Therapeuten strikt dem Protokoll folgen und sich weniger
am Prozess des Klienten orientieren. Diese Gemeinsamkeit verschiedenster
Methoden der Traumabehandlung scheint mir kein Zufall zu sein. Traumatherapeuten der unterschiedlichsten Disziplinen sind sich dahingehend einig,
dass die Behandlung von Traumata Struktur und eine klare Orientierung erfordern. Dies erscheint mir richtig, denn wenn Traumatherapeuten lediglich dem
Prozess ihrer Klienten folgen würden, ohne zu intervenieren, würde dies meist
entweder zu einem Vermeiden der traumatischen Erinnerungen führen, oder
die Klienten würden von diesen Erinnerungen völlig überwältigt werden.

Zwar können Wirksamkeitsuntersuchungen den Weg zu geeigneten
Behandlungsmodellen weisen, doch können sie andererseits auch in die Irre
führen. Ein Manko ist, dass bei den meisten Studien dieser Art als Untersu-
chungsteilnehmer Traumaklienten des Typs I herangezogen wurden. Außerdem berichten Studien, die von den Verfechtern einer bestimmten Methode
durchgeführt werden, meist über positive Resultate, wohingegen Studien, die
von Gegnern einer Methode durchgeführt werden, gewöhnlich negativ aus-
fallen. Vielleicht wäre eine bessere Grundlage für die Beurteilung des Erfolgs
oder Misserfolgs einer Methode, auf das Körpergewahrsein und das Symptom-
profil des Klienten zu achten: »Hat Ihnen dies geholfen? Sind Sie seither
ruhiger und gefasster, und ist Ihre allgemeine Funktionsfähigkeit verbessert?
Okay, dann fahren wir fort.« – »Das hilft Ihnen nicht? Es geht Ihnen schlechter, Sie fühlen sich instabiler, weniger in der Lage, mit Ihrem Alltagsleben fertig zu werden? Okay, dann sollten wir etwas anderes ausprobieren.« Die besten
Formen der Traumatherapie beziehen verschiedene Behandlungsmodelle ein,
um die therapeutische Arbeit auf die spezifischen Bedürfnisse des Klienten
abstimmen zu können.

Unabhängig von den benutzten Therapiemethoden sind die Themen, die
in diesem Kapitel behandelt werden, für eine Verbesserung der Qualität und
der Resultate einer Traumatherapie von grundlegender Bedeutung.

VORSICHT VOR FALSCHEN FÄHRTEN

Erinnerungen sind formbar und Einflüssen unterworfen. Permanent zugängliche und wieder zugänglich gemachte Erinnerungen können sehr akkurat sein, aber auch Ungenauigkeiten aufweisen. Ein gutes Beispiel für die Unzuverlässigkeit von Erinnerungen ist die Geschichte vom Sohn eines Freundes, der sich im Alter von acht Jahren einen Arm brach. Der Junge, der mittlerweile zwölf ist, kann sich an den größten Teil des Geschehens korrekt erinnern: wie er vom Baum fiel, sich den Arm brach, zum Krankenhaus gefahren wurde und wie der Arm schließlich vom Arzt gerichtet wurde. Doch an ein entscheidendes Detail erinnert sich der Junge falsch. Seiner Erinnerung zufolge war es die Mutter, die ihn hielt, als der Bruch gerichtet wurde. Tatsächlich war es sein Vater. Dass solche Erinnerungsverzerrungen möglich sind, hat weitreichende Implikationen. Eine permanent bestehende oder wiederhergestellte Erinnerung an ein Missbrauchserlebnis beispielsweise kann prinzipiell zutreffend sein, obwohl der Täter, das Alter, der Ort usw. falsch erinnert werden. Damit will ich keineswegs sagen, dass man allen wiederhergestellten Erinnerungen misstrauen sollte; sie können auch äußerst zutreffend sein, wie Studien und Berichte von Andrews (1997), Duggal & Sroufe (1998) und Williams (1995) nachgewiesen haben.

Dass Erinnerungen nicht völlig zuverlässig sind, bringt Traumatherapeuten in eine schwierige Situation. Klienten berichten einerseits über Traumaerinnerungen, die ihnen permanent bewusst waren, andererseits aber auch über solche, die im Rahmen der Therapie, aber auch außerhalb der Therapie oder vor der Therapie wieder aufgetaucht sind. Das Wiederauftauchen von Erinnerungen ist auch nicht davon abhängig, ob Sie oder der Klient versuchen, sie wieder zugänglich zu machen. Doch wie auch immer Erinnerungen zutage treten, das Problem ist stets das gleiche. Wie lässt sich die Richtigkeit einer Erinnerung beurteilen? Eigentlich nur mit Hilfe von Untersuchungsberichten und anderen Dokumenten, Zeugenaussagen oder anderen Arten von Beweisen. Gibt es keine Indizien, kann am Zutreffen gezweifelt werden. Manchmal ist die Richtigkeit einer »Erinnerung« einfach nicht zu belegen.

Ein therapeutisches Dilemma taucht auf, wenn es entweder dem Therapeuten oder dem Klienten (oder beiden) wichtig ist, eine nicht belegbare Erinnerung als »zutreffend« oder »falsch« zu bezeichnen. Onno van der Hart und Ellert Nijenhuis (1999) nennen dies »reflexive Überzeugung« (*reflexive believe*) und warnen davor, weil das Risiko falscher Negativentscheidungen und falscher Positiventscheidungen dabei sehr hoch ist. Ganz gleich, ob solche Erinnerungen als zutreffend oder falsch bezeichnet werden, das Attribut beeinflusst die Orientierung der Therapie und das Leben des Klienten erheblich. Die einzige unverfängliche Möglichkeit ist in solchen Fällen, mit der Arbeit fortzufahren, ohne auf das Urteil einzugehen. Dies kann für den Klienten wie für den Therapeuten schwer zu ertragen sein. Wird es jedoch nicht getan, besteht die Gefahr eines Fehlers mit schwerwiegenden Folgen.

Risiken, die mit falschen Fährten verbunden sind

Man kann leicht auf eine falsche Fährte kommen, und wenn dies passiert, leidet der Klient sehr darunter. Es kann dadurch sogar zu einer Dekompensation kommen. Natürlich lässt sich nicht immer feststellen, ob eine Dekompensation durch eine wiederbelebte Traumaerinnerung eingetreten ist oder durch die destabilisierende Wirkung der Suche nach der Erinnerung an ein Trauma, das nicht existiert. Im Zweifelsfall sind Anzeichen für Hyperarousal des autonomen Nervensystems sowie andere Symptome gute Indikatoren.

Als Brad zur Therapie kam, litt er unter Depression, Angstzuständen und Selbstmordgedanken. Er war bleich und atmete schnell und flach. Wie er berichtete, war dies nicht sein normaler Zustand. Er hatte zuvor einen anderen Psychotherapeuten aufgesucht, weil er glaubte, als Kind vergewaltigt worden zu sein. In jener Therapie hatte er zunehmend dekompensiert. Der Therapeut hatte versucht, seine Erinnerungen an eine vermutete Vergewaltigung in seiner Kindheit zu rekonstruieren. Als sich daraufhin bei Brad eine starke Selbstmordgefährdung entwickelte, wurde ihm klar, dass irgend etwas nicht in Ordnung war, und er suchte sich einen anderen Therapeuten.

Brad hatte in seiner Kindheit viele Probleme gehabt. Er hatte mehrmals Jugendstrafen erhalten und mehrere Monate in Haft verbracht. Dieser Hintergrund war für die Beurteilung von Brads augenblicklicher Situation sehr wichtig. Etwa neun Monate bevor er sich an meinen Vorgänger gewandt hatte, war in seinem Haus eingebrochen worden, während er eines Abends mit seiner Familie ausgegangen war. Da der Einbrecher jedoch eine unhörbare Alarmanlage aktiviert hatte, fand Brad bei seiner Rückkehr überall im Haus Polizisten vor. Der Therapeut, der ihn zuerst behandelt hatte, hatte diesem erschreckenden Vorfall keinerlei Beachtung geschenkt, sondern sich sofort auf die vermutete Vergewaltigung konzentriert, an die Brad sich nicht konkret erinnern konnte. Während Brad mit ihm nach Kindheitserinnerungen forschte, um das Gefühl, vergewaltigt worden zu sein, zu erklären, dekompensierte der Patient immer stärker.

Nach der Anamnese sagte ich zu ihm: »Vielleicht sind Sie tatsächlich als Kind vergewaltigt worden, es kann aber auch sein, dass es nicht so war. Es ist unmöglich, dies zweifelsfrei festzustellen, denn Sie selbst erinnern sich nicht daran, und es existieren keinerlei Dokumente, die es beweisen. Doch der kürzliche Einbruch in Ihr Haus und das anschließende Eindringen der Polizei reicht aus, um Ihre Symptome zu erklären, Ihr Gefühl, vergewaltigt worden zu sein. Viele Menschen würden ihre Reaktionen auf solch eine Grenzverletzung als ›Gefühl, vergewaltigt worden zu sein‹ beschreiben. Wenn man dazu auch noch Ihre Jugendstrafen berücksichtigt, kann ich mir gut vorstellen, dass der Einbruch und das Eindringen der Polizei in Ihr Haus Sie sehr schockiert haben müssen.«

Nachdem Brad sich mein Einschätzung angehört hatte, war er sichtlich beruhigt. Seine Wangen nahmen wieder eine gesunde Färbung an. Seine Atmung wurde tiefer und ruhiger. Das Absinken des Erregungsniveaus war im Raum spürbar, und Brad selbst spürte es deutlich in seinem Körper. Seine Selbstmordgedanken verschwanden. Innerhalb einer Woche fand er sein emotionales Gleichgewicht wieder und erlangte seine normale Funktionsfähigkeit zurück. In den folgenden Sitzungen befassten wir uns mit den kürzlichen traumatischen Erlebnissen.

Leider ist dies kein Einzelfall. Derartige therapeutische Irrtümer lassen sich vermeiden, indem man eine sorgfältige Anamnese durchführt und stets fragt: »Weshalb kommen Sie jetzt zur Therapie?« oder: »Was hat dies jetzt ausgelöst?« Falls sich der Klient nicht sicher ist, stößt man oft durch sorgfältiges Nachfragen nach belastenden Ereignissen innerhalb der letzten Monate oder des letzten Jahrs auf einen auslösenden Vorfall, an dem zuerst gearbeitet werden muss. Durch Konzentration der Arbeit auf ein aktuelles Ereignis, dessentwegen der Klient zur Therapie gekommen ist, lässt sich vermeiden, dass man auf eine falsche Fährte gerät.

Alle verfügbaren Informationen einbeziehen

Ein ausgezeichnetes Beispiel für das Vermeiden falscher Fährten durch die Einbeziehung aller zweckdienlichen Informationen beschreibt Donald Nathanson im ersten Kapitel seines Buches *Shame and Pride* (1992). Durch seinen gesunden Menschenverstand half Nathanson seinen Klienten, viel Geld zu sparen und viele Qualen zu vermeiden. In dem Beispiel, das er anführt, geht es um einen Patienten, der sich zum zweitenmal in eine Therapie begab, weil er sich nicht mehr in der Lage fühlte, mit seiner Angst fertig zu werden, ein Ziel, das in seiner vorherigen Therapie eine wichtige Rolle gespielt hatte. Sein augenblickliches hohes Angstniveau hatte sich gegenüber allen Methoden der Angstbewältigung, die er in jener Therapie erlernt hatte, als resistent erwiesen. Er hatte »Angst vor allem«. Während des ersten Gesprächs mit dem Klienten, in dem Nathanson versuchte, relevante Informationen über den Klienten zu sammeln, fragte der Therapeut nach dem Grund der »nasalen Sprechweise« des Klienten und erfuhr so, dass jener unter einer Erkältung litt. Dann stellte sich heraus, dass der Klient ein Medikament einnahm, das Pseudoephedrin enthielt, eine Art synthetisches Adrenalin. Solche Mittel ahmen die Reaktion des menschlichen Körpers auf Stress nach – sie erhöhen den Erregungszustand des sympathischen Nervensystems. Da wurde Nathanson klar, dass die

Symptome des Patienten nicht durch Angst, sondern durch das Medikament verursacht worden waren. Die Angstsymptome ließen sich dann leicht beheben: Der Klient brauchte nur das Erkältungsmittel zu wechseln.

Man stelle sich vor, was ohne Nathansons Umsicht mit dem Patienten geschehen wäre. Wahrscheinlich hätten sie endlos nach den psychischen Ursachen der Angst gesucht, was ebenso katastrophal wie kostspielig hätte enden können. Solche Fehler passieren leicht, wenn entweder der Therapeut oder der Klient von vorgefassten Meinungen ausgeht und somatischen Symptomen psychische Ursachen zuschreibt. Besonders große Probleme können entstehen, wenn voreilig die Existenz eines Traumas unterstellt wird.

Andere körperliche Ursachen können psychische Probleme vortäuschen, beispielsweise hormonelle Veränderungen, die mit zunehmendem Alter auftreten. *Perimenopause* nennt man heute die lange Zeit hormoneller und menstrueller Veränderungen, die schließlich zur Menopause, dem völligen Ausbleiben der Menstruation, führen. Die Perimenopause kann bis zu zehn Jahren vor der eigentlichen Menopause beginnen. In dieser Zeit schwankt der Hormonspiegel oft erratisch und ruft zahlreiche körperliche und psychische Symptome hervor (Begley 1999), unter anderem solche, die Angstsymptomen ähneln.

Dorothy war 48 Jahre alt. Sie wachte manchmal mitten in der Nacht auf. Ihr war dann sehr warm, und ihr Herz raste. Beeinflusst durch einen Freund, der in einer Therapie war, und durch ein Selbsthilfebuch, das sie gelesen hatte, fragte sie sich, ob sie als Kind sexuell missbraucht worden war. Außerdem hatte sie sehr merkwürdige Träume gehabt. All dies beunruhigte sie. Ich vermutete, dass ihre Symptome mit den für die Perimenopause typischen Veränderungen zusammenhingen. Sie wachte zwar nicht schwitzend mit Hitzewallungen auf, doch wies das, was sie erlebte, durchaus Ähnlichkeiten mit jenen für die Perimenopause typischen Erscheinungen auf. Da sie noch regelmäßig ihre Periode bekam, war sie nicht auf den Gedanken gekommen, dass ihre Symptome hormonell bedingt sein könnten. Ich empfahl ihr, sich das Muster der nächtlichen Vorfälle zu notieren und bei ihrer Frauenärztin eine

Hormonuntersuchung durchführen zu lassen. Sowohl die Testergebnisse als auch die Aufzeichnungen bestätigten, dass die Vorfälle zyklisch auftraten, und zwar jeweils dann, wenn ihr Östrogenspiegel am niedrigsten war. Ihre Ängste wegen eines möglichen sexuellen Missbrauchs in ihrer Kindheit verschwanden daraufhin.

Noch eine Warnung erscheint mir angebracht: Die Auswirkungen frühkindlicher Traumata aufgrund medizinischer Behandlungen können mit den Auswirkungen körperlicher Misshandlungen oder sexuellen Missbrauchs verwechselt werden. Medizinische Behandlungen, bei denen der Genital- oder Analbereich betroffen ist – Operationen, Untersuchungen, Behandlungen von Vaginal- oder Blaseninfektionen, rektale Fiebermessungen, Verabreichung von Zäpfchen und Einläufen – wirken auf manche Kinder traumatisierend. Die Betreffenden können im Erwachsenenalter unter somatischen Symptomen leiden, die den durch sexuellen Missbrauch verursachten ähneln. Bei der Beurteilung Erwachsener, die vermuten, in ihrer Kindheit körperlich misshandelt oder sexuell missbraucht worden zu sein, ohne dass dafür Beweise existieren, sollte die Möglichkeit eines durch eine medizinische Behandlung verursachten Traumas in die Diagnose einbezogen werden.

Es ist wichtig, nicht allein die Überzeugung des Klienten oder die Intuition des Therapeuten bezüglich der Ursache der Symptome in Betracht zu ziehen. Eine sorgfältige und umfassende Anamnese in Verbindung mit einer gut bemessenen Dosis gesundem Menschenverstand vermag das Verfolgen einer falschen Fährte in vielen Fällen zu verhindern.

Die Vergangenheit von der Gegenwart trennen

Hauptziel einer Traumatherapie ist letztendlich, das Trauma an den ihm zukommenden Platz in der Vergangenheit des Klienten zu verweisen. Um dies zu erreichen, müssen Prozesse der expliziten Erinnerung genutzt werden, um den Kontext des Ereignisses zeitlich und räumlich zuzuordnen. Die Trennung der Vergangenheit von der Gegenwart gelingt gewöhnlich in jeder guten Traumatherapie. Meist muss an dieser Zielsetzung nicht ausdrücklich gearbeitet werden. Das im folgenden beschriebene Beispiel ist in dieser Hinsicht eine Ausnahme. Ich führe es hier an, um klarzumachen, wie wichtig die Erkenntnis ist, dass ein Trauma vorüber und abgeschlossen ist und dass der Betroffene es überlebt hat. In dem ungewöhnlichen Fall machte die Klientin sich diese Botschaft nach nur einer Intervention zu eigen. Dass so etwas im normalen Verlauf einer Traumatherapie gelingt, ist nicht wahrscheinlich, obwohl wir dies anstreben.

Dorte, die in Gruppen gewöhnlich ängstlich war, geriet während einer Übung im Rahmen eines Workshops in Panik. Ihr Herz raste, ihr Mund wurde trocken, und kalter Schweiß brach aus. Simple Konzentration auf das Körpergewahrsein hatte zur Folge, dass eine Erinnerung auftauchte. Dorte war als Kind von einer Gruppe von Kindern drangsaliert und verspottet worden. Sie hatte bei diesem Erlebnis große Angst gehabt. Nachdem sie mir darüber berichtet hatte, wiederholte sie immer wieder: »Ich konnte nicht wegkommen, ich konnte nicht wegkommen.« Bei jeder Wiederholung dieses Satzes stieg ihr Hyperarousal weiter an. Dorte selbst bestätigte meine Beobachtung. Um ein weiteres Ansteigen der Erregung zu verhindern, sagte ich: »Aber Sie *sind* doch weggekommen. Ich *weiß*, dass Sie weggekommen sind.« Ihre Symptome blieben bestehen, und sie fühlte sich verwirrt. Ich fragte, ob Sie interessiere, woher ich wüsste, dass sie weggekommen sei. Sie nickte bejahend. Ich deutete auf ihren Platz und antwortete: »Ich weiß, dass Sie weggekommen sind, weil Sie *hier* sind.« – »Oh!« antwortete sie, und ich sah förmlich, wie über ihrem Kopf eine Glühbirne aufleuchtete. Sie begriff sofort, dass sie nicht vor mir sitzen konnte, wenn sie *nicht* weggekommen wäre. Mit dieser Einsicht verschwanden ihre Paniksymptome und kehrten auch nicht mehr zurück. Sie war immer noch nicht besonders begeistert, wenn sie mit einer Gruppe zusammen war, aber ihre extrem starke Angst vor Gruppen nahm nach jener Intervention deutlich ab.

Die Trennung der Vergangenheit von der Gegenwart kann auch auf physischer Ebene erreicht werden. Manchmal gelingt es durch eine so einfache Intervention wie die Aufforderung, während der Arbeit an einer traumatischen Erinnerung einen Finger oder einen Arm zu bewegen oder auch nur aufzustehen und umherzugehen, die Hier-und-Jetzt-Realität, dass das Trauma nicht mehr auftritt, zu verstärken: »Ich konnte mich damals nicht bewegen, aber jetzt kann ich dies.«

Weshalb man zuerst an den Nachwirkungen von Traumata arbeiten sollte

Es ist ein Fehler, ein einmaliges traumatisches Erlebnis als ein isoliertes Ereignis anzusehen. Jedes Trauma umfasst drei deutlich voneinander abgrenzbare Phasen, von denen jede die letztendliche Wirkung des Traumas verstärken oder verringern kann. Die drei Phasen sind: 1. die Umstände, die zu dem traumatischen Vorfall geführt haben, 2. das traumatische Ereignis selbst und 3. die Umstände, die dem Ereignis folgten, und zwar sowohl die kurzfristigen (in den darauffolgenden Minuten und Stunden) als auch die langfristigen (in den folgenden Tagen, Wochen und Monaten).

vor dem Trauma → das eigentliche traumatische Ereignis → nach dem Trauma

Die Zeit unmittelbar nach dem traumatischen Ereignis ist von besonderer Wichtigkeit. Die Qualität des Kontakts und der Hilfe, die das Opfer erhält, haben entscheidenden Einfluss auf Art und Stärke der Nachwirkungen. Deshalb ist es in vielen Fällen ratsam, die Probleme, die nach einem traumatischen Vorfall aufgetreten sind, zu bearbeiten, bevor man sich dem Ereignis selbst zuwendet. Manchmal ist das, was nach dem eigentlichen Vorfall passiert, emotional wesentlich belastender als der Vorfall selbst. Vergegenwärtigen Sie sich beispielsweise, was die Traumaopfer in den folgenden Szenarien erwartet:

1. Zwei Frauen mit ähnlichem Hintergrund und ähnlicher Persönlichkeit erleiden bei der gleichen Art von Autounfall ähnliche Verletzungen.

Der Mann von Frau A kommt sichtlich erschüttert ins Krankenhaus und macht sich wegen des Gesundheitszustandes seiner Frau große Sorgen. Er begrüßt sie warmherzig und mit deutlich erkennbarer Betroffenheit.

Der Mann von Frau B ist bei seiner Ankunft im Krankenhaus wütend. Er ist untröstlich über den Zustand des teuren neuen Autos. Er begrüßt seine Frau mit Schuldzuweisungen.

2. Zwei Veteranen, ebenfalls mit ähnlichem Hintergrund und ähnlicher Persönlichkeit, waren in derselben militärischen Einheit. Beide wurden nach Verletzungen, die sie während derselben Offensive erlitten hatten, vorzeitig aus dem Militärdienst entlassen.

A wird in seiner Heimatgemeinde wie ein Held empfangen. Alle erkundigen sich besorgt nach seinen Verletzungen und helfen ihm, im Zivilleben wieder Fuß zu fassen.

B hingegen wird von seinen Freunden wegen der Gewaltakte, die er im Krieg begangen hat, mit Verachtung empfangen. Seine Familie ist ungeduldig mit ihm, weil seine Genesung sich so lange hinzieht. Niemand hilft ihm dabei, sich wieder in das Alltagsleben seiner Heimatgemeinde hineinzufinden.

Man braucht keine wissenschaftliche Untersuchung durchzuführen, um die Voraussage zu machen, dass trotz gleicher Ausgangssituation in den beiden obigen Fällen die mit A bezeichneten Personen im Leben besser abschneiden werden als die mit B bezeichneten. So wie einem Erdbeben manchmal eine Flutwelle folgt, richten auch die Nachwirkungen eines Traumas manchmal wesentlich größeren Schaden an als das Trauma selbst.

Völlig unabhängig von der angewandten Behandlungsmethode ist für Verlauf und das Ergebnis einer Therapie manchmal entscheidend, an welchem Teil eines traumatischen Vorfalls zuerst gearbeitet wird. Die direkte Arbeit an traumatischen Erinnerungen ist immer schwierig. Wenn man ein solches Ereignis vom Anfang her durcharbeitet, kann dies eine ungeheure Belastung sein:

vor dem Trauma → das traumatische Ereignis + nach dem Trauma

Wenn man mit dem Anfang beginnt, muss man sich mit alldem gleichzeitig befassen.

Einer der Gründe dafür, sich zuerst mit den Nachwirkungen des traumatischen Erlebnisses zu befassen, ist, dass auf diese Weise die Belastung während der Arbeit am eigentlichen Trauma erheblich verringert wird. Wendet man sich dann später dem traumatischen Ereignis selbst zu, braucht man sich nur noch mit folgenden beiden Phasen zu befassen:

vor dem Trauma → das traumatische Ereignis || ~~nach dem Trauma~~

Außerdem hat das Beginnen mit dem Ende den Vorteil, dass die Klientin sich mit dem traumatischen Teil in dem sicheren Wissen beschäftigt, dass er tatsächlich ein Ende hatte und sie dieses überlebt hat.

Der folgende Fall veranschaulicht dies.

Ruth* ist eine westeuropäische Frau Mitte Dreißig. Sie wurde mit 19 Jahren als Studentin während einer Reise in ein Land des Mittleren Ostens vergewaltigt. Sie betreut als Sozialarbeiterin Einwanderer und kommt dadurch oft mit Flüchtlingen aus dem Mittleren Osten in Kontakt. Sie entschloss sich zu einer Therapie, nachdem sie festgestellt hatte, dass sie seit einigen Monaten während ihrer Arbeit unter so stark zunehmender Angst litt, dass diese sie mittlerweile an der Erfüllung ihrer beruflichen Aufgaben hinderte. Sie erlebte immer häufiger Flashbacks von der Vergewaltigung und litt unter Konzentrationsschwierigkeiten und regelmäßig wiederkehrenden Alpträumen.

* Dieses Fallbeispiel ist ein komprimierter Auszug aus einem zuvor veröffentlichten Artikel (Rothschild, 1996/7, 1997)

Zu Beginn der Therapie führte ich eine gründliche Anamnese durch. In einem Gespräch über ihre frühere und ihre augenblickliche Situation stellte sich heraus, dass ihre akute Angst ausgelöst worden war, als sie einige Monate zuvor von einem ihrer Klienten aus dem Mittleren Osten bedroht worden war. Sie hatte sich zum damaligen Zeitpunkt keine besonderen Gedanken darüber gemacht, doch nun wurde ihr der Zusammenhang klar. Da sie außer jener Vergewaltigung keinerlei Traumata erlebt hatte, war sie eine Typ-I-Klientin. Wir sprachen über Ruths Arbeitssituation, und sie erklärte sich einverstanden, fürs erste nicht mehr mit potentiell gewalttätigen Klienten zu arbeiten – diesbezüglich konnte sie sich auf die Unterstützung ihrer Kollegen verlassen.

Zu Beginn der Therapie beschrieb Ruth die Situation, in der es zu der Vergewaltigung gekommen war. Sie war mit einer Gruppe von Freunden in den Mittleren Osten gereist und hatte sich eines Tages zeitweise von der Gruppe getrennt, um mit einem höflichen jungen Araber die Stadt zu erkundigen. Niemand hatte sich besondere Gedanken darüber gemacht. Abdul kannte sich sehr gut aus und zeigte ihr viele Sehenswürdigkeiten, die sie sonst nie gefunden hätte. Gegen Abend trafen sie einen von Abduls Freunden und gingen mit ihm zusammen zu Abduls Wohnung. Später am Abend erklärte Abdul ihr, er werde Sex mit ihr machen, aber seinem Freund werde er dies nicht erlauben, denn er sei in sie »verliebt«. Sie protestierte und forderte ihn auf, sie sofort zurück in ihr Hotel zu bringen. Abdul drohte ihr, wenn sie ihm nicht zu Willen sei, würden sie beide Sex mit ihr machen. Daraufhin dissoziierte Ruth und ihr Geist entfernte sich von ihrem Körper. Am nächsten Morgen zeigte Abdul ihr den Weg zurück zu ihrem Hotel und kaufte ihr auf dem Weg etwas zum Frühstück. Als sie in das Hotel kamen, sagten Ruths Freunde, sie hätten sich Sorgen um sie gemacht. Ruth schämte sich wegen des Vorgefallenen so sehr, dass sie behauptete, sie hätte die ganze Nacht getanzt.

Nach der Reise zwang eine Vaginalinfektion sie, sich in ärztliche Behandlung zu begeben. Der Gynäkologe, den sie aufsuchte, war der erste, dem sie von der Vergewaltigung erzählte. Er reagierte kalt, »klinisch«

und mit einem gewissen sexuellen Interesse, was zur Folge hatte, dass sie sich noch mehr schämte. Schließlich erzählte sie einem der Freunde, mit denen sie gereist war, von dem schrecklichen Erlebnis. Sie erinnerte sich noch daran, dass sie sich während ihres Geständnisses sehr geschämt und befürchtet hatte, der Freund würde sie wegen ihres Verhaltens verurteilen. Er reagierte jedoch verständnisvoll, und ihm tat schrecklich leid, dass Ruth so etwas erlebt hatte. Es erleichterte sie sehr, sich endlich jemandem mitgeteilt zu haben.

Zu Beginn der Therapie verwendeten wir mehrere Sitzungen auf die Auseinandersetzung mit der Situation unmittelbar nach der eigentlichen Vergewaltigung. Dadurch wurde klar, weshalb sie sich unfähig gefühlt hatte, etwas gegen den Täter zu unternehmen oder Hilfe zu suchen.

Als Ruth am Morgen nach dem traumatischen Erlebnis zusammen mit Abdul dessen Wohnung verließ, hatte sie das Gefühl, sie müsste nett zu ihm sein. Sie wusste nicht, wo sie war und wo ihr Hotel lag. Sie konnte sich auch nicht in der Landessprache verständigen. Sie hatte das Gefühl, nur mit Abduls Hilfe wieder in eine sichere Situation kommen zu können. Ihre Sicherheit hing also ausgerechnet von ihrem Vergewaltiger ab! Deshalb ließ sie zu, dass er ihre rechte Hand hielt. Wie sie sich noch erinnerte, hatte sie die Anspannung in dieser Hand gespürt und den Impuls, die Hand zurückzuziehen.

Als Ruth zusammen mit Abdul zu den Freunden kam, hatte sie das Bedürfnis verspürt, zu schreien: »Holt die Polizei! Er hat mich vergewaltigt!« Diesen Impuls hatte sie jedoch unterdrückt, indem sie ihre Kehlmuskeln angespannt hatte – sie hatte negative Reaktionen von seiten der Passanten befürchtet.

Da Ruth mittlerweile eine Freundin hatte, die aus dem Mittleren Osten stammte, schlug ich ihr vor, sie nach den kulturellen Eigenarten zu fragen, die in dieser Situation eine Rolle gespielt hatten. Durch dieses Gespräch wurde Ruth vieles klar, unter anderem auch, dass eine Menschenmenge eine junge europäische Frau, die einen Ortsansässigen beschuldigt hätte, sie vergewaltigt zu haben, als Hure angesehen hätte. Bestenfalls wäre sie ignoriert worden; schlimmstenfalls hätten die Passanten sie beschimpft oder sogar geschlagen. Und die Polizei, da war sich die Freundin sicher, hätte die Situation einfach nicht ernst genommen. Schlimmstenfalls wäre Ruth sogar festgenommen worden. Diese Information über die kulturellen Eigenarten und Gepflogenheiten befreite Ruth von den Schuldgefühlen, die sie plagten, weil sie sich vorwarf, keine Hilfe gesucht und sich nicht zur Wehr gesetzt zu haben.

Nach dieser Klärung wandten wir uns wieder Ruths Erinnerungen zu. Ich ließ sie spüren, durch welche physischen Aktivitäten sie sich dazu gebracht hatte, die Hand des Vergewaltigers zu halten, ohne loszubrüllen: Dies war nämlich ziemlich schwierig. Sie hatte ihren Arm anspannen und gleichzeitig die Hand entspannen müssen, außerdem die Kehle anspannen, nicht laufen usw. Ich wies sie darauf hin, wie klug sie sich verhalten hatte – dass sie sich durch das bewusste Kontrollieren ihrer eigenen Reaktion wahrscheinlich vor noch mehr Schaden, Scham und Schmerz bewahrt hatte.

Nun wurde Ruth wütend auf den Vergewaltiger und darauf, wie er mit ihr umgegangen war. Zuvor war sie immer nur auf sich selbst wütend gewesen. Nachdem sie begriffen hatte, dass er im Unrecht war, konnte sie nun zwischen ihrer eigenen Verantwortung und der seinen unterscheiden. (Sie wusste – und daran mussten wir immer noch arbeiten –, dass sie die Situation aus irgendeinem Grund falsch eingeschätzt hatte und dass sie deshalb in Schwierigkeiten geraten war. Doch hatte sie nun keine Zweifel mehr, dass die Verantwortung für die Vergewaltigung eindeutig Abdul zufiel.) Ruth hatte zu seinen sexuellen Avancen eindeutig »Nein« gesagt. Dann erinnerte sie sich zum erstenmal daran, dass Abdul versucht hatte, sie zu strangulieren, als sie sich ihm widersetzt hatte.

Diese Erinnerung war für die Frage der Schuldzuweisung entscheidend. Viele Traumaüberlebende sind zu schnell bereit, die gesamte Schuld auf sich zu nehmen, und viele Therapeuten geben voreilig dem Angreifer die Schuld. Klienten können ihre Macht und ihre geistige Gesundheit nur wieder in Besitz nehmen, wenn klargestellt wird, wer tatsächlich schuldig war. Für eine Vergewaltigung ist der Vergewaltiger verantwortlich. Punkt. Das Vergewaltigungsopfer muss bereit sein, sich damit auseinanderzusetzen, wie es in die Situation hineingeraten ist – und zwar nicht, um sich dann schuldig zu fühlen, sondern um verhindern zu können, dass so etwas noch einmal passiert.

Ruth drückte ihre Wut aus und weinte, weil sie es als unfair empfand, dass Abdul ohne Strafe davongekommen war und sie all die Jahre gelitten hatte. Ich schlug ihr vor, sich einmal vorzustellen, was sie sich gewünscht hätte. Sie kam dieser Aufforderung schnell und klar nach: Man hätte ihn festnehmen, vor Gericht stellen und kastrieren sollen. »Männern, die ihre Sexualhormone nicht im Griff haben, sollte verboten werden, überhaupt welche zu haben.« Sie wollte definitiv nicht, dass Abdul hingerichtet würde, und sie wünschte ihm auch nicht, Schmerzen zu erleiden. Nach ihren Vorstellungen sollten ihm lediglich die hormonellen Voraussetzungen für die Ausführung seiner Tat genommen werden.

Ruth fühlte sich nun anders. Zum ersten Mal seit der Vergewaltigung schämte sie sich nicht mehr wegen des Erlebten. Statt dessen empfand sie Wut auf den Vergewaltiger.

Dies war die entscheidende Wende in Ruths Therapie. Die restliche Arbeit war wesentlich leichter. Während der Arbeit an der Vergewaltigung selbst wurde sie nicht mehr von Scham und Zweifeln darüber gequält, wer an dem Geschehen schuld sei. Und als sie anfing, sich damit zu beschäftigen, wie sie selbst sich in die Situation gebracht hatte, war sie in der Lage, zwischen der Scham über die Vergewaltigung und ihren Schuldgefühlen wegen ihrer Unvorsicht zu trennen.

VERBINDUNG DES IMPLIZITEN UND DES EXPLIZITEN

Wenn PTBS Geist und Körper spaltet, werden implizit erinnerte Bilder, Emotionen, somatische Empfindungen und Verhaltensweisen von explizit gespeicherten Fakten und Bedeutungen der traumatischen Ereignisse getrennt – ganz gleich, ob eine bewusste Erinnerung daran existiert oder nicht. Traumata zu heilen erfordert, alle Aspekte eines traumatischen Ereignisses miteinander zu verbinden. Nur durch Verbindung des Impliziten und des Expliziten kann eine zusammenhängende Beschreibung jener Ereignisse entstehen, und nur so wird es möglich, dieselben in der Vergangenheit des Klienten an der richtigen Stelle einzuordnen. Implizit kodierte Empfindungen, Emotionen und Verhaltensweisen im Kontext der traumatischen Erinnerung zu verstehen ist ein wichtiger Bestandteil dieses Prozesses. Die Werkzeuge zur Herstellung dieser Verbindung liefern Psychotherapie und Körperpsychotherapie. Man muss sich mit dem befassen, was sich im Körper manifestiert, und außerdem mit Hilfe von Worten das Erlebte beschreiben und ihm einen Sinn geben. Letztendlich muss den Klienten geholfen werden, Denken und Fühlen zu synchronisieren, so dass sie ihre Empfindungen, Emotionen und Verhaltensweisen zu spüren vermögen, während sie kohärente Schlussfolgerungen über die Beziehung zwischen dem Erspürten und den damit verbundenen Bildern und Gedanken entwickeln. Schließlich entsteht auf diese Weise ein kohärentes Narrativ des traumatischen Erlebnisses, und das Ereignis rückt an den ihm zustehenden Platz in der Vergangenheit des Klienten.

Die beiden im folgenden beschriebenen Therapiesitzungen veranschaulichen die Integration, die in einer Traumatherapie erreicht werden kann, wenn beide Dimensionen – Körper und Geist – einbezogen werden. Wie zuvor möchte ich meine Leser auch im Hinblick auf diese Transkripte auffordern, darüber nachzudenken, welche Elemente des Beschriebenen ihrer eigenen Arbeitsweise zugute kommen könnten.

Gail, Teil II

Gails erste Therapiesitzung, in der es um die Auflösung der traumatischen Erinnerung an einen früher erlebten Autounfall ging, wurde am Ende von Kapitel 6 beschrieben. Es folgt das Transkript einer nachfolgenden Sitzung.

T: Woran möchten Sie heute arbeiten?
G: Vor kurzem hat mich jemand gefragt, woher ich die Narben auf meinem Arm habe. Danach habe ich mich etwas schwindelig gefühlt, und mir war übel. Ich sah ein sehr klares Bild vom Ende des Unfalls vor mir,

als das Auto sich nicht mehr überschlug und ich an mir hinabschaute und sah, dass mein linker Arm gebrochen war.

T: Was spüren Sie in Ihrem Körper, während Sie jetzt darüber sprechen?

G: Hier etwas Angst *(deutet auf ihren Bauch)*, und dann ist da noch ein merkwürdiges Gefühl in meinem Kiefer, ein leichtes Zittern.

T: Wie empfinden Sie die Distanz zwischen uns?

(Mir fällt ein, dass sie zum Dissoziieren tendiert.)

G: *(lächelt)* Angenehm.

T: Erzählen Sie mir, was Ihnen bezüglich Ihres Ankers einfällt.

(Es ist wichtig, den Anker in jeder Sitzung zu überprüfen. Manchmal muss er verändert werden.)

G: Es ist ein Ort in der Nähe des Hauses, in dem mein Freund wohnt, in einem Tal mit einem wundervollen Wald und einem kristallklaren Fluss mit flachem Bett. Man sieht die Felsen auf dem Grund. Und es gibt dort einen bestimmten Granitfelsen, auf dem ich gern sitze.

T: Was spüren Sie jetzt in Ihrem Körper?

G: Mein Bauch ist lockerer, meine Schultern sind herabgesunken, und meine Hände sind trocken.

(Zeichen für parasympathische Aktivität zeigen, dass das Nervensystem sich im entspannten Zustand befindet; die Arbeit kann also gefahrlos fortgesetzt werden.)

T: Dann wollen wir uns an die Arbeit machen, okay?

G: Okay.

T: Wo wollen Sie beginnen?

(Ich überlasse der Klientin die Entscheidung.)

G: Ich möchte Ihnen erzählen, was geschah, als sich das Auto nicht mehr bewegte. In diesem Augenblick wurde mir klar, dass ich noch da war, noch lebte. Ich schaute abwärts und sah, dass mein Unterarm krumm [gebrochen] war, und ich machte ihn gerade. Ich konnte nicht ertragen, dass er so krumm war.

T: Was empfinden Sie, während Sie darüber sprechen?

G: Nichts, kein Gefühl, aber innerlich weiß ich irgendwo, dass das wirklich sehr beängstigend für mich war.

T: Wie ist es, zu wissen, dass es beängstigend war, es aber nicht zu spüren?

(Gail hat ihre Angst dissoziiert. Ich möchte wissen, wie sie diese Inkongruenz sieht. Man sollte Klienten nie drängen, dissoziierte Empfindungen wieder zu spüren.)

G: Es ist komisch. Es gefällt mir nicht. Ich möchte diese beiden Dinge zusammenbringen.

T: Welche beiden Dinge?

G: Angst zu haben wegen meines Arms.

T: Ich glaube nicht, dass Ihnen das große Angst zu machen braucht.

(Gail fürchtet, ihre Angst zu spüren, und ich möchte nicht, dass sie sich diese größer vorstellt, als sie tatsächlich ist. Manchmal werden Emotionen dissoziiert, weil die Betroffenen fürchten, sie seien zu groß für sie. Traumaklienten erwarten gewöhnlich, dass Emotionen auf dramatische Weise zum Ausdruck gelangen. Tatsächlich sind sie eher subtil.)

T: Was spüren Sie im Moment in Ihrem Körper?

G: Ich spüre meine Schulter stärker.

T: Es sieht so aus, als würden Sie sich bewegen. Tun Sie das?

G: Ich drehe mich nach rechts.

T: Möchten Sie dieser Tendenz folgen? Versuchen Sie Ihrem Impuls zu folgen. Folgen Sie ihm einfach. *(Sie dreht sich stärker nach rechts.)* Was passiert, wenn Sie das tun?

G: Ich erinnere mich, dass ich meine Arme um meinen Freund legen wollte, und ich spürte ihn, aber er war bewusstlos. *(Sie fängt an, schneller zu sprechen, und ihre Stimme wird höher.)* Dann kam dieser Polizist an mein Fenster, und ich brüllte: »Holt mich hier raus!« Ich hatte Angst, dass das Auto explodieren würde. Und …

T: Moment. Bitte etwas langsamer. Was empfinden Sie jetzt?

(Sie lässt sich von ihrer eigenen Schilderung mitreißen. Wir müssen bremsen, um zu verhindern, dass das Hyperarousal zu stark wird oder dass es zu einer erneuten Traumatisierung kommt.)

G: Ich fühle mich zittrig, als müsste ich gleich heulen.

T: Wissen Sie, um was für ein Gefühl es sich handelt?

(Ich möchte nicht, dass sie in diesem Moment in die Emotion versinkt. Dazu ist ihr die Situation zu unklar. Ich möchte, dass sie weiß, worum es sich handelt, bevor die Wirkung des Gefühls auf sie stärker wird; dadurch wird es ihr vertrauter und möglicherweise auch verdaulicher.)

G: Verängstigt. Und ein bisschen wie – mir fällt das richtige Wort nicht ein – wie etwas, um das man sich sofort kümmern muss – etwas Dringendes.

T: Wie fühlt sich das in Ihrem Körper an?

G: Unangenehm. Und ich habe den Impuls, aufzustehen, mich zu bewegen.

(Sie erinnert sich an viele Gefühle und Empfindungen gleichzeitig.)

T: Folgen Sie Ihrem Impuls.

G: Ich habe nicht das Gefühl, dass ich das kann. Ich würde Ihnen gern erzählen, dass der Polizist mich nicht rausgelassen hat. Er ließ mich nicht aufstehen und aus dem Auto kommen. Er glaubte, er wüsste genau, was richtig für mich ist. Er sagte: »Augenblick noch. Spüren Sie Ihre Füße? Spüren Sie Ihre Beine? Haben Sie irgendwelche Schmerzen im Rücken?« Und ich sagte immer wieder: »Ich will einfach nur raus hier. Mit mir ist alles in Ordnung. Lass mich hier raus!« Aber er zwang mich, erst all diese Fragen zu beantworten.

T: Wissen Sie, warum er das getan hat?

(Realitätsprüfung)

G: Er wollte sicher sein, dass ich keine Rückenverletzung hatte. Aber ich wusste doch, dass ich keine hatte! Ich hatte es schon selbst geprüft. Ich hatte das schon hinter mir! Ich wollte einfach möglichst schnell da raus.

T: Wie fühlen Sie sich jetzt?

G: Wütend. Ich möchte sagen: »Halt's Maul! Ich weiß, dass ich mich gefahrlos bewegen kann. Bring mich endlich hier raus!«

T: Erinnern Sie sich oder wissen Sie, wieviel Zeit verging von dem Augenblick, in dem er zu Ihnen kam, bis zu dem Zeitpunkt, als er Ihnen aus dem Auto half?

(Eine weitere Realitätsüberprüfung. Zum betreffenden Zeitpunkt fühlte sich diese Zeitspanne wahrscheinlich wie eine Ewigkeit an.)

G: Ich glaube nicht, dass es sehr lang war.

T: Wie fühlen Sie sich jetzt in Ihrem Körper?

G: Etwas ruhiger. Ich spüre ein leichtes Zittern in meinen Beinen.

(Zittern tritt oft auf, wenn Angst sich löst. Doch ist dies nicht der richtige Zeitpunkt, um darauf zu fokussieren, denn die Klientin hat keine besonders starke Verbindung zu dem Zittern.)

T: Was passiert mit Ihren Händen und Armen?

G: *(schaut hinab)* Meine rechte Hand hält meinen linken Arm. Das habe ich damals auch getan: Ich hielt meinen gebrochenen Arm fest.

(Visuelle Hinweisreize und kinästhetische Nerven ermöglichen es Gails Körper, sich an eine Haltung zu erinnern, die für Gails Erinnerung an das erlebte Trauma von zentraler Bedeutung ist.)

T: Wie fühlt sich das an?

G: Ich spüre etwas in meiner Kehle, aber ich weiß nicht, was es ist.

T: Wie empfinden Sie den Abstand zwischen uns?

G: Gut.

T: Ist es für Sie okay, weiterzumachen? Mir ist bewusst, dass ich Sie nicht zu Ihrem Anker zurückgeleite, aber dieses Maß an Erregung scheint für Sie erträglich zu sein.

(Überprüfung auf Dissoziation. Offensichtlich geht viel in ihr vor, und sie scheint sich nicht in einem übermäßig starken Erregungszustand zu befinden. Nach der Integration von Emotionen geht das Hyperarousal gewöhnlich zurück, doch sollte dies in jedem Fall überprüft werden.)

G: Ja, das ist in Ordnung.

T: Was spüren Sie in Ihren Armen?

G: Ich möchte meinen rechten Arm nicht von meinem linken [dem gebrochenen] entfernen.

T: Sie scheinen auf Ihren linken Arm nicht zu schauen. Ist das so?

G: Ja. Ich will es nicht, aber da ist irgend etwas.

T: Sie brauchen es nicht zu tun.

G: Es ist schon okay, ich kann es tun.

T: Tun Sie es besser noch nicht. Wenn Sie es tun, dann werfen Sie erst immer nur ganz kurze Blicke darauf. Gucken Sie nur ganz kurz hin, und warten Sie dann ab, was passiert.

(Einen kleinen »Happen« zu sich nehmen.)

G: *(Sie schaut sehr kurz hin.)*

T: Was ist passiert?

G: Ich habe einen Schauer im ganzen Körper gespürt.

T: Im ganzen Körper?

G: Ja. Es fühlt sich an wie: Ooooh, das war schrecklich! *(Das Zittern wird stärker.)*

T: Lassen Sie das Zittern einfach zu.

(Jetzt besteht eine bessere Verbindung zu der Angst, und die Chance, dass sie integriert werden kann, ist größer.)

G: Mir ist irgendwie übel.

T: Schauen Sie, ob es für Sie okay ist, etwa eine Minute bei dem Zittern und dem Übelkeitsgefühl zu bleiben.

G: *(Sie fühlt sich dazu in der Lage, und das Zittern hört auf.)*

T: Wie fühlen Sie sich?

G: Ruhiger, aber mir ist immer noch ein bisschen schlecht.

T: Meinen Sie nicht, dass das eine normale Reaktion ist? Wenn man einen gebrochenen Knochen in einer unnatürlichen Position sieht, wird einem leicht ein bisschen schlecht.

G: Oh ja! Es sah schrecklich aus. Uuuuh! *(Erneutes Zittern)*

T: Wie fühlt sich das Zittern an?

G: Eigentlich ganz gut.

(Sie ist dabei, diese Erinnerung zu integrieren: Bilder, Empfindungen und Gefühle.)

T: Machen Sie nicht mehr und nicht weniger daraus, als es ist, sondern lassen Sie einfach geschehen, was geschehen muss. Was passiert mit dem Übelkeitsgefühl, wenn Sie ein wenig zittern? Wird es stärker oder schwächer?

G: Es wird schwächer.

T: Wie ist es mit unserem Abstand?

G: Okay.

T: Genauso wie vorher?

G: Der Abstand ist ein bisschen größer geworden.

(Eine leichte Dissoziation. Es ist an der Zeit, zu bremsen und den Anker zu benutzen.)

T: Wir werden jetzt eine kleine Pause machen.

G: *(lacht erleichtert)*

T: Was für Bäume gibt es an Ihrem Lieblingsort?

G: Eichen.

T: Sind Eichen die Bäume, von denen diese kleinen Hubschrauber zu Boden fallen?

G: Nein, das ist doch Ahorn! Eichen haben Eicheln!

T: Ach ja, richtig. *(Wir lachen beide.)*

(Lachen ist ein wundervolles Mittel gegen Hyperarousal und Dissoziation.)

T: Sind Sie gewöhnlich an diesem Ort, wenn die Bäume Blätter haben, oder dann, wenn die Blätter abgefallen sind?

G: Ich habe schon beides dort miterlebt.

T: Alle Jahreszeiten? Sind Sie auch schon dort gewesen, wenn die Blätter bunt werden?

G: Ja.

T: Was empfinden Sie in Ihrem Körper?

G: Erleichterung. Weniger Anspannung.

T: Gehen Sie manchmal auch barfuß in den Bach?

(Assoziieren verschiedener Empfindungen, die mit dem Anker verbunden sind.)

G: Oh ja! Oft sogar. Na ja, nicht immer. Aber manchmal tauche ich sogar im Winter die Füße ein.

T: Wie fühlt sich das an?

G: Es wirkt ungeheuer reinigend. Und es ist sehr kalt. Aber es reinigt wirklich alles. *(Sie seufzt tief.)*

T: Spüren Sie, wie Sie atmen?

G: Ja.

T: Möchten Sie noch ein wenig dort bleiben, oder ist es Zeit, zurückzukehren?

G: Ich möchte noch ein wenig dort bleiben und einen Felsen unter mir spüren.

(Die Klientin übernimmt die Kontrolle über das Geschehen.)

T: Was noch?

G: Ich höre das Geräusch des Wassers, das mich umspült.

T: Haben Sie Ihren Felsen schon einmal einem Freund gezeigt?

G: Diesen nicht. Andere ja. Aber dieser ist für mich etwas ganz Besonderes. Ich bin jetzt bereit zurückzukehren.

(Je mehr Kontrolle die Klientin über die Situation hat, um so mehr Mut zur Konfrontation mit der beängstigenden Vergangenheit entwickelt sie.)

T: Wenn Sie an Ihren Arm denken, was spüren Sie dann in Ihrem Körper?

G: Ich spüre, dass ich nach rechts gedreht bin und versuche, nicht hinzuschauen.

T: Können Sie es noch ein wenig genauer beschreiben?

G: Ja, es ist ziemlich unangenehm. Ich habe das Gefühl, wenn ich mich nach links lehnen würde, würde ich sehr emotional werden.

T: Und wenn Sie sich nach rechts drehen?

G: Dort spüre ich nichts, wie damals, als ich dachte: »Ich werde nicht zulassen, dass mich irgend jemand so sieht« und dann meinen Arm richtete. Von dem Moment an war ich »okay«.

T: Und als Sie in diesem Zustand Ihren Arm bewegten, wie fühlte sich das da an?

G: Gar nicht. Kein Schmerz. Kein Gefühl. Er war völlig taub.

T: Sie haben also teilweise dissoziiert, um etwas Wichtiges tun zu können.

(Anerkennen der Ressource im Abwehrverhalten.)

G: Ja. Ich hatte Angst, der Knochen könnte durch meine Haut stoßen, wenn ich ihn so ließe und er dann bewegt würde. Aber den Ärzten gefiel nicht, dass ich das getan hatte.

T: Sie haben alles getan, was Sie zu Ihrem eigenen Besten tun konnten. Und dazu mussten Sie eine Art innerer Spaltung erzeugen, die irgendwo rechts von Ihnen zu sein scheint.

G: Ja, und hinter mir. Sie ist ganz bestimmt hinter mir.

T: Also rechts von Ihnen und hinter Ihnen. Spüren Sie sich jetzt an jenem Ort?

G: Irgendwie schon, aber ich bin noch nicht völlig darin. Ich bewege mich irgendwo in der Mitte zwischen hier und dort.

T: Ihre Hände fallen mir auf. Sehen Sie auch, dass da irgend etwas vor sich geht?

G: Sie zittern.

T: Beide?

G: Nun ja, eigentlich zittert meine linke Hand, meine rechte nicht.

T: Genau.

G: Es ist, als ob die linke die Angst halten würde.

T: Und die rechte?

G: Die rechte scheint ruhiger zu sein, als würde sie sagen: »Ich werde damit fertig.«

(Die rechte und linke Hand repräsentieren den rechten und linken Teil der Spaltung zwischen Empfinden und Gefühllosigkeit.)

T: Ich möchte Ihnen jetzt vorschlagen, Ihre Aufmerksamkeit auf beide Hände gleichzeitig zu konzentrieren. Können Sie das?

G: Ja.

T: Gut. Halten Sie die Aufmerksamkeit in beiden Händen, und bringen Sie sie langsam näher zusammen.

(Die Bewegung symbolisiert die Integration des Gefühls und des tauben Teils von ihr.)

G: *(Zittert, während sie dies tut.)*

T: Spüren Sie, dass Sie zittern?

G: Ja. *(Sie fährt langsam fort.)*

T: Was passiert?

G: Ich fühle mich wütend. Das hängt damit zusammen, dass ich für mich selbst sorge und andere sich nicht um mich kümmern. Wie wenn ich meinen Arm gerichtet und mich selbst wieder in Ordnung gebracht habe.

T: Was ist mit Ihren Augen los?

G: Mir kommen die Tränen, ich bin traurig.

T: Wissen Sie warum?

(Kann sie ihre Empfindungen und Gefühle verstehen? Kann sie denken, während sie empfindet?)

G: Es ist nicht wahr, dass sie sich nicht um mich gekümmert haben. Ich habe nicht zugelassen, dass sie sich um mich kümmerten. Ich habe allen gesagt, ich sei okay.

T: Und wie war es tatsächlich?

G: Was ich getan oder was ich gefühlt habe?

T: Wie Sie sich gefühlt haben.

G: Ich hatte Angst. *(Sie fängt an zu weinen, und ihre Stimme wird weicher und wird eine Oktave höher.)* Das Auto war außer Kontrolle und überschlug sich immer wieder ...

(Sie ist dabei, das Bild von dem Unfall mit der dissoziierten Emotion zu integrieren.)

T: ... und Sie hatten große Angst ...

G: ... und ich hatte große Angst. Es war so, als würde es sich in Zeitlupe überschlagen. Es schien Stunden zu dauern, und ich wusste nicht, wo ich landen würde.

T: ... und Sie hatten große Angst ...

(Ich versuche sie zu ermutigen, den Kontakt zu ihrer Angst aufrechtzuerhalten, während sie sich an die Situation erinnert. Es ist ein wichtiger Schritt auf dem Weg zur Heilung eines Traumas, wenn sich Klienten in der Gegenwart so sicher fühlen, dass sie die zuvor dissoziierte Angst zu empfinden vermögen.)

G: ... und ich hatte große Angst. Ich hatte wirklich Angst!

T: Spüren Sie das in diesem Moment?

G: Ja. *(Sie zittert.)*

T: Ich sehe es. Lassen Sie das Zittern einfach zu.

(Wenn die Verbindung zu der Angst stärker ist, vermag das Zittern die Emotion besser zu lösen.)

T: Beruhigen Sie sich. Schauen Sie, ob es für Sie okay ist, noch ein wenig länger bei der Empfindung in Ihrem Körper zu bleiben. *(G zittert noch ein wenig.)*

G: Ich spüre, dass ich jetzt wütend werde. Ich möchte Ihnen davon erzählen. Das Schlimmste war, was der Polizist sagte. Als er zu mir kam, war das erste, was er sagte *(ihre Stimme wird fester)*: »Als ich dieses Auto sah, dachte ich zuerst, ich könnte nur noch ein paar Stücke aufsammeln!« Und *(sie wird noch lauter, und Weinen mischt sich in die Stimme)* DAS HÄTTE ICH WIRKLICH NICHT ZU HÖREN BRAUCHEN!

T: Das hat Ihnen noch mehr Angst gemacht.

G: Ja! Das hätte ich wirklich nicht gebraucht!

T: Versuchen Sie, mit Ihrer Wut in Kontakt zu bleiben, und spüren Sie gleichzeitig, wie sehr Ihnen das, was er gesagt hat, Angst gemacht hat.

G: Nein. Ich will nicht spüren, wieviel Angst es mir gemacht hat.

T: Okay. Was spüren Sie jetzt in Ihrem Körper?

G: Ich sitze jetzt fest auf meinem Sitz. Aber ein bisschen weiter weg.

T: Wissen Sie warum?

G: Ich glaube, weil ich diese Angst nicht spüren will.

T: Haben Sie schon einmal jemandem erzählt, wieviel Angst Sie damals hatten?

G: Nein, ich war ja »okay«. Ich habe allen erzählt, ich sei froh, dass ich noch leben würde. Ich habe nie jemandem gesagt, wieviel Angst ich hatte.

T: Könnten Sie es jetzt jemandem erzählen?

G: Das könnte schwierig sein. Vielleicht meiner besten Freundin.

T: Können Sie sich vorstellen, dass Sie es ihr erzählen würden?

G: Ich weiß, dass ich es ihr erzählen könnte, aber ich weiß nicht, ob ich dabei irgend etwas spüren würde.

T: Wissen Sie, weshalb ich Ihnen dies vorschlage?

(Dies ist kein Ratespiel. Ich möchte wissen, ob sie denkt und meiner Motivation zu folgen vermag. Ich werde die Antwort selbst geben, wenn sie es nicht weiß.)

G: Weil ich bei dieser Angelegenheit mit niemandem Kontakt hatte und auch keinerlei Unterstützung erhalten habe.

T: Genau. Sie scheinen mit dieser Angst ziemlich allein gewesen zu sein.

G: Das war ich.

T: Okay, sind Sie bereit?

G: Ja, ich würde es gern tun.

T: Also stellen Sie sich vor, Sie wären mit Ihrer Freundin zusammen. Wo wäre das?

G: In meiner Küche. Ich merke, dass ich schon bei der bloßen Vorstellung ein wenig zittere.

T: Lassen Sie das einfach zu. *(Sie tut dies und weint auch eine Zeitlang. Dann versiegen die Tränen, und das Zittern hört auf.)* Was wollen Sie Ihrer Freundin erzählen?

G: *(sehr emotional)* Ich hatte solche Angst. Ich dachte, ich würde sterben. Und dann kommt dieser dämliche Polizist und sagt, er hätte gedacht, ich sei tot! Ich bin so wütend geworden. Dass jemand so etwas Dämliches sagen kann!

T: Sie sind nicht gestorben, aber Sie hatten große Angst.

G: Es ist gut, das zu erwähnen! *(Lacht)* Und ich bin nicht gestorben! Ich war nicht einmal besonders stark verletzt.

T: Aber Sie hatten Angst, dass Sie sterben würden.

G: Körperlich war ich nicht besonders stark verletzt. Aber ich hatte große Angst, ich würde sterben!

T: Wie fühlen Sie sich jetzt körperlich?

G: Sehr wach. Ruhiger. Und mein Herz rast nicht mehr.

T: Glauben Sie wirklich, Sie könnten das Ihrer Freundin erzählen?

G: Ja. Ich will es sogar. Ich glaube, ich rufe sie gleich an, wenn ich wieder zu Hause bin.

(Es ist sehr wichtig, eine Verbindung zwischen der Therapie und dem Alltagsleben der Klienten herzustellen. Wenn eine Therapie sich nicht positiv auf die Funktionsfähigkeit im Alltag auswirkt, ist sie nicht viel wert.)

T: Wie fühlen Sie sich im Augenblick körperlich?

G: Ziemlich ruhig.

T: Wenn es für Sie okay ist, möchte ich, dass Sie nun versuchen, noch einmal auf Ihren linken Arm zu schauen. *(G schaut auf ihren linken Arm.)* Was passiert jetzt?

(Überprüfung dessen, wieviel integriert und aufgelöst worden ist.)

G: Wenn ich mir diese Narben anschaue, fühle ich mich ein wenig traurig, aber mir ist weder übel noch empfinde ich Angst.

T: Wissen Sie, womit die Traurigkeit zusammenhängt?

G: Ich bedaure es nur, dass mein Arm verletzt war und dass ich niemandem gesagt habe, dass ich Angst hatte.

T: Das verstehe ich sehr gut. Haben Sie das Gefühl, dass dies ein guter Punkt ist, um die Arbeit zu beenden?

G: Ich meine ja.

Nach Beginn der Arbeit an einem Trigger, den Narben auf ihrem Arm, gelang es Gail, die am stärksten beängstigenden Aspekte des Autounfalls zu erkennen und zu integrieren. Allmählich lernte sie, ihre Körperempfindungen, Emotionen und Bewegungen im Zusammenhang der auftauchenden visuellen und auditiven Erinnerungsbilder zu verstehen. Eines der wichtigsten Details war für sie, sich darüber klar zu werden, wie allein sie mit den beängstigenden Erinnerungen an jenen Unfall gewesen war. Mit ihrer besten Freundin über das Geschehene zu sprechen war für Gail etwas völlig Neues und würde den Beginn einer neuen Phase ihres Lebens in der Gegenwart markieren. Es ist zu hoffen, dass sie das nächste Mal, wenn sie verängstigt ist, in der Lage sein wird, dies jemandem mitzuteilen. Am Ende der Sitzung war Gail ohne jedes Hyperarousal in der Lage, sich mit dem ursprünglichen Reiz, dem Anblick des vernarbten Arms, zu konfrontieren.

CHARLY UND DER HUND, LETZTE EPISODE

Dieser Fall wurde in Kapitel 1 geschildert und im theoretischen ersten Teil des Buches als eine Art roter Faden benutzt. In Kapitel 6 wurde mit seiner

Hilfe veranschaulicht, wie leicht sich durch Körpergewahrsein Hyperarousal abbauen lässt. Der Schluss der Geschichte von Charly und dem Hund wird uns nun zeigen, wie wichtig es ist, das Implizite mit dem Expliziten zu verbinden. Hier wird gezeigt, wie die Realitätsüberprüfung und das Gewahrsein somatischer Impulse die Reaktion auf Traumaauslöser verändern können.

Als Charly seinen Körper wieder spüren konnte (dies hatte ihm sehr geholfen, sich zu beruhigen), waren mit Ausnahme der Trockenheit im Mund alle Anzeichen für eine Aktivierung des sympathischen Nervensystems zurückgegangen. Er war auch wieder in der Lage zu denken. Ich fragte ihn: »Ähnelt Ruff in irgendeiner Weise dem Hund, der Sie angefallen hat?« Verdutzt antwortete er: »Ich weiß nicht, ich habe mir Ruff nie angeschaut.« Dies erschien allen in der Gruppe als erstaunlich, denn Charly war im Laufe von zwei Jahren mehrmals in Ruffs Nähe gewesen. Doch ihm war es gelungen, Ruff völlig aus dem Weg zu gehen. Schon wenn er an Ruff dachte oder ihn sah, bekam er große Angst. Ich schlug ihm vor, nur einen kurzen Blick durch seine Finger auf den Hund zu werfen (so wie ein schüchternes Kind es tun würde). Dies tat er so blitzschnell, wie eine Kamerablende sich öffnet und schließt – gerade so lang, dass er ein einzelnes visuelles Bild von Ruff registrieren konnte. Im nächsten Augenblick rief Charly offensichtlich überrascht aus: »Du meine Güte! Ruff sieht ja überhaupt nicht aus wie der Hund, der mich angefallen hat!« Nach dieser Erkenntnis wurde er viel ruhiger, die Steifheit verschwand allmählich aus seinem Körper, und die Erregung seines sympathischen Nervensystems nahm noch weiter ab. Dies war eine äußerst starke Reaktion. Mit ihm zusammen beobachtete ich seine Veränderung und forderte ihn von Zeit zu Zeit auf, sich seine Körperempfindungen zu vergegenwärtigen. Als die Steifheit völlig aus seinem Körper gewichen war, wurden seine Beine ruhelos – an seinen Beinen waren winzige zuckende Bewegungen zu erkennen. Ich machte ihn darauf aufmerksam. Levine (1992) hat solche Bewegungen intentionale Bewegungen genannt: leichte Muskelkontraktionen, die auf ein Verhalten hindeuten könnten, das beabsichtigt war, aber nicht ausgeführt

wurde. Ich forderte ihn auf, diese Bewegung mit Hilfe der interozeptiven, kinästhetischen Nerven zu spüren. Ich vermutete, dass sie sich wei-
terentwickeln würden, wenn wir geduldig wären, und tatsächlich
geschah dies. Einige Minuten später verspürte Charly den Impuls, seine
Beine von der Stelle zu entfernen, wo Ruff gesessen hatte. Das tat er und
erklärte dann erfreut: »Ich kann das auch tun, wenn Ruff wiederkommt.
Dann kann sie ihren Kopf nicht auf mein Knie legen.« Danach entdeckte Charly bei sich den Impuls, aufzustehen und ein paar Meter zu
gehen. Das tat er dann auch und sagte: »Ich könnte auch weggehen,
wenn Ruff wieder zu mir kommt.« (So naheliegend uns dies erscheinen
mag, hatte Charly im Zustand des Hyperarousal nicht über diese Möglichkeit verfügt.) Daraufhin ließ ich ihn erneut seine Körperempfindungen überprüfen. Alle Anzeichen für Hyperarousal waren verschwunden.

Später während des Workshops ergab sich für Charly die Gelegenheit,
seine neu erworbenen Möglichkeiten zu testen, denn Ruff kam erneut zu
ihm und legte sich neben ihn – sogar zweimal. Beim ersten Mal gelang es
Charly, sich abzuwenden, ohne dass ein Flashback ausgelöst wurde. Er
berichtete allerdings, er habe etwas Angst gehabt. Beim zweiten Mal zog
Charly nur sein Bein weg, woraufhin Ruff sich in der Nähe allein hin-
legte. Bei diesem zweiten Mal hatte Charly gar keine Angst gespürt. Mit
den Details des Traumas, unter dem Charly infolge des Hundeangriffs
litt, beschäftigten wir uns während der gesamten Behandlung nicht.
Statt dessen arbeiteten wir an der Stärkung seines Körpergewahrseins,
führten Realitätsüberprüfungen durch und entwickelten neue Verhaltensmöglichkeiten. Als ich Charly einige Zeit nach jenem Workshop
traf, berichtete er mir, wenn er nun Hunde hinter Fenstern sähe oder
ihnen auf der Straße begegne, erstarre er nicht mehr, und ihm komme
auch nicht mehr der kalte Schweiß. Allerdings sei er weiterhin sehr vorsichtig, wenn er Hunden begegne, die der gleichen Rasse angehörten wie
jener, der ihn angegriffen hatte. Als ich Charly ein paar Jahre später
zufällig wiedersah, berichtete er mir stolz, er und seine Familie hätten
einen Hund in ihren Haushalt aufgenommen. Das war für mich das Sah-
nehäubchen auf dem erfolgreichen Abschluss der Therapie.

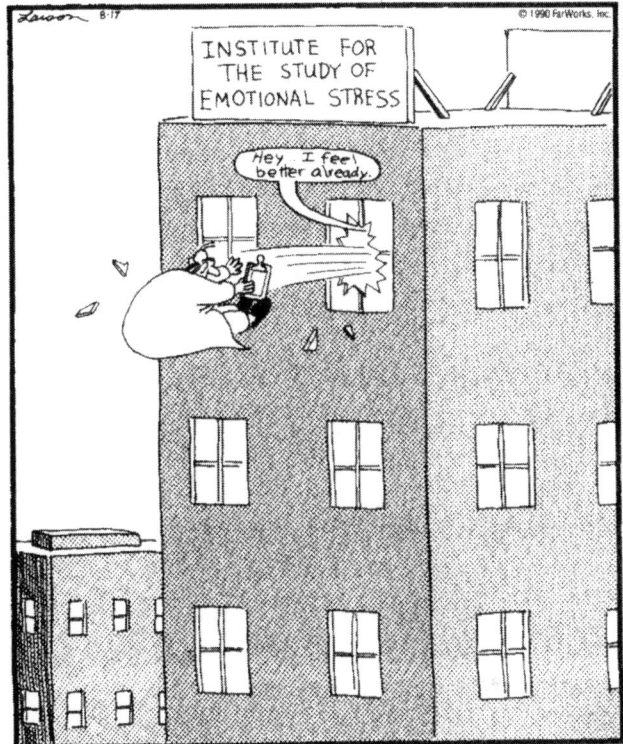

Die andere Seite
[Schild:] Institut für die Erforschung von emotionalem Streß
»Heh, ich fühle mich schon besser!«

Die impliziten Erinnerungen, die durch Charlys tonische Immobilität, die Trockenheit in seinem Mund, die beschleunigte Herzfrequenz und die Empfindung von Ruffs Kopf auf seinem Oberschenkel repräsentiert wurden, wurden in sein faktisches, explizites Gedächtnis integriert (»*Ich bin von einem*

Hund angefallen worden.«) Explizite Prozesse wurden genutzt, um die Getrenntheit der Realität des Hier und Jetzt von der Vergangenheit zu identifizieren (*»Ruff sieht ja überhaupt nicht aus wie der Hund, der mich angefallen hat.«*) Neue Verhaltensweisen (seitliches Wegbewegen der Beine, Aufstehen und Weggehen) wurden ebenfalls sowohl im impliziten Gedächtnis (durch Übung) als auch im expliziten Gedächtnis (durch Beschreibung und Verstehen alter und neuer Verhaltensweisen) kodiert.

Die Erinnerung des Körpers an traumatische Ereignisse basiert auf der Kodierung von mit dem Trauma assoziierten Empfindungen, Bewegungen und Emotionen. Um PTS und PTBS zu heilen, müssen wir uns sowohl mit dem beschäftigen, was im Körper vor sich geht, als auch mit den Interpretationen, die der Geist produziert. Die Sprache überbrückt die Kluft zwischen Geist und Körper und verbindet explizite und implizite Erinnerungen. Die somatische Erinnerung wird zur persönlichen Geschichte, wenn die Wirkung traumatischer Ereignisse so weit abgeschwächt worden ist, dass dieselben an den ihnen zukommenden Ort in der Vergangenheit rücken.

LITERATUR

American Psychiatric Association (1980): *Diagnostic and statistical manual of mental disorders* (3. Auflage.). Washington, D.C.: American Psychiatric Association.

American Psychiatric Association (1994): *Diagnostic and statistical manual of mental disorders* (4. Auflage). Washington, D.C.: American Psychiatric Association. Deutsche Ausgabe: *Diagnostisches und Statistisches Manual Psychiatrischer Störungen – DSM-IV*, 2. verbesserte Auflage. Hogrefe, Göttingen 1998.

Andrews, B. (1997): Forms of memory recovery among adults in therapy: Preliminary results from an in-depth survey. In J.D. Read & D.S. Lindsay (Hg.): *Recollections of trauma: Scientific evidence and clinical practice* (S. 455-460). New York: Plenum.

Azar, B. (1998): Why can't this man feel whether or not he's standing up? APA Monitor 29(6), 18-20.

Bandler, R., & Grinder, J. (1979): *Frogs into princes*. Moab, UT: Real People.

Bauer, M., Priebe, S., & Graf, K.H. (1994): Psychological and endocrine abnormalities in refugees from East Germany, part II: Serum levels of cortisol, prolactin, luteinizing hormone, follicle stimulating hormone and testosterone. *Psychiatry Research, 51*, 75-85.

Begley, S. (1999, Frühling/Sommer). Understanding perimenopause. *Newsweek, Special Issue*, 30-33.

Bloch, G. (1985): *Body and self: Elements of human biology, behavior and health*. Los Altos: William Kaufmann.

Bodynamic Institute Training Program, 1988-1992, Kopenhagen, Dänemark: Bodynamic Institute.

Bremner, J.D., Randall, P.K., Scott, T.M., Bronen, R.A., Seibyl, J.P., Southwick, S.M., Delaney, R.C., McCarthy, G., Charney, D.S., & Innis, R.B. (1997):

Magnetic resonance imaging-based measurement of hippocampal volume in posttraumatic stress disorder related to childhood physical and sexual abuse: a preliminary report. *Biological Psychiatry, 41(1)*, 23-32.

Bremner, J.D., Southwick, S., Brett, E., Fontana, A., Rosenheck, R., & Charney, D.S. (1992): Dissociation and posttraumatic stress disorder in Vietnam combat veterans. *American Journal of Psychiatry, 149*, 328-332.

Breslau, N., Davis, G.C., Andreski, P., & Peterson, E. (1991): Traumatic events and posttraumatic stress disorder in an urban population of young adults. *Archives of General Psychiatry, 48(3)*, 216-222.

Brett, E.A. (1996): The classification of posttraumatic stress disorder. In B.A. van der Kolk, A.C. McFarlane & L. Weisaeth (Hg.): *Traumatic stress* (S. 117-128). New York: Guilford. Deutsche Ausgabe: *Traumatic Stress: Grundlagen und Behandlungsansätze*. Junfermann, Paderborn 2000.

Claparede, E. (1951): Recognition and »me-ness«. In D. Papaport (Hg.): *Organization and pathology of thought* (S. 58-75). New York: Columbia University Press. (Originalveröffentlichung 1911).

Classen, C., Koopman, C., & Spiegel, D. (1993): Trauma and dissociation. *Bulletin of the Mennunger Clinic, 57(2)*, 178-194.

Damasio, A.R. (1994): *Descartes' error*. New York: Plenum. Deutsche Ausgabe: *Descartes Irrtum. Fühlen, Denken und das menschliche Gehirn*. Paul List, München 1995.

Darwin, C. (1972/1965): *The expression of the emotions in man and animals*. Chicago: University of Chicago Press. (Originalveröffentlichung 1872). Deutsche Ausgabe: *Der Ausdruck der Gemütsbewegungen bei dem Menschen und den Tieren*. Stuttgart 1872; Reprint: Greno, Nördlingen 1986.

De Bellis, M.D., Keshavan, M.S., Clark, D.B., Casey, B.H., Giedd, J.N., Boring, A.M., Frustaci, K., & Ryan, N.D. (1999): Developmental traumatology, part II: Brain development. *Biological Psychiatry, 45(10)*, 1271-1284.

Duggal, S., & Sroufe, L.A. (1998): Recovered memory of childhood sexual trauma: A documented case from a longitudinal study. *Journal of Traumatic Stress, 11(2)*, 301-321.

Eich, J.E. (1980): The cue-dependent nature of state-dependent retrieval. *Memory and Cognition, 8(2)*, 157-173.

Elliott, D.M. (1997): Traumatic events: Prevalence and delayed recall in the general population. *Journal of Consulting and Clinical Psychology, 65(8)*, 811-820.

Ferenczi, S. (1949): Confusion of tongues between the adult and the child. *International Journal of Psychoanalysis, 30*, 225-230. (Referat, das ursprünglich anlässlich des 12. Internationalen Psychoanalytischen Kongresses in Wiesbaden, September

1932, verlesen wurde); dt. Ausg.: *Bausteine zur Psychoanalyse, Bd. III*, S. 512. Huber, Bern 1964.

Gallup, G.G., & Maser, J.D. (1977): Tonic immobility: Evolutionary underpinnings of human catalepsy and catatonia. In M.*E.P.* Seligman & J.D. Maser (Hg.): *Psychopathology: Experimental models* (S. 334-357). San Francisco: W.H. Freeman.

Grafton, S. (1990): »G« *is for gumshoe*. New York: Ballantine.

Goulding, M.M:, & Goulding, R.L. (1997): *Changing lives through redecision therapy* (Rev. Ed.). New York: Grove.

Gunnar, M.R., & Barr, Ronald G. (1998): Stress, early brain development, and behavior. *Infants and Young Children, 11(1)*, 1-14.

Heide, F.J., & Borkovec, T.D. (1984): Relaxation-induced anxiety: mechanisms and theoretical implications. *Behavioral Research and Therapy, 22(1)*, 1-12.

Heide, F.J., & Borkovec, T.D. (1983): Relaxation-induced anxiety: Paradoxical anxiety enhancement due to relaxation training. *Journal of Consulting and Clinical Psychology, 51(2)*, 171-182.

Herman, J.L: (1992): *Trauma and Recovery*. New York: Basic Books. Deutsche Ausgabe: *Die Narben der Gewalt. Traumatische Erfahrungen verstehen und überwinden*. Kindler, München 1994.

Hovdestad, W.E., & Kristiansen, C.M. (1996): Mind meets body: On the nature of recovered memories of trauma. *Women and Therapy, 19(1)*, 31-45.

International Society for Traumatic Stress Studies (1998): *Childhood trauma remembered: A report on the current scientific knowledge base and its applications*. Northbrook, IL: Autor.

Jacobsen, R., & Edinger, J.D. (1982): Side effects of relaxation treatment. *American Journal of Psychiatry, 13(7)*, 952-953.

Janet, P. (1887): »L'Anesthésie systematisée et la dissociation des phénomènes psychologiques«. *Revue Philosophique, 23(1)*, 449-472.

Jørgensen, S. (1992): »Bodynamic analytic work with shock/post-traumatic stress«. *Energy and Character, 23(2)*, 30-46.

Kulka, R.A., Schlenger, W.E., Fairbank, J.A., Hough, R.L., Jordan, B.K., marmar, C.R., & Weiss, D.S. (1990): *Trauma and the Vietnam war generation: Report of findings from the National Vietnam Veterans Readjustment Study*. New York: Brunner/Mazel.

LeDoux, J.E. (1996): *The emotional brain*. New York: Simon & Schuster.

Lehrer, P.M., & Woolfolk, R.L. (1993): Specific effects of stress management techniques. In P.M. Lehrer & R.L. Woolfolk (Hg.): *Principles and practice of stress management* (S. 481-520). New York: Guilford.

Levine, P. (1992): *The body as healer: Transforming trauma and anxiety*. Lyons, CO: Autor.

Levine, P. (1997): *Waking the tiger*. Berkeley, CA: North Atlantic. Deutsche Ausgabe: *Trauma-Heilung. Das Erwachen des Tigers. Unsere Fähigkeit, traumatische Erfahrungen zu transformieren.* Synthesis, Essen 1998.

Lindy, J. D., Green, B. L., & Grace, M. (1992): Somatic reenactment in the treatment of posttraumatic stress disorder. *Psychotherapy and Psychosomatics, 57,* 180-186.

Loewenstein, R. J: (1993): Dissociation, development and the psychobiology of trauma. *Journal of the American Academy of Psychoanalysis, 21(4),* 581-603.

Malt, U. F., & Weisaeth, L. (1989): Disaster psychiatry and traumatic stress studies in Norway. *Acta Psychiatrica Scandinavia, 355* (Suppl.), 7-12.

Marmar, C. R., Weiss, D. S., Metzler, T. J., & Delucchi, K. (1996): Characteristics of emergency services personnel related to peritraumatic dissociations during critical incident exposure. *American Journal of Psychiatry, 153* (Festschrift suppl.), 94-102.

Nadel, L. (1994): Multiple memory systems: What and why, an update. In D. L. Schacter & E. Tulving (Hg.): *Memory systems* (S. 39-63). Cambridge: MIT Press.

Nadel, L., & Jacobs, W. J. (1996): The role of the hippocampus in PTSD, panic, and phobia. In N. Kato (Hg.): *Hippocampus: Functions and clinical relevance* (S. 455-463). Amsterdam: Elsevier.

Nadel, L., & Zola-Morgan, S. (1984): Infantile amnesia. In M. Moscovitch (Hg.): *Infantile memory* (S. 145-172). New York: Plenum.

Napier, N. (1996): *Recreating your self: Increasing self-esteem through imaging and self-hypnosis.* New York: Norton.

Nathanson, D. L. (1992): *Shame and pride: Affect, sex, and the birth of the self.* New York: Norton.

Pawlow, I. P. (1960): *Conditioned reflexes.* New York: Dover (die Originalausgabe erschien 1927).

Penfield, W., & Perot, P. (1963): The brain's record of auditory and visual experience. *Brain, 86,* 595-696.

Perls, F. (1942): *Das Ich, der Hunger und die Aggression.* Klett-Cotta, Stuttgart.

Perls, F. (1969): *In and out of the garbage pail.* Moab, UT: Real People.

Perry, B. D., Pollard, R. A., Blakley, T. L., Baker, W. L., & Vigilante, D. (1995): Childhood trauma, the neurobiology of adaptation, and »use-dependent« development of the brain: How »states« become »traits«. *Infant Mental health Journal, 16(4),* 271-291.

Rauch, S. L., Shin, L. M., Wahlen, P. J. H., & Pitman, R. K. (1998): Neuroimaging and the neuroanatomy of posttraumatic stress disorder. *CNS Spectrums, 3(7)* (Supple. 2), 31-41.

Reus, V. I., Weingartner, H., & Post, R. M: (1979): Clinical implications of state-dependent learning. *American Journal of Psychiatry, 136(7),* 927-931.

Rothschild, B. (1993): A shock primer for the bodypsychotherapist. *Energy and Character, 24(1)*, 33-38.

Rothschild, B. (1995a): Defining shock and trauma in body-psychotherapy. *Energy and Character, 26(2)*, 61-65.

Rothschild, B. (1995b): *Defense, resource and choice*. Presentation at The 5th European Congress of Body-Psychotherapy, Carry-Le Rouet, France.

Rothschild, B. (1996/97): An annotated trauma case history: Somatic trauma therapy, part I. *Somatics, 11(1)*, 48-53.

Rothschild, B. (1997): An annotated trauma case history: Somatic trauma therapy, part II. *Somatics, 11(2)*, 44-49.

Rothschild, B. (1999): Making trauma therapy safe. *Self and Society, 27(2)*, 17-23.

Sapolsky, R. (1994): *Why zebras don't get ulcers*. New York: W.H. Freeman.

Schacter, D. (1996): *Searching for memory*. New York: Basic. Deutsche Ausgabe: *Wir sind Erinnerung. Gedächtnis und Persönlichkeit*. Rowohlt, Reinbek 2001.

Schore, A. (1994): *Affect regulation and the origin of the self*. Hillsdale, NJ: Lawrence Erlbaum.

Schore, A. (1996): The experience-dependent maturation of a regulatory system in the orbital prefrontal cortex and the origin of developmental psychopathology. *Development and Psychopathology, 8*, 59-87.

Schuff, N., Marmar, C.R., Weiss, D.S., Neylan, T., Schoenfeld, F.B., Fein, G., & Weiner, M.W. (1997). Reduced hippocampal volume and n-acetyl aspartate in posttraumatic stress disorder. *Annals of the New York Academy of Sciences, 821*, 516-520.

Scott, M.J., & Stradling, S.G. (1994): Post-traumatic stress disorder without the trauma. *British Journal of Clinical Psychology 33(1)*, 71-74.

Selye, H. (1984): *The stress of life*. New York: McGraw-Hill.

Siegel, D.J. (1996): Cognition, memory and dissociation. *Child and Adolescent Psychiatric Clinics of North America, 5(2)*, 509-536.

Siegel, D.J. (1999): *The developing mind*. New York: Guilford.

Skinner, B.F. (1961): Teaching machines. *Scientific American, 205(5)*, 90-107.

Squire, L.R. (1987): *Memory and brain*, New York: Oxford University Press.

Stevens, J.O. (1971): *Awareness: Exploring, experimenting, experiencing*. Moab, UT: Real People; dt.: *Die Kunst der Wahrnehmung. Übungen zur Gestalttherapie*. Chr. Kaiser, München.

Suarez, S.D., & Gallup, G.G. (1979): Tonic immobility as a response to rape in humans: A theoretical note. *Psychological Record, 29*, 315-320.

Tavris, C. (21. Juni 1998): A widening gulf splits lab and couch. *The New York Times*.

van der Hart, O., & Friedman, B. (1989): A reader's guide to Pierre Janet on dissociation: A neglected intellectual heritage. *Dissociation, 2(1)*, 3-16.

van der Hart, O., & Nijenhuis, E.R.S. (1999): Bearing witness to uncorroborated trauma: The clinician's development of reflective belief. *Professional Psychology: Research and Practice, 30(1)*, 37-44.

van der Hart, O., & Steele, K. (1997): Relieving or reliving childhood trauma? A commentary on Miltenburg and Singer. *Theory and Psychology, 9(4)*, 533-540.

van der Kolk, B.A. (1987): *Psychological trauma*. Washington, DC: American Psychiatric.

van der Kolk, B.A. (1994): The body keeps the score. *Harvard Review of Psychiatry, 1*, 253-265. Deutsche Ausgabe: Der Körper vergisst nicht. Ansätze einer Psychophysiologie der posttraumatischen Belastungsstörung. In van der Kolk, B.A., McFarlane, A.C., & Weisaeth, L. (Hg.): *Traumatic Stress. Grundlagen und Behandlungsansätze*. Junfermann, Paderborn 2000.

van der Kolk, B.A. (November 1998): *Neurobiology, attachment and trauma*. Präsentation anlässlich der Jahrestagung der International Society for Traumatic Stress Studies, Washington, DC.

van der Kolk, B.A., Brown, P., & van der Hart, O. (1989): Pierre Janet on post-traumatic stress. *Journal of Traumatic Stress, 2(4)*, 365-377.

van der Kolk, B.A., McFarlane, A.C., & Weisaeth, L. (Hg.) (1996): *Traumatic stress*. New York: Guilford. Deutsche Ausgabe: *Traumatic Stress. Grundlagen und Behandlungsansätze*. Junfermann, Paderborn 2000.

Wahlberg, L., van der Kolk, B.A., Brett, E., & Marmar, C.R. (November 1996): *PTSD: Anxiety disorder or dissociative disorder?* Symposium conducted at the annual meeting of the International Society for Traumatic Stress Studies, San Francisco.

Williams, L.M. (1995): Recovered memories of abuse in women with documented child sexual victimization histories. *Journal of Traumatic Stress, 8(4)*, 649-673.

Wolpe, J. (1969): *The practice of behavior therapy*. New York: Pergamon.

Yehuda, R., Southwick, S.M., Nussbaum, G., Wahby, V., Giller, E.L. Jr., & Mason, J.W. (1990): Low urinary cortisol excretion in patients with posttraumatic stress disorder. *Journal of Nervous and Mental Disease, 178*, 366-369.

Yehuda, R., Kabana, B., Binder-Brynes, K., Southwick, S., Zemelman, S., Mason, J.W., & Giller, E.L. (1995): Low urinary cortisol excretion in Holocaust survivors with posttraumatic stress disorder. *American Journal of Psychiatry, 152*, 982-986.

Yehuda, R., Teicher, M.H., Levengood, R., Trestman, R., & Siever, L.J. (1996): Cortisol regulation in posttraumatic stress disorder and major depression: A chronobiological analysis. *Biological Psychiatry, 40*, 79-88.

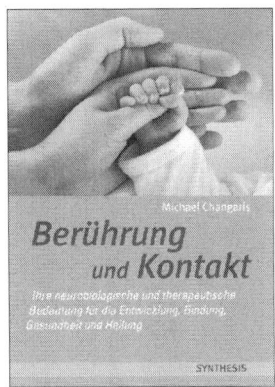

Michael Changaris
Berührung und Kontakt
Ihre neurobiologische und therapeutische
Bedeutung für die Entwicklung, Bindung, Gesundheit und Heilung

Berührung und Kontakt sind die Grundlagen unserer sensorischen Welt. Sie sind die erste Art und Weise, wie wir mit uns selbst, mit anderen und der Umwelt in Beziehung treten. Berührung und Kontakt ermöglichen uns eine physische und emotionale Kommunikation auf einer viel tieferen Ebene, als Worte es können. Die unterstützende und heilende Berührung spielt eine wichtige Rolle in unserer Fähigkeit zur Selbstregulation. Sie hat auch Einfluss darauf, wie effektiv wir lernen, uns zu sozialisieren und aufmerksam zu sein.

- Berührung und Kontakt als Anfang des Lebens
- Berührung und kindliche Entwicklung
- Berührung und Verbundenheit im Erwachsenenalter
- Die Steuerung der Gefühle
- Die Neurobiologie von Berührung und Kontakt
- Berührung und Kontakt als Wege zur Heilung
- Die Rolle von Berührung und Kontakt bei psychischen Störungen
- Die Genetik der Berührung und Verbundenheit
- Die geistige Kraft von Berührung und Kontakt
- Berührungsbewusstsein und gesunde Kontakte für ein gutes Leben
- Ausführliche Quellen- und Literaturangaben

Dieses Buch ist ein wichtiger Beitrag zu unserem Gesundheitsverständnis. Es gehört in die Hände jedes Therapeuten, Arztes, Lehrers, Sozialarbeiters, aller Eltern und jeder Familie. Ein Grundlagenwerk für alle, die ein tieferes Verständnis für die fundamentalen Wirkungen von Berührung und Kontakt auf die Gesundheit und das Wohlbefinden gewinnen möchten.

320 Seiten, kartoniert, illustriert, ISBN 978-3-936503-00-5

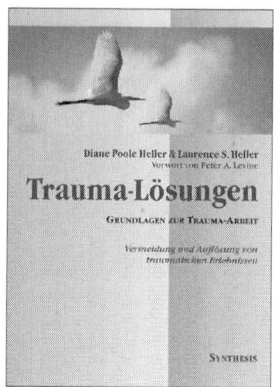

Diane Poole Heller & Laurence S. Heller
Trauma-Lösungen – Grundlagen zur Trauma-Arbeit
Vermeidung und Auflösung von traumatischen Erlebnissen
Dieses Buch ist:

- für Menschen, die wissen, dass sie infolge eines Traumas unter dauerhaften Symptomen leiden, die zu lindern oder zu beseitigen ihnen bisher nicht gelungen ist.
- für Betroffene, die ein Trauma erlebt haben, möglicherweise schon vor einigen Jahren, und die sich irgendwelcher dauerhafter Auswirkungen dieses Erlebnisses nicht bewusst sind. Vielleicht hat sich ihr Appetit oder ihr Schlafmuster verändert, oder sie leiden unter Stimmungsschwankungen, Depressionen, Angstzuständen oder gar körperlichen Schmerzen. Oft werden solche Veränderungen des Verhaltens und der Stimmungslage, besonders wenn sie erst Monate nach dem Ereignis auftreten, nicht mehr unmittelbar mit dem Trauma in Zusammenhang gebracht.
- für Familien und Therapeuten einer vom Trauma betroffenen Person.
- für alle Menschen, die traumatische Erfahrungen heilen und somit Spätfolgen vermeiden wollen.

Trauma-Lösungen bietet Grundlagen zur Trauma-Arbeit, hier auch mit dem Fokus auf Lösungsstrategien bei Verkehrsunfällen.

Die Autoren erklären verständlich und anhand vieler Fallbeispiele, dass die Symptome, die traumatisierte Menschen erfahren, nicht nur wirklich existieren, sondern dass man sie auch verstehen, verhindern und heilen kann.

256 Seiten, Paperback, ISBN 978-3-9365030-9-8

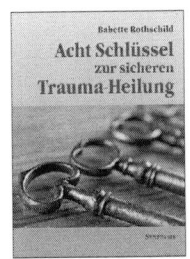

Babette Rothschild

Acht Schlüssel zur sicheren Trauma-Heilung

In diesem Buch zeigt die anerkannte Autorin und Trauma-Expertin acht Schlüssel auf, die Sie allein oder zusammen mit jedem anderen Behandlungsprogramm nutzen können, um Ihr Trauma zu heilen.

Ihre Genesung selbst mit in die Hand zu nehmen wird Ihnen helfen, die Kontrolle über sich selbst, Ihre Symptome und Ihr Leben zurückzugewinnen. Auf dem Weg zu diesem Ziel soll jeder der acht Schlüssel:

• Ihren Informationsstand in Bezug auf Traumata erhöhen;

• zu Ihrer Selbsterkenntnis beitragen;

• Ihr Nervensystem beruhigen, damit Sie klarer denken und einfacher Entscheidungen treffen können.

Dieses Buch wird Ihnen das entscheidende Wissen und die Werkzeuge liefern, damit Sie von Ihrem Trauma genesen können.

192 Seiten, Paperback, ISBN 978-3-9365030-7-4

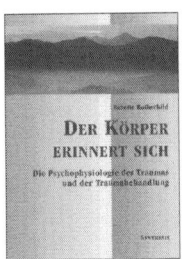

Babette Rothschild

Der Körper erinnert sich

Die Psychophysiologie des Traumas und der Traumabehandlung

Wie wirken traumatische Erlebnisse auf uns? Und wie gehen wir damit um?

In leicht verständlichen Beschreibungen von Theorien und leicht anwendbaren Techniken eröffnet die Autorin dem interessierten Laien ein umfassenderes Verständnis seiner Lebenssituation und bietet dem Therapeuten den Raum, sein Wissen mit einer soliden theoretischen Grundlage anzuwenden und neue Interventionen zu entwickeln.

256 Seiten, Paperback, ISBN 978-3-922026-27-3

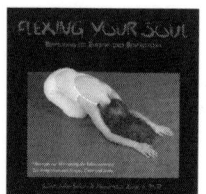

Jalieh J. Milani & Alessandra Shepard
Flexing Your Soul
Bewegung mit Energie und Bewusstsein
Übungen zur Aktivierung der Lebensenergie und zur
Integration von Körper, Geist und Seele

Mit Ausdruck und Bewegung die vitale Lebensenergie und
damit auch das Bewusstsein erwecken: Ein sinnlich einladendes Übungsbuch, das
den gesamten Körper anspricht, indem es den physischen Körper mit den energetischen Prozessen der Chakras integriert. Für alle, die in heilenden und helfenden
Berufen arbeiten sowie für alle Leser, die sich lebendiger erfahren wollen.Endlich
ein Buch, das den gesamten Körper anspricht, indem es den physischen Körper
mit den energetischen Prozessen der Chakras integriert. Mit diesen leicht ausführ-
baren Energieübungen wird Ihr Körper lebendiger. Sie entwickeln Ihr Körperbe-
wusstsein und erhalten Ihre Gesundheit.
144 S., Grossformat, durchgehend vierfarbig, ISBN 978-3-936503-06-7

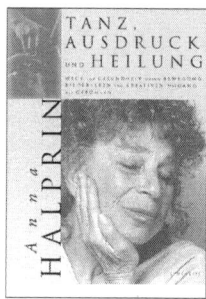

Anna Halprin
Tanz, Ausdruck und Heilung
Wege zur Gesundheit durch Bewegung, Bilderleben
und kreativen Umgang mit Gefühlen

Anna Halprin leitet uns mit der Erfahrung ihrer Lebens-
weisheit in das Verständnis von gesundheitlichen Krisen
und den damit verbundenen emotionalen Prozessen. Sie
gibt klare Anleitungen für die Arbeit mit diesen Ein-
sichten, denn jeder Körper, so alt oder jung er auch sein
mag, hat die Fähigkeit, sich zu bewegen.

»Ein Buch weiser und heilender Worte von einer der größten Tänzerinnen
Amerikas.«

(Dr. med. Rachel Naomi Remen,
Medizinische Leiterin des Commonweal Cancer Help Programms)

208 Seiten, kartoniert, illustriert, ISBN 978-3-922026-49-5

Peggy J. Jenkins
Spiritualität für Kinder und Eltern
Viele Eltern möchten das spirituelle Bewusstsein ihrer Kinder entfalten, finden aber keine praktischen Anleitungen dazu. Dieses Buch bietet eine Vielzahl von einfachen Lektionen, und jede kann man in weniger als 10 Minuten mit den Kindern ausführen.
160 S., kartoniert, ISBN 978-3-922026-86-0

David K. Reynolds
Die stillen Therapien
Japanische Wege zu persönlichem Wachstum
Die stillen Therapien stehen im Zentrum der neuen geistigen Bewegung der Sehnsucht nach Ganzheit, Reintegration, nach der unmittelbaren Erfahrung des eigenen Selbst. In diesem Buch finden Sie klare, praktikable und energievolle Wege zu sich selbst.
160 S., kartoniert, ISBN 978-3-922026-63-1

Thomas Armstrong
Ich bin Seele, Geist und Körper
Die Spiritualität des Kindes
Vorwort von Chris Griscom
Kindheit repräsentiert im weiteren Sinne den Zustand des Heilens in uns allen den Zustand der Einheit. Dennoch bewegt sich das Kind in zwei Entwicklungslinien: Zum einen wächst es auf dieser Welt, passt sich zunehmend seiner Kultur an und bindet sich in diese ein; zum anderen erinnert es sich seiner göttlichen Ursprünge.

Werden beide Bewegungen unterstützt und bleiben die Strömungen ungehindert, so formen sie das wahre Wesen des Kindes. Es gehört sowohl zum Himmel wie zur Erde, und es tritt als Brücke zwischen Licht und Dunkel, Körper und Geist, Ich und Selbst, Mensch und Gott in unser Leben.

»Es ist eines der wichtigsten Bücher auf diesem Gebiet .«
(Chris Griscom)
256 S., kart., ISBN 978-3-922026-59-4

Benjamin Hoff
Tao Te Puh
Das Buch vom Tao und von Puh, dem Bären

Was für ein Puh? Das Tao Te Puh ? in dem uns enthüllt wird, dass einer der grössten taoistischen Meister nicht etwa ein Chinese ist, auch kein altehrwürdiger Philosoph ? Puh: »Was ist denn ein Standardbuch?« Synthesis: »Nun ja, eines, das jeder unbedingt lesen will.« Puh: »Ah! Ist es über Honig?« Synthesis: »Nicht direkt, es ist über dich und mich und über die Einfachheit und Süsse des Lebens.« Puh: »Ja, das klingt gut! Das les' ich gern.«
120 S., kartoniert, illustriert, ISBN 978-3-922026-30-3

Robert St. John
METAMORPHOSE
Die pränatale Therapie

R. St. John entdeckte in bestimmten Bereichen der Füsse Verbindungen zur vorgeburtlichen Phase, in der Energiemuster unser Sein geprägt haben. Durch eine sachgemässe Behandlung des Reflexbereiches der Wirbelsäule an Füssen, Händen und Kopf werden auf natürliche Weise Sperren und Grenzen des Bewusstseins aufgehoben und die ursprünglichen Kräfte der Psyche wieder freigesetzt.
156 S., kartoniert, ISBN 978-3-922026-25-9

Allan Sachs
Gesund sein mit Grapefruitkernextrakt
Der massgebliche Ratgeber die alternative Behandlung von Erkältungen, Infektionen, Candida, Allergien und vielen anderen Beschwerden

»Ich habe damit viele Krankheiten und Beschwerden in meiner Praxis mit Grapefruitkernextrakt behandelt. Mehr als jedes andere veränderte dieses Heilmittel meinen medizinischen Ansatz. Und nicht nur ich, sondern weltweit verschreiben immer mehr Ärztinnen, Ärzte und andere Behandler Grapefruitkernextrakt und verzeichnen damit aus-gezeichnete Heilerfolge. Ich möchte mit diesem Buch meine persönlichen und beruf-lichen Erfahrungen und Forschungen weitergeben, die sowohl für den ganzheitlichen Praktiker als auch für Anwenderinnen und Anwender von Interesse sind. Es bietet viele praktische Empfehlungen für die Anwendung von Grapefruitkernextrakt bei Gesundheitsproblemen diverser Art, aber auch in Haushalt und Wirtschaft.«

Dr. Allan Sachs ist die anerkannte internationale Autorität in der Erforschung und Anwendung von Grapefruitkernextrakt.
96 S., kartoniert, ISBN 978-3-922026-87-7

*J*EMANDEN LIEBEN,
DAS HEISST,
IHN ZUM LEBEN
FÜHREN,
SEIN WACHSTUM
HERAUSFORDERN.

– Die Essenz unseres Verlages

Weitere Informationen zu Büchern und Seminaren erhalten Sie von:

SYNTHESIS

Synthesis@Synthesis-Verlag.com · www.Synthesis-Verlag.com